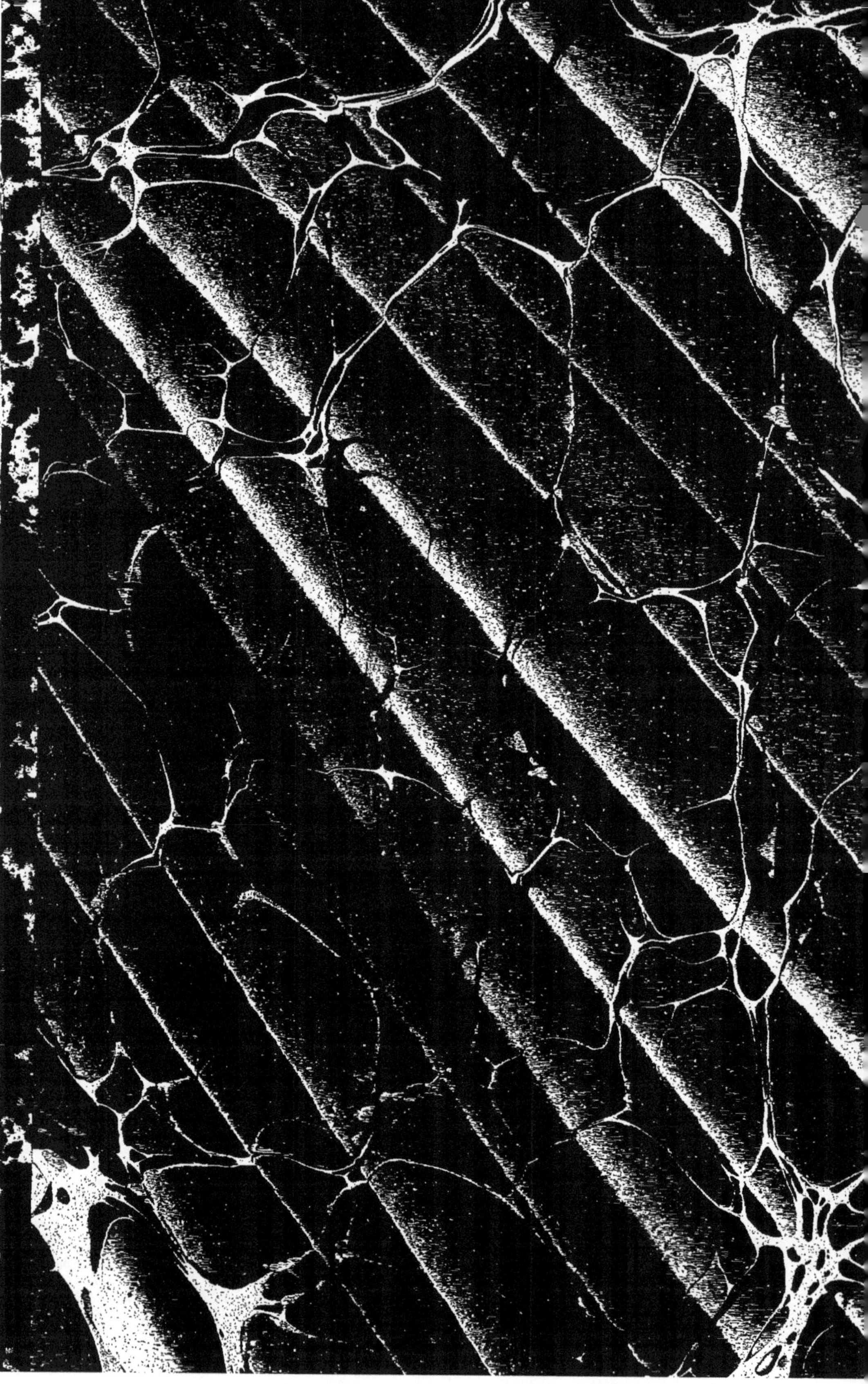

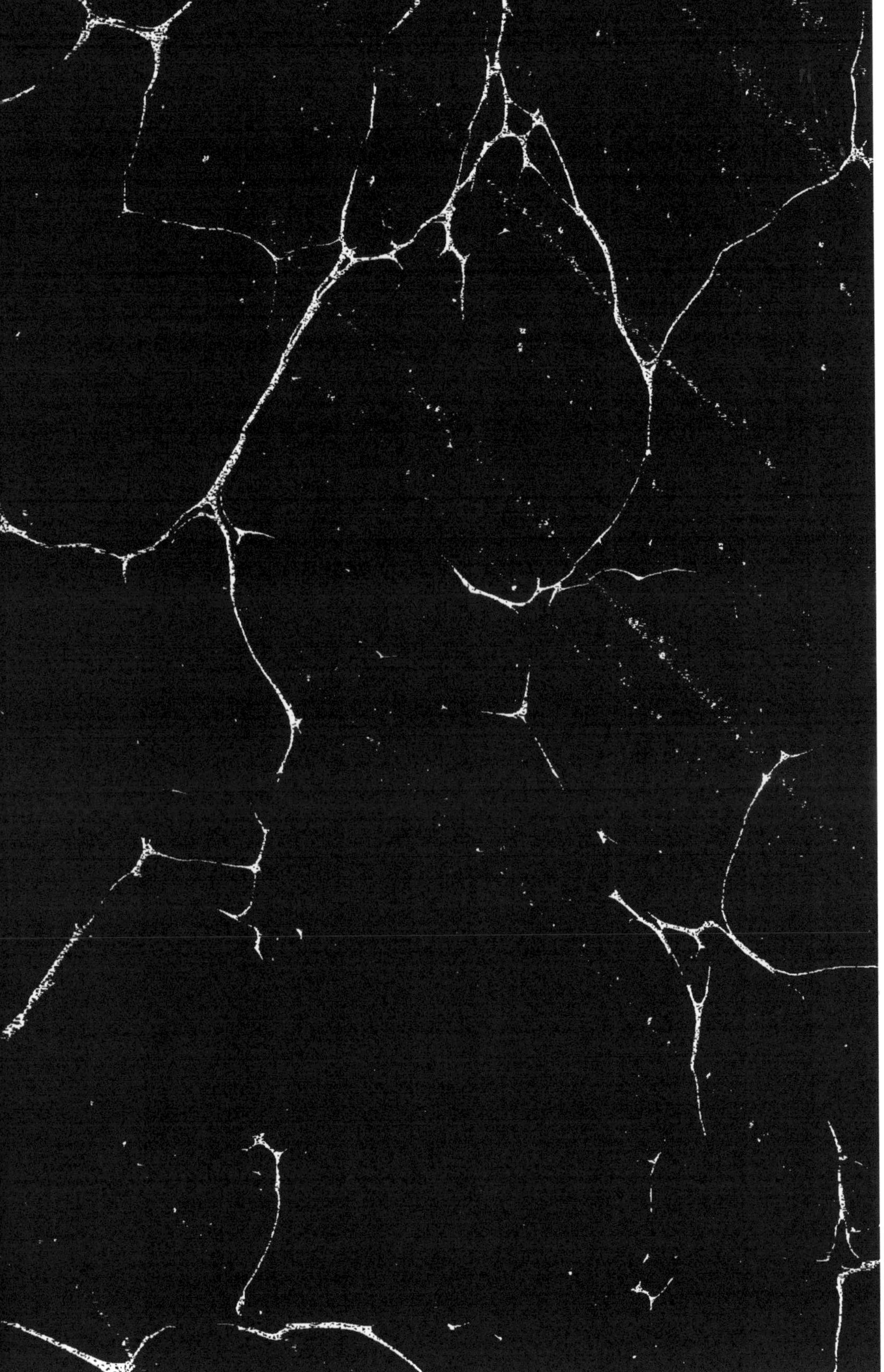

LES MERVEILLES

DU

CORPS HUMAIN.

PARIS. — IMPRIMERIE DE W. REMQUET ET Cie,

rue Garancière, 5, derrière Saint-Sulpice.

LES MERVEILLES

DU

CORPS HUMAIN,

PRÉCIS MÉTHODIQUE

D'ANATOMIE, DE PHYSIOLOGIE ET D'HYGIÈNE

DANS LEURS RAPPORTS AVEC

la Morale et la Religion.

OUVRAGE

DESTINÉ AUX ECCLÉSIASTIQUES, AUX ÉLÈVES DE PHILOSOPHIE, AUX GENS DU MONDE,
ET SERVANT D'INTRODUCTION
A LA MÉDECINE DES PASSIONS ET A LA THÉORIE MORALE DU GOÛT,

Par

J.-B.-F. DESCURET,

DOCTEUR EN MÉDECINE ET DOCTEUR ÈS-LETTRES DE L'ACADÉMIE DE PARIS.

Le corps est l'instrument de l'âme, et
l'âme, l'instrument de Dieu. (PLUTARQUE.)

PARIS,

LABÉ, ÉDITEUR, LIBRAIRE DE LA FACULTÉ DE MÉDECINE,

PLACE DE L'ÉCOLE-DE-MÉDECINE;

J. LECOFFRE ET Cie. — PÉRISSE FRÈRES. — CH. DOUNIOL.

1856.

DESSEIN ET DÉDICACE

DE CE LIVRE.

En publiant, il y a quelques années, la *Médecine des Passions,* j'ai démontré l'harmonie de la Législation, de la Religion et de la Médecine, ainsi que la nécessité de leur concours dans le traitement des infirmités morales. Plus récemment, j'ai livré à l'impression une nouvelle *Théorie du Goût,* considéré dans ses rapports avec la Nature, les Beaux-Arts, les Belles-Lettres et les Bonnes Mœurs. Aujourd'hui, sous le titre de *Merveilles du Corps humain*, je viens présenter au public un troisième ouvrage, par lequel j'aurais peut-être dû commencer. En effet, ce *Précis élémentaire* d'*Anatomie*, de *Physiologie* et d'*Hygiène*, plus spécialement destiné à faire connaître l'*homme physique*, facilitera et rendra plus profitable la lecture de mes deux premiers essais sur l'*homme moral* et sur l'*homme intellectuel*, dont il est l'introduction toute naturelle, ainsi que le complément.

Tous les jours, on rencontre dans la société un grand nombre de personnes qui se montrent désireuses d'avoir un aperçu des rouages de la machine humaine, de leur jeu régulier, ainsi que des moyens capables de les faire fonctionner le mieux et le plus longtemps possible. Quelques-unes commencent donc la lecture d'un abrégé d'*Anatomie*, mais rarement elles ont le courage d'aller jusqu'à la fin : le nombre prodigieux des organes les effraie, et l'aridité des descriptions les ennuie. Passent-elles à un ouvrage de Physiologie, cette lecture ne peut ni les intéresser ni leur être utile qu'autant qu'elles n'ont pas oublié les notions anatomiques acquises précédemment. Si enfin, voulant entretenir l'équilibre qui constitue la santé, elles entreprennent de lire un de nos bons traités d'Hygiène, elles ne peuvent apprécier toute l'importance de cette médecine préservatrice, pour peu qu'elles aient perdu de vue le jeu normal de nos divers appareils organiques.

Il m'a semblé qu'en renfermant dans un seul volume un Précis élémentaire d'Anatomie, de Physiologie et d'Hygiène, afin qu'on pût étudier ces trois sciences, non plus séparément, mais dans leur application simultanée à chacune de nos grandes fonctions, on parviendrait, sans fatiguer le lecteur, à lui laisser une idée plus nette de notre admirable organisation; à lui faire mieux connaître ce qu'il est possible de découvrir dans la série des phénomènes dont se compose la vie; à lui signaler nombre de préjugés populaires et quelques détails historiques, relatifs aux diverses parties du corps; enfin, à lui indiquer le bon emploi qu'il doit faire de son existence, en conformant chacun de ses actes à la volonté du Créateur.

D'après ce plan, que des hommes supérieurs

ont jugé aussi simple qu'avantageux, s'agit-il d'étudier la vision, nous commençons par décrire l'appareil anatomique, c'est-à-dire les dépendances de l'œil, avec les différentes pièces qui composent ce délicat et précieux instrument; rappelant ensuite les notions les plus indispensables sur la lumière, nous indiquons la marche de ce fluide à travers le globe oculaire, le rôle rempli par chacun des organes déjà décrits; enfin, nous donnons les meilleurs moyens qu'il convient de mettre en usage pour maintenir la fonction dans son état normal jusqu'à la vieillesse la plus avancée.

Afin que cette marche méthodique et rapide ne laisse rien d'incomplet, nous débutons par des *Notions générales,* présentant l'ensemble de l'organisation, et renvoyant aux pages où se trouvent les détails que l'on a besoin de consulter. En apprenant ainsi comment la machine humaine va bien, le lecteur connaîtra pourquoi si souvent elle va mal, et il pourra mieux éviter ce qui n'est propre qu'à en déranger les rouages.

— *Science* n'étant que *souvenance*, à qui dois-je naturellement dédier les *Merveilles du corps humain*, si ce n'est aux savants médecins dont les recherches, les leçons, les ouvrages et les conseils m'ont été si utiles. Mieux que personne, en effet, les médecins pourront apprécier les difficultés que j'ai rencontrées dans une rédaction où le laconisme ne devait pas nuire à la clarté, ni la sobriété des descriptions à une exposition exacte et suffisante du sujet. Heureux si, du fond de ma retraite, j'apprenais que mes confrères, dont j'ai emporté un si doux souvenir, ont applaudi à mes efforts pour populariser quelques notions indispensables sur notre merveilleuse organisation !

Mon but serait complétement atteint si, après la lecture de ce Précis, les hommes vénérables chargés de la conduite des âmes entrevoyaient encore mieux la solidarité de la matière et de l'esprit; si les gens du monde, comprenant toutes les difficultés de l'art de guérir, se montraient moins confiants dans leur faible savoir, et plus dociles aux avis des honorables praticiens qui leur prodiguent les soins les plus éclairés; si enfin, les jeunes gens qui terminent leurs études académiques, n'ignorant plus que la vie est *une*, que toutes nos fonctions s'enchaînent, que le désordre d'une seule peut entraîner le dérangement des autres, comprenaient bien la nécessité de régler leur conduite conformément aux lois de l'Hygiène, de la Morale et de la Religion.

Châtillon-d'Azergues, le 26 janvier 1856.

LES MERVEILLES
DU
CORPS HUMAIN.

NOTIONS PRÉLIMINAIRES
ET D'ENSEMBLE.

Étude de l'homme.

La connaissance de soi-même, recommandée de tout temps comme la plus utile des sciences, doit nécessairement embrasser des éléments d'Anatomie, de Physiologie et d'Hygiène, c'est-à-dire des notions suffisantes sur nos organes, sur leur jeu régulier et sur les moyens d'entretenir longtemps cette régularité. Une comparaison empruntée à un art mécanique nous montrera tout d'abord l'importance de ces trois sciences, et les rapports qui les unissent. Un horloger fait en quelque sorte de l'anatomie quand il sépare les diverses pièces qui entrent dans la composition d'une montre; il ferait de la physiologie s'il expliquait les usages et la marche de chacune d'elles; nous faisons presque de l'hygiène lorsque, tenant notre montre propre et dans un milieu convenable, nous avons soin de la monter sans violence, sans secousse et avec régularité.

DE L'ANATOMIE.

L'*anatomie* traite de toutes les parties qui entrent dans la structure des êtres organisés, soit végétaux, soit animaux.

Restreinte à l'homme, cette savante dissection reçoit les noms d'*anthropotomie*, d'*anatomie humaine*; étendue à tout le règne animal, elle s'appelle *anatomie comparée*.

L'anatomie dite *générale* s'occupe uniquement de la structure et des propriétés de nos tissus; l'anatomie *descriptive* s'attache à faire connaître le nombre, la situation, la forme, les rapports, les usages des différentes parties du cadavre, ou *sujet*, soumis à la dissection. Quant à l'anatomie *pathologique*, c'est celle qui recherche les nombreuses altérations produites par la maladie sur les divers points de l'organisme; elle fournit souvent de précieuses lumières sur la cause, la nature et le siége de l'affection qui a entraîné la perte du malade.

Dans l'étude de l'homme mort, trois sortes de parties s'offrent d'abord sous le scalpel de l'anatomiste : des parties *molles* : comme la peau, les muscles, les vaisseaux, les nerfs; des parties *fluides* : le sang, par exemple, et les différentes humeurs qui en sont séparées; puis, des parties *dures*, telles que les os et les cartilages.

Les *tissus* plus ou moins résistants qui donnent au corps humain sa solidité, sa stature, ses formes gracieuses et ses belles proportions, résultent d'un arrangement merveilleux de globules, de lamelles élémentaires avec certains fluides dont le poids constitue les neuf dixièmes de celui de tout le corps.

Plusieurs tissus sont assemblés pour former un *organe,* un instrument, de même que plusieurs organes sont réunis pour constituer un *appareil* ou série d'organes concourant à un même but.

Bichat admettait vingt et un tissus principaux; on les a successivement réduits à treize, à onze, puis à trois, savoir : le tissu *cellulaire,* le *musculaire* et le *nerveux*. Les os, les cartilages, les tendons, les aponévroses, les membranes séreuses et muqueuses, enfin les variétés de tissus composés de fibres ne sont, selon toute apparence, que des modifications du tissu cellulaire.

Pour étudier successivement les organes de même nature, on divise l'anatomie descriptive en huit branches distinctes, savoir :

1° L'*ostéologie*, étude des os ;
2° La *syndesmologie*, étude des ligaments ;
3° La *myologie,* étude des muscles ;
4° La *névrologie*, étude des nerfs ;
5° L'*angéiologie*, étude des vaisseaux ;
6° L'*adénologie*, étude des glandes ;
7° La *splanchnologie*, étude des viscères ;
8° La *dermologie,* étude des téguments généraux.

Sans doute, cet ordre est loin d'offrir les avantages de l'ordre physiologique généralement adopté aujourd'hui, et que nous avons suivi dans les trois parties de notre travail ; mais il s'adapte parfaitement à ces notions préliminaires, destinées à offrir le catalogue raisonné de toutes les pièces qui entrent dans la composition de l'édifice humain.

1° Ostéologie.

On donne ce nom à la branche de l'anatomie qui traite des *os*, ou organes passifs du mouvement. L'étude de la structure du corps humain commence toujours par celle des os, parce que leur ensemble constitue une charpente intérieure destinée à fournir des points d'appui et d'attache aux parties molles ; parce qu'ils forment de grandes cavités qui logent et protégent les organes les plus essentiels à la vie ; enfin, parce qu'un grand nombre de muscles, de nerfs et de vaisseaux empruntent leur nom aux os qu'ils font mouvoir ou qu'ils nourrissent.

Des Os en général.

Les os, qui se présentent comme les parties les plus solides, les plus résistantes du corps, ne sont pourtant qu'une substance gélatineuse, ou mieux, que des cartilages durcis par des sels calcaires déposés dans leurs cellules[1]. Et en effet, pendant les premiers temps de la vie, le squelette humain est mou

[1] Si l'on fait macérer les os dans l'acide muriatique ou chlorhydrique, ce liquide en dissout les matières pierreuses, sans attaquer le cartilage. — D'après l'analyse de Berzélius, les os humains, complétement dépouillés de graisse, sont composés, sur cent parties, de : cartilage, 32,17 ; vaisseaux, 1,13 ; sous-phosphate de chaux avec un peu de fluorure de calcium, 53,04 ; carbonate de chaux, 11,30 ; phosphate de magnésie, 1,16 ; enfin, soude, avec un peu de chlorure de sodium, 1,20 = 100.

et flexible comme celui de certains poissons, tandis que, dans la vieillesse, il offre un ensemble de pièces dures et dépourvues d'élasticité, se fracturant parfois au moindre choc.

L'arrangement de la matière gélatineuse, ou organique, avec la matière terreuse, ou inorganique, a fait distinguer dans les os deux tissus : l'un *spongieux*, occupant en général l'intérieur de l'os ; l'autre *compacte*, qui en recouvre la surface. Remarquons ici une disposition toute providentielle : dans les os qui occupent peu de place, tout en protégeant par leur solidité des organes importants, c'est le tissu compacte qui prédomine ; dans ceux, au contraire, d'un plus grand volume, mais dont le poids ne doit point nuire à la vitesse du mouvement, le tissu n'est dense qu'à l'extérieur, puis il offre à l'intérieur de grandes cellules ou même des canaux appelés *médullaires*, parce qu'ils sont remplis d'une substance grasse, connue sous le nom de *moelle* et dont on ignore l'usage.

Relativement à leur forme, les os se distinguent en *longs*, *plats* et *courts*. Les premiers seulement ont une cavité médullaire ; leur corps est cylindroïde, leurs extrémités sont renflées, recouvertes de cartilages ; et les tubes dont leur tissu semble composé, ont une disposition longitudinale. Dans les os plats, ces tubes sont parallèles à la surface de l'os, tandis que dans les os courts, ils sont remplacés par des cellules, organisation spongieuse qui diminue la pesanteur, tout en augmentant la surface.

On remarque sur beaucoup d'os des éminences qui donnent attache à des parties molles ; les anatomistes les désignent sous le nom d'*apophyses* quand elles font une saillie considérable, et qu'elles sont confondues avec le reste de l'os ; dans le cas où elles s'en trouvent encore séparées par une couche cartilagineuse, ils les appellent *épiphyses*. Cette dernière disposition ne se rencontre que chez les jeunes sujets ; elle tient à ce que l'ossification n'est pas achevée ; avec l'âge, le phosphate de chaux envahit la couche cartilagineuse, et la soudure qui en résulte change les *épiphyses* en *apophyses*[1]. Cela explique pourquoi l'on compte un plus grand nombre d'os distincts dans l'enfant que dans l'adulte, et surtout que dans le vieillard, chez lequel tout tend à la minéralisation, à l'incrustation, même le cœur.

Les os sont, en outre, revêtus d'une membrane fibreuse nommée *périoste*, laquelle sert à leur accroissement et à leur union avec les parties voisines. Béclard a démontré que le périoste concourait à l'accroissement des os, soit en fournissant par sa face interne une exsudation albumineuse, qui devient cartilagineuse et finit par s'ossifier ; soit en soutenant les nerfs et les vaisseaux sanguins qui les pénètrent pour leur porter la sensibilité et les matériaux de la nutrition. Il est à remarquer que, toute proportion gardée, les os reçoivent moins de sang et d'influx nerveux que les autres organes ; ce qui explique leur peu de sensibilité, et, par suite, la marche longue et latente de leurs maladies.

Formation des os. On doit à M. Flourens un beau

[1] D'après les travaux de M. Flourens, cette réunion a généralement lieu chez l'homme à vingt ans ; c'est le moment où le corps cesse de croître en longueur.

et consciencieux travail sur ce sujet ; toutefois, l'opinion de ce savant, presque entièrement adoptée par Muller, est loin d'être partagée par M. Brachet, qui, après de longues considérations, se résume ainsi dans la seconde édition de sa *Physiologie* :

« Il ne nous est pas permis d'admettre ni la doctrine de Duhamel pour le développement de l'os en épaisseur par superposition, ni celle de M. Flourens, pour son allongement par juxtaposition. Nous sommes obligé de revenir à l'opinion d'intussusception de Haller, David, Bichat, Gibson, Morand, Serres, etc., et d'admettre, pour la nutrition de l'os, un travail intime dans tout le tissu de sa substance, dans toutes les molécules qui le composent, de telle façon que l'ossification s'exécute soit par l'addition de molécules nouvelles, soit par la substitution de molécules nouvelles aux molécules anciennes, et qu'elle ressemble à toutes les autres nutritions. Cependant, en l'examinant de près, ce travail présente dans l'os une particularité qu'on ne trouve point dans les autres tissus. Dans ceux-ci, la nutrition consiste simplement dans l'élaboration de la matière spéciale propre à chacun. Dans l'os, il y a deux temps ou plutôt deux élaborations : la substance osseuse est d'abord cartilagineuse ; plus tard, la matière calcaire y est à son tour élaborée et déposée. Il semble que la véritable ossification ne consiste que dans la formation du cartilage, puisque, chez beaucoup d'animaux, de poissons surtout, l'os reste toujours cartilagineux. La matière calcaire ne serait pas essentielle à la composition de l'os, elle ne serait qu'un complément ajouté et déposé pour en assurer la solidité. La garance aussi établit cette distinction; car elle ne teint jamais les cartilages, elle ne s'attache qu'à la matière calcaire. Du reste, nous sommes obligés de reconnaître là encore une de ces lois providentielles en vertu desquelles les fonctions s'exécutent. On ne se souvient pas assez, comme le dit Buffon, que la forme est immuable et que la matière est mobile et change d'un moment à l'autre. Ainsi le germe du poulet ne contient ni os ni cartilage : toutes les parties sont confondues et n'en font qu'une; mais la vie débrouille ce chaos, sépare, joint et coordonne ces parties, et leur imprime la forme qui leur convient. Si l'ossification pouvait se faire indépendante de cette force vitale intelligente, les os ne seraient tous que des concrétions uniformes. Il n'y aurait pas de raison pour que l'un fût plutôt long que large, ou plutôt large que long, et pour qu'il fût toujours à sa même place pour accomplir sa destination.

« Quant à la formation du cal dans les fractures, au lieu d'une virole périostique bien proportionnée, nous avons vu, comme Dupuytren, le développement d'un tissu presque amorphe et spécial, mais qui n'appartenait pas plus au périoste qu'aux autres tissus. Jamais non plus le cal ne se développe par couches régulières : ce sont, comme l'a observé M. Flourens, des points osseux qui se forment dans différents endroits, et qui, par leur extension et leur accroissement, se réunissent les uns aux autres pour constituer la virole du cal. Dans ce travail vital providentiel, où l'on retrouve cet instinct organique qui veille à la conservation de l'organisme et des organes, et dont on n'a jamais tenu assez compte, la vie fait participer à la consolidation de l'os, non pas seulement le périoste, mais tous les tissus voisins. C'est une impulsion d'ossification communiquée autour de la fracture et qui y fait développer le cal : muscles, tendons, etc., tout s'ossifie, tout concourt à la formation de la virole osseuse. »

Maladies des os. Indépendamment des *fractures,* solutions de continuité des surfaces osseuses, et des *luxations,* ou déplacements des surfaces articulaires, nous mentionnerons ici l'*ostéite,* ou inflammation du tissu osseux ; la *carie,* ou son ulcération ; la *nécrose,* ou sa gangrène ; l'*ostéosarcome,* ou son cancer ; le *rachitisme,* ou sa déformation par ramollissement ; puis l'*exostose,* tumeur osseuse se développant plus vite et offrant moins de résistance que la *périostose,* formée seulement par la boursouflure de l'enveloppe fibreuse. C'est ici le lieu de dire que chez les petits enfants qu'on s'obstine à faire marcher trop tôt, les os des jambes se courbent souvent d'une manière vicieuse sous le poids du reste du corps.

D'après le recensement de la population en 1851, on compte en France 44,619 *bossus,* 20,378 *éclopés,* et 22,547 *pieds-bots,* ou individus que leurs pieds tordus rendent impropres à de longues marches et, par suite, au service militaire.

Du Squelette.

On nomme ainsi l'assemblage de tous les os du corps soumis à la dessiccation et maintenus à leur place. Le squelette est dit *naturel,* si les os demeurent réunis par leurs propres ligaments; *artificiel*, quand on substitue à ces derniers des fils de fer ou de laiton.

Le squelette de l'adulte est formé de deux cent quarante-huit os, selon quelques anatomistes; par deux cent cinquante-six, selon d'autres. Pour en faciliter l'étude, on le divise en trois parties : la *tête*, le *tronc* et les *membres* ou *extrémités*.

Tête (65 os).

La TÊTE comprend le *crâne* et la *face*, qui ont en commun des points d'appui aussi solides que multipliés.

Le *crâne*, boîte ovoïde, enveloppe osseuse du cerveau et du cervelet, est composé de huit os principaux : le *frontal*, les deux *pariétaux*, l'*occipital*, les *temporaux*, l'*ethmoïde* et le *sphénoïde*.

Par une prévision aussi ingénieuse qu'utile, ce dôme osseux présente un assemblage parfaitement garanti de toutes parts, et renforcé dans les points les plus exposés aux accidents. Il est en outre composé de deux couches ou *tables* : la table extérieure, qui est de la nature du bois, a ses bords dentelés en queue d'aronde, tandis que ceux de la table interne, qui est d'une nature vitrée, sont simplement mis en contact pour prévenir l'éclat des *arêtes*. Le crâne devient d'autant plus résistant qu'on a moins l'habitude de se couvrir la tête.

L'os *frontal*, impair et symétrique, est recouvert par le muscle et la peau du front. On le nommait jadis *coronal*, parce que c'est en partie sur lui que repose la couronne des princes ou des triomphateurs. Quant au *front*, il était déjà chez les anciens l'emblème de l'intelligence et du génie [1].

Les *pariétaux*, os non symétriques, s'articulent l'un avec l'autre, et forment deux murailles latérales, pour garantir le cerveau des chocs extérieurs.

L'*occipital*, os impair, se trouve placé à la partie postérieure inférieure de la tête, à l'occiput. Le large trou dont il est percé livre passage à la moelle épinière, et met ainsi la cavité crânienne en communication avec le canal vertébral.

Les *temporaux* sont deux os irréguliers occupant les parties latérales et inférieures du crâne, où ils forment les tempes (*tempora*), ainsi nommées parce que les premiers cheveux blancs y annoncent les ravages du temps. On distingue aux temporaux une portion *squammeuse* ou *écailleuse*, une *mastoïde* ou *mamelonnée*, et une *pierreuse*, connue sous le nom de *rocher*. Cette éminence dure et anfractueuse renferme les organes spéciaux de l'ouïe, entre autres, quatre petits osselets : le *marteau*, l'*enclume*, l'*os lenticulaire* et l'*étrier*.

L'*ethmoïde*, sorte de crible implanté dans l'échancrure de l'os frontal, concourt à former la base du crâne, les orbites et les fosses nasales.

Le *sphénoïde* se trouve placé comme un coin à la base du crâne, entre tous les os de cette cavité, avec

[1] On a observé qu'à dater de l'ère nouvelle, un accroissement sensible s'est produit dans la région supérieure et antérieure du crâne, en même temps qu'une dépression de ses parties latérales et postérieure. Cette transformation, bien plus évidente, assure-t-on, chez la femme que chez l'homme, ne saurait être attribuée qu'à l'influence du christianisme, qui, en relevant notre nature morale, a embelli notre nature physique, principalement dans le sexe, jusqu'alors le plus asservi.

lesquels il s'articule. Cet os impair, que sa forme a fait comparer à une chauve-souris, présente un *corps* ou partie moyenne, et des *ailes,* au nombre de quatre : deux grandes et deux petites ; ces dernières sont aussi nommées *apophyses d'Ingrassias.*

C'est sur le sphénoïde, os central du crâne, que viennent s'appuyer en arcs-boutants la série d'os larges, aplatis et courbes qui se rejoignent en décrivant une voûte, et qui se trouvent maintenus par le merveilleux engrenage de leurs sutures. C'est aussi sur cet os que viennent aboutir tous les chocs plus ou moins décomposés dans les diverses articulations de l'enveloppe protectrice de l'encéphale. Non, l'art le plus ingénieux n'a jamais reproduit qu'imparfaitement l'admirable architecture du crâne.

Face. — On divise la face en *mâchoire supérieure* et en *mâchoire inférieure.*

La *mâchoire supérieure* est composée de treize os, savoir : les deux *maxillaires supérieurs,* s'articulant avec toutes les pièces qui composent la face ; les *nasaux* ou *os propres du nez ;* les *malaires* ou *os de la pommette;* les os *unguis* ou *lacrymaux,* papyracés et plus minces que l'ongle ; les *palatins* ou *os du palais;* les *cornets inférieurs,* lames osseuses roulées sur elles-mêmes dans les fosses nasales; enfin, le *vomer,* os impair, formant la partie postérieure de la cloison de ces mêmes fosses nasales. Son nom latin lui vient de ce qu'on l'a comparé au soc d'une charrue.

La *mâchoire inférieure* n'a qu'un seul os, le *maxillaire inférieur,* dont la tête articulaire ou *condyle* est reçue dans la cavité glénoïde du temporal. Les deux pièces dont il est primitivement composé finissent par se réunir à la *symphyse du menton*.

Aux 8 os du crâne et aux 14 de la face, il faut joindre les 32 dents et l'*os hyoïde* ou *lingual*, suspendu entre la base de la langue et le larynx; ce qui porte à 65 le chiffre des os de la tête.

Tronc (53 *os*).

Le TRONC comprend la *colonne vertébrale*, la *poitrine* et le *bassin* : c'est le *torse* des statuaires.

La *Colonne vertébrale* ou le *rachis*, vulgairement l'*épine du dos*, se trouve placée à la partie postérieure du tronc, soutenant la tête, et appuyée sur le bassin. Ce grand lien entre toutes les parties du squelette, cet étui protecteur de la moelle épinière, se compose de 24 os, formant autant de charnières, appelés *vertèbres*, du mot latin *vertere*, tourner, savoir 7 vertèbres *cervicales*, 12 *dorsales* et 5 *lombaires*.

On les distingue dans chaque région par le rang qu'elles occupent, en comptant de haut en bas; toutefois, la première vertèbre du cou a reçu le nom d'*atlas*, parce qu'elle supporte la tête, comme le géant Atlas est représenté supportant la sphère céleste. La seconde est appelée *axis*, parce qu'elle forme un axe, une sorte de pivot sur lequel roulent tout à la fois l'atlas et la tête. La septième est qualifiée *proéminente*, à cause de la longueur de son apophyse épineuse, qui dépasse celle des vertèbres voisines.

On distingue, en général, aux vertèbres un corps, sept apophyses, quatre échancrures formant par leur jonction les trous de conjugaison qui livrent passage aux nerfs et aux vaisseaux de la moelle épinière; enfin un large trou, placé entre le corps et les apophyses, et qui concourt à former le canal vertébral ou rachidien.

La légère inclinaison que chaque vertèbre peut faire isolément donne à toute l'épine la flexibilité nécessaire aux grands mouvements du corps. En outre, ses différentes courbures en font un ressort parfait, admirablement calculé pour porter la tête et la préserver des secousses.

Ainsi, lien des diverses pièces du squelette, appui solide, centre des grands mouvements du tronc, *aboutissant* de tous les chocs, de toutes les secousses qu'elle décompose, la colonne vertébrale se trouve former à la fois une tige brisée et un étui mobile : précieux résultat dû à la combinaison du tissu osseux, qui la rend très-résistante, avec le tissu ligamenteux qui, nous le verrons bientôt, lui laisse une suffisante flexibilité.

La *Poitrine* ou *thorax* est formée de 25 os : le *sternum*, en avant; les *côtes*, au nombre de 12 pour chaque côté. (*Voir* ci-après l'*Appareil de la respiration.*) En général, cette cage osseuse offre plus de hauteur et de largeur chez l'homme, dont les organes respiratoires sont plus développés pour subvenir à de plus grands efforts musculaires.

Quatre os constituent le *Bassin* ou *cavité pelvienne*: les deux *os iliaques, coxaux* ou *innominés*, qui le circonscrivent sur les côtés et en avant, où leur jonction forme la symphyse du pubis; puis, le *sacrum* et le *coccyx*, qui le limitent en arrière. Cette cavité, qui a la forme d'un cône renversé, renferme l'intestin rectum, la vessie et les organes internes de la génération. A l'opposé de ce qui a lieu pour la poitrine, le bassin de la femme présente plus d'amplitude et de capacité que celui de l'homme ; les contours en sont plus arrondis, les hanches plus saillantes, les cavités cotyloïdes, logeant la tête de l'os de la cuisse, sont plus éloignées l'une de l'autre, écartement qui produit chez la femme une allure disgracieuse dans la marche et surtout dans la course : on voit par là que la femme est mieux conformée pour les douleurs de la maternité; l'homme, pour le travail et le mouvement poussé jusqu'à la fatigue.

Les os *iliaques* sont primitivement formés de trois pièces distinctes : l'une supérieure ou *ilion,* l'autre inférieure ou *ischion*, la troisième antérieure, désignée sous le nom d'*os pubis.* Chez l'adulte, ces pièces se soudent tellement qu'elles ne forment plus qu'un seul os, contourné de manière à dessiner la hanche, et à former un point d'appui solide quand on est assis.

Le *sacrum,* os symétrique, triangulaire et recourbé en devant, fait suite à la colonne vertébrale qu'il soutient ; raison pour laquelle la dernière vertèbre lombaire est parfois appelée *sacrée.* Certains anatomistes, regardant comme autant de vertèbres les cinq pièces séparées que présente cet os chez l'enfant, leur donnent même à toutes le nom de *vertèbres sacrées.*

Un petit os spongieux semble suspendu au sacrum, avec le sommet duquel il s'articule; il a été appelé *coccyx,* parce qu'on a cru lui trouver quelque ressemblance avec le bec d'un coucou. Il est composé de quatre pièces, qui restent longtemps mobiles, et qui sont regardées comme des vertèbres rudimentaires correspondant à la queue des animaux.

Membres ou extrémités (124 os).

Les quatre appendices ou prolongements du tronc, auquel ils semblent suspendus, sont distingués en *membres supérieurs* ou *thoraciques* et en *membres inférieurs* ou *abdominaux*. Les premiers sont formés par 64 os; les derniers, seulement par 60, les hanches faisant partie du bassin. Les 124 os qui constituent les membres représentent des colonnes brisées, dont le nombre des pièces augmente à mesure qu'on s'éloigne du tronc : multitude de brisures à laquelle l'homme est en grande partie redevable de la souplesse, de la précision et de la grâce qui caractérisent ses mouvements.

Les *membres supérieurs* sont destinés à exécuter des mouvements très-étendus et dans tous les sens; ils comprennent l'*épaule*, le *bras*, l'*avant-bras* et la *main*.

Deux os composent l'épaule : la *clavicule* et l'*omoplate*. La *clavicule*, petite clef, ou plutôt arc-boutant de la poitrine, s'articule en dedans avec le sternum, en dehors avec l'omoplate. Cet os, dont la forme approche un peu de celle d'une *s* italique, est plus droit, plus long et plus lisse chez la femme que chez l'homme. Sa fracture, assez fréquente, offre en général peu de danger, et se réduit facilement.

L'*omoplate*, ou *os large de l'épaule*, est située à la partie postérieure et supérieure du thorax; elle s'articule avec la clavicule et l'os du bras, l'humérus, dont la tête, arrondie et supportée par un col très-court, est reçue dans la cavité glénoïde.

L'*humérus* est le plus long des os du membre supérieur; à lui seul, il forme le bras proprement dit. Son extrémité supérieure s'articule avec l'omoplate; l'inférieure, avec les deux os de l'avant-bras.

En supposant les bras pendants, les pouces en dehors et les petits doigts appuyés contre la cuisse, comme dans la position du soldat sans armes, le *radius* ou *os du rayon* se trouve situé à la partie externe de l'avant-bras, et, comme le rayon d'une roue, tourne sur le cubitus avec lequel il s'articule en haut et en bas.

Placé à la partie interne de l'avant-bras, plus gros et plus long que le radius, le *cubitus* doit son nom à ce qu'il forme la saillie du coude pendant les mouvements de flexion. Son extrémité supérieure, qui est la plus forte, présente en arrière une apophyse volumineuse nommée *olécrane;* et, en avant, une autre plus petite, ou apophyse *coronoïde.* Ces deux éminences sont séparées par la grande échancrure *sigmoïde*, qui reçoit la poulie articulaire de l'extrémité inférieure de l'humérus.

Les *mains*, dernière partie des membres supérieurs, se subdivisent en trois régions : le *carpe*, le *métacarpe* et les *doigts.*

Le *carpe* ou *poignet*, organe de transition de l'avant-bras au reste de la main, se compose de 8 os, distribués sur deux rangées. Les os de la rangée supérieure sont, de dehors en dedans : le *scaphoïde*, le *semi-lunaire*, le *pyramidal* et le *pisiforme.* La rangée inférieure comprend : le *trapèze*, le *trapézoïde*, le *grand os* et l'*os crochu*.

Le *métacarpe* constitue la partie de la main qui occupe l'intervalle existant entre le carpe et les doigts. Il est formé de 5 os longs, distingués les uns des autres par leurs noms numériques. La face antérieure du métacarpe correspond à la *paume* de la main ; la face postérieure en forme le *dos*.

Les *doigts*, au nombre de 5 pour chaque main, sont désignés sous les noms suivants, tirés du latin : le *pouce*, ou doigt puissant ; l'*index*, ou indicateur ; le *medius*, ou doigt du milieu ; l'*annulaire*, réservé à l'anneau nuptial ; l'*auriculaire*, ou petit doigt, dont on introduit facilement l'extrémité dans l'oreille. Trois os, appelés *phalanges*, entrent dans la composition de chaque doigt, à l'exception du pouce, qui n'en a que deux. On a proposé de les distinguer par les noms de phalanges *métacarpiennes*, — *moyennes*, — *unguéales*, ou bien, eu égard à leur dimension, en *phalanges*, — *phalangines*, — *phalangettes*. Du reste, ce nom de phalanges a été donné par les anciens anatomistes aux petits os qui forment les doigts, parce qu'ils se trouvent rangés les uns à côté des autres, comme le fameux corps d'infanterie macédonienne, lequel présentait plus de hauteur que de front.

Les *membres inférieurs* rappellent la conformation des membres supérieurs : ainsi, les hanches correspondent aux épaules ; les cuisses, aux bras ; les jambes, aux avant-bras ; et les pieds, aux mains. Ces membres sont quelquefois appelés *pelviens*, parce qu'ils arc-boutent sur le bassin (*pelvis*). Destinés à supporter le poids du corps, ils s'articulent, en haut, de la manière la plus solide dans une cavité autrement profonde que celle qui reçoit la tête de l'os du bras. Nous avons vu précédemment que les *hanches* sont formées par les deux *os iliaques*.

Ainsi que le *bras*, la *cuisse* est constituée par un seul os, le *fémur*, le plus long de tous les organes passifs du mouvement. Par sa tête, que supporte un *col* volumineux [1], le fémur s'articule avec la cavité cotyloïde de l'os iliaque; par son extrémité inférieure, c'est avec le tibia, à l'aide de deux éminences considérables, l'une interne, l'autre externe, nommées *condyles du fémur*.

Située entre la cuisse et le pied, la jambe est formée en dedans par le *tibia*; en dehors par le *péroné*. Les extrémités inférieures de ces deux os s'articulent avec l'astragale, et constituent les *malléoles*, improprement appelées *chevilles*. La malléole interne est formée par le prolongement du tibia; la malléole externe, par celui du péroné.

Ici, nous devons parler de la *rotule*, roulette osseuse, assez épaisse, formant la saillie antérieure du genou, et dont le développement a lieu dans l'épaisseur du tendon commun aux muscles extenseurs de la jambe. La rotule, le plus grand de tous les os sésamoïdes, s'articule postérieurement avec les deux condyles du fémur, à l'aide de deux facettes encroûtées de cartilage; inférieurement, elle se trouve fixée au tibia par un ligament; elle appar-

[1] Malgré le volume et la force de ce col, sa fracture entre environ pour un tiers dans la totalité des fractures, et pour plus de moitié dans les fractures chez les vieillards.

tient donc autant à la jambe qu'à la cuisse, dont elle complète l'articulation.

Dernière partie du membre inférieur, le *pied*, organe de support, forme une base à double voûte, allongée en avant. On le subdivise en trois sections : une postérieure, une moyenne, une antérieure. La section postérieure constitue le *tarse;* la moyenne, le *métatarse;* et l'antérieure, les *phalanges*.

Le *tarse* est formé par 7 os, courts et arrondis, analogues aux 8 os du carpe; ce sont: le *calcanéum*, os du talon, l'*astragale*, le *scaphoïde*, le *cuboïde* et les trois *os cunéiformes*.

Le *métatarse* se compose de 5 os cylindriques, ayant la plus grande analogie avec ceux du métacarpe; seulement, ils sont un peu plus volumineux.

Les *phalanges*, qui composent les *orteils* ou doigts du pied, sont, comme celles de la main, au nombre de 14, le gros orteil n'ayant que deux brisures.

Outre les os dont nous venons de faire l'énumération, il en est une vingtaine d'accessoires ou surnuméraires; ce sont les *os wormiens*, empruntant leur nom à Olaüs Wormius, médecin danois, qui les a décrits le premier; puis, les os *sésamoïdes*, ainsi désignés à cause de leur ressemblance avec les graines de sésame, plante oléagineuse cultivée en Orient. On rencontre souvent les os wormiens dans les principales sutures des os du crâne, dont ils augmentent la solidité par leurs nombreuses engrenures. Les os sésamoïdes, dont la rotule offre le type le plus volumineux, ont pour usage d'augmenter la force des muscles, dans les tendons desquels ils sont développés. Très-rares dans l'enfance, ces os se rencontrent en plus grand nombre chez l'homme que chez la femme, dont les travaux corporels exigent moins d'efforts.

2° **Syndesmologie** et mieux **Arthrologie.**

Ainsi que l'indique son nom, la SYNDESMOLOGIE est la partie de l'anatomie qui traite des *liens*, des *attaches ligamenteuses*; l'ARTHROLOGIE, ou *étude des articulations*, comprend non-seulement les divers moyens d'union des os, mais encore les rapports que les os ont entre eux dans le lieu même où ils se joignent.

Pour que les os puissent conserver leur place naturelle, il était nécessaire qu'ils fussent maintenus réunis : l'*articulation* constitue leur mode d'union. Dans les os longs, l'articulation a lieu par les extrémités ; dans les os larges, par les bords ; dans les os courts, par différents points de leur surface.

On divise les articulations en trois grandes classes : en articulations *continues et immobiles* (*synarthrose*), telle est celle des os du crâne ; — en articulations *contiguës et mobiles* (*diarthrose*), comme celle du bras, dont les extrémités articulaires sont en contact, mais libres ; en articulations *mixtes* (*amphiarthrose*), dans laquelle les surfaces osseuses sont unies par un corps intermédiaire, comme on le voit dans la jonction des corps des vertèbres entre eux.

Les parties qui entrent dans la composition des articulations sont : les *cartilages*, les *ligaments* proprement dits, les *fibro-cartilages*, les *capsules fibreuses articulaires*, les *capsules synoviales* avec la *synovie*, leur produit onctueux, destiné à faciliter le glissement des os en diminuant leur frottement.

Les *cartilages,* distingués en *synarthrodiaux* et en *arthrodiaux,* suivant qu'ils appartiennent à des articulations mobiles ou immobiles, sont des parties d'un blanc laiteux, opalin, offrant une consistance qui tient le milieu entre celle des os et celle des ligaments. Flexibles, compressibles, très-élastiques surtout, ils revêtent les surfaces articulaires des os en leur adhérant. Par une admirable disposition, ils offrent leur moindre épaisseur au centre des cavités osseuses, et leur plus grande sur les éminences arrondies, ce qui leur permet de supporter les plus fortes pressions et d'amortir les chocs les plus rudes. Les cartilages entrent aussi dans la formation de plusieurs autres organes, tels que le nez, la langue et la trachée-artère. On les nomme *cartilages accidentels* quand ils se développent fortuitement dans l'épaisseur de certains tissus; et *cartilages d'ossification* quand, à une certaine époque de la vie, ils doivent faire partie intégrante des os avec lesquels ils sont continus. On remarque sur certains cartilages une membrane fibreuse, analogue au périoste; on lui donne le nom de *périchondre.*

Les *ligaments* sont des faisceaux fibreux, d'un blanc argenté, d'un tissu serré, souple et inextensible, qui, diversement disposés autour des articulations, établissent entre eux une union solide, tout en concourant à la précision de leurs mouvements. Il est quelques ligaments, exceptionnellement placés entre les os; on les a distingués par les épithètes d'*interarticulaires,* d'*interosseux.* Il en est encore qui servent à maintenir en place des parties molles, tels sont les ligaments de la vessie et de l'utérus, les ligaments suspenseurs du foie.

Par leur structure et leurs propriétés, les *fibro-cartilages* participent des ligaments et des cartilages; plus fermes que les premiers, moins durs que les seconds, ils forment tantôt des coussins élastiques, tantôt de véritables liens. Leur couleur est d'un blanc gris ou jaunâtre. Béclard a distingué les fibro-cartilages 1° en *temporaires* ou *d'ossification*, par exemple, ceux qui chez le fœtus doivent plus tard former la rotule et les autres os sésamoïdes; 2° en *fibro-cartilages d'incrustation*, existant là où il y a un frottement considérable d'un os ou d'un tendon contre le périoste, comme on le voit aux coulisses de l'extrémité inférieure du tibia et du péroné; 3° en *interarticulaires*, tels sont ceux qu'on rencontre aux articulations de la mâchoire, de la clavicule, du genou, et surtout des corps des vertèbres entre eux. Sans l'interposition de ces derniers coussins, nous éprouverions en sautant sur nos pieds d'aussi graves accidents que si nous tombions sur la tête.

Capsules fibreuses articulaires. On nomme ainsi des espèces de sacs fibreux, embrassant les extrémités articulaires des os pour les maintenir en rapport, tout en leur laissant un relâchement convenable. Il n'existe que quatre articulations dans lesquelles les capsules fibreuses sont substituées aux ligaments proprement dits, ce sont celles des épaules et des hanches; aussi, tandis que le coude et le genou sont réduits à la flexion et à l'extension, ont-elles le privilége d'exécuter des mouvements dans tous les sens (*flexion, extension, mouvements latéraux* et *circulaires*).

On compte près de 800 ligaments concourant à former nos diverses articulations. En voici le relevé, fait d'après la dernière édition de l'*Anatomie* de M. le professeur Cruveilhier :

1° Ligaments de la colonne vertébrale (les deux côtés compris).	134	154
Ligaments de la colonne avec la tête (les deux côtés compris).	6	
Ligaments des premières vertèbres cervicales (les deux côtés compris). . . .	11	
Ligaments de l'articulation sacro-vertébrale.	1	
Ligaments de l'articulation sacro-coccygienne.	2	
2° Ligaments des articulations costo-vertébrales (60 de chaque côté).	120	126
Ligaments des articulations chondro-sternales (2 de chaque côté).	4	
Ligaments des articulations chondro-costales (2 de chaque côté).	2	
3° Ligaments de l'épaule avec la clavicule, du sternum et des côtes (6 de chaque côté et 1 entre deux).	13	13
4° Ligaments de l'articulation scapulo-humérale (2 de chaque côté).	4	4
5° Ligaments de l'articulation du coude (8 de chaque côté).	16	16
6° Ligaments de l'articulation radio-carpienne (8 de chaque côté).	16	16
7° Ligaments des articulations des os du carpe, du métacarpe et des phalanges (95 de chaque côté).	190	190
8° Ligaments de l'articulation sacro-iliaque et des os iliaques entre eux.	19	19
A reporter.	538	538

Report.	538	538
9° Ligaments des articulations coxo-fémorales (2 de chaque côté).	4	4
10° Ligaments des articulations du genou (8 de chaque côté).	16	16
11° Ligaments des articulations péronéo-tibiales.	9	9
12° Ligaments des articulations tibio-tarsiennes.	14	14
13° Ligaments des articulations du tarse, du métatarse et des phalanges (101 de chaque côté).	202	202
14° Ligaments du maxillaire (temporo-maxillaire).	4	4
TOTAL GÉNÉRAL des ligaments des jointures, en comptant les deux côtés du corps.	787	787

Les *capsules synoviales* sont de petits sacs sans ouverture, composés d'un seul feuillet de membrane séreuse, se déployant sur toutes les articulations mobiles et à surfaces contiguës. Leur face externe est en rapport avec les parois articulaires; leur face interne, contiguë avec elle-même, se trouve continuellement lubréfiée, rendue glissante, par la synovie. On a improprement donné le nom de *glandes synoviales* à des franges qu'on voit flotter dans l'intérieur des capsules synoviales, et qui paraissent destinées à la sécrétion de la synovie; il convient mieux de les appeler *franges synoviales*.

Quant à la synovie, qui doit son nom à sa ressemblance avec le blanc de l'œuf, c'est un liquide albumineux, ayant pour usage de faciliter le jeu des articulations tant qu'il y est sécrété en proportion et en qualité convenables. Aussi, dans l'inflammation interne du genou, par exemple, les surfaces articulaires manquant de synovie crient-elles en frottant péniblement l'une contre l'autre, comme les gonds d'une porte qui auraient besoin d'huile. L'absence complète de synovie se prolonge-t-elle, l'*ankylose* ou soudure du genou peut en être la suite, de même que la surabondance du liquide peut produire une hydropisie locale, voire une *tumeur blanche* s'il y a maladie des surfaces osseuses.

3° Myologie.

La *myologie* est la partie de l'anatomie qui traite des *muscles,* ou instruments actifs des mouvements. L'ensemble des muscles constitue le *système musculaire;* le professeur Chaussier réduisait leur nombre à 368; aujourd'hui, la plupart des anatomistes le portent à 408.

On donne le nom de *muscles* à des organes rougeâtres, charnus, gorgés de sang, chargés d'électricité [1], médiocrement sensibles, mais très-contractiles, c'est-à-dire susceptibles de se raccourcir et de s'éten-

[1] Les travaux de MM. Matteucci et Du Bois-Raymond ont démontré que, chez les animaux vivants ou récemment tués, les muscles constituent des sources d'électricité dynamique capables d'influencer le galvanomètre d'une manière non équivoque. Perfectionnant les expériences de ses devanciers, le docteur Jules Regnauld est parvenu à évaluer la force électro-motrice d'un muscle appartenant à tel ou tel animal. On savait qu'à partir du moment où cet organe est soustrait à la vie, l'intensité de courant diminue progressivement, puisque chez le lapin, animal à sang chaud, le phénomène électrique s'efface plus vite que chez la grenouille, animal à sang froid; on sait maintenant d'une manière positive que, chez le mammifère, trois heures suffisent pour abaisser l'intensité au même degré que chez le reptile après cinq heures d'expérience.

dre; ils sont formés de fibres innombrables, réunies en faisceaux et terminées soit par des membranes, soit par des cordons élastiques merveilleusement disposés pour la transmission du mouvement; en sorte que toute la mécanique animale se trouve dans la dépendance du système musculaire.

Outre les fibres musculaires proprement dites, dont le nombre est prodigieux, il entre dans la composition des muscles : du *tissu cellulaire*, pour unir, protéger et oindre leurs moindres fibriles; des *aponévroses*, expansions membraneuses pour les fixer aux os, les maintenir en faisceaux, diminuer leur longueur, et, par cela même, doubler la puissance de leur action; des *tendons*, véritables aponévroses roulées, apparaissant sous la forme de cordons, d'un blanc perlé, aussi gracieux que solides, tantôt plats, tantôt arrondis, terminant d'ordinaire les muscles, et allant se fixer aux os qu'ils entraînent dans le sens du mouvement communiqué [1]; puis, des *vaisseaux sanguins* et *lymphatiques*, pour y charrier la nourriture et en ramener le résidu; enfin des *nerfs*, pour y transmettre nos sensations et les ordres du principe immortel qui nous anime.

Par une disposition toute prévoyante, le système musculaire comprend deux ordres de muscles : les *muscles de la vie animale*, dont le jeu intermittent est soumis à la volonté, et les *muscles de la vie organique*, dont les contractions continues sont indé-

[1] Ces merveilleux cordages diffèrent essentiellement des *cordons nerveux*, des *nerfs* avec lesquels le vulgaire se plaît à les confondre. Peu sensibles à l'état normal, les tendons se trouvent parfois protégés par des coulisses dans lesquelles ils manœuvrent comme dans de véritables poulies.

pendantes de cet empire. Les premiers, situés en général plus à l'extérieur et fixés sur des os, appartiennent aux fonctions de relation; tels sont ceux de la tête, du tronc et des membres, on en compte 408. Les seconds, peu nombreux, plus intérieurs, et rarement attachés aux os, sont au service des fonctions nutritives, dont le travail est perpétuel. C'est particulièrement le cœur, ce muscle souverain de la vie organique, à qui un repos d'une minute est interdit pendant toute la durée de l'existence.

Les muscles de ce dernier ordre, répandus sur l'œsophage, l'estomac, l'intestin grêle, le gros intestin, la vessie, etc., sont désignés sous le nom de l'organe qu'ils concourent à former par le plan plus ou moins mince de leurs fibres.

Quant aux 408 muscles dits *volontaires*, c'est-à-dire appartenant aux fonctions de relation, ils ont été dénommés tantôt d'après leurs *usages*, leur *position*, leur *figure*, leur *dimension*, leur *composition*, leur *direction*, enfin d'après leurs *attaches*, lesquelles se font sur les os au moyen d'aponévroses ou de tendons. C'est sur cette dernière considération que se trouve basée la nomenclature de Chaussier et celle de Dumas. Il serait fâcheux que la tyrannie de l'habitude fît abandonner cette nouvelle classification d'après les attaches : les noms des muscles s'y trouvent, il est vrai, quelque peu interminables et barbares; mais aussi, quel avantage dans une dénomination qui, en désignant les points d'insertion des extrémités musculaires, rappelle aussitôt leur place, leur étendue, leur direction et leurs usages.

DÉNOMBREMENT DES MUSCLES.

MUSCLES DU TRONC.

§ Ier. Muscles de la Tête.

A. *Muscles du Crâne.*

Anciens noms.	Noms nouveaux.
1° *Région épicrânienne.*	
Muscle frontal.	Occipito-frontal.
occipital.	
2° *Région auriculaire.*	
Muscle auriculaire-supérieur. . . .	Temporo-auriculaire.
antérieur. . .	Zygomato-auriculaire.
postérieur. . .	Mastoïdo-auriculaire.
3° *Région occipito-cervicale antérieure.*	
Muscle grand droit antérieur de la tête.	Grand trachélo-sous-occipital.
petit droit antérieur de la tête.	Petit trachélo-sous-occipital.
4° *Région occipito-cervicale postérieure.*	
Muscle grand droit postérieur de la tête.	Axoïdo-occipital.
petit droit postérieur de la tête.	Atloïdo-occipital.
grand oblique de la tête. . .	Axoïdo-atloïdien.
petit oblique de la tête. . .	Atloïdo-sous-mastoïdien.
5° *Région occipito-cervicale latérale.*	
Muscle droit latéral de la tête. . .	Atloïdo-sous-occipital.

B. *Muscles de la Face.*

Anciens noms.	Noms nouveaux.
1° *Région palpébrale.*	
Muscle orbiculaire des paupières. .	Naso-palpébral.
sourcilier.	Fronto-sourcilier.
élévateur de la paupière supérieure.	Orbito-palpébral.
2° *Région oculaire.*	
Muscle droit supérieur de l'œil. . .	*Id.*
inférieur de l'œil. . .	*Id.*
interne de l'œil. . . .	*Id.*
externe de l'œil. . . .	*Id.*
oblique supérieur de l'œil. .	Grand oblique de l'œil.
oblique inférieur de l'œil. .	Petit oblique de l'œil.
3° *Région nasale.*	
Muscle pyramidal du nez.	Fronto-nasal.
triangulaire du nez. . . .	Sus-maxillo-nasal.
élévateur commun de l'aile du nez et de la lèvre supérieure.	Grand sus-maxillo-labial
abaisseur de l'aile du nez. .	Compris dans le labial.

4° *Région maxillaire supérieure.*

Muscle élévateur de la lèvre supérieure.	Moyen sus-maxillo-labial.
canin.	Petit sus-maxillo-labial.
grand zygomatique. . . .	Grand zygomato-labial.
petit zygomatique.	Petit zygomato-labial.

5° *Région maxillaire inférieure.*

Muscle triangulaire des lèvres. . .	Maxillo-labial.
carré de la lèvre inférieure. .	Mento-labial.
releveur du menton. . . .	Compris dans le mento-labial.

6° *Région intermaxillaire.*

Muscle buccinateur.	Alvéolo-labial.
orbiculaire des lèvres. . .	Labial.

7° *Région ptérygo-maxillaire.*

Muscles ptérygoïdiens interne. . .	Grand ptérygo-maxillaire.
externe. . .	Petit ptérygo-maxillaire.

8° *Région temporo-maxillaire.*

Muscle masséter.	Zygomato-maxillaire.
temporal.	Temporo-maxillaire.

9° *Région linguale.*

Muscle hyo-glosse.	*Id.*
génio-glosse.	*Id.*
stylo-glosse.	*Id.*
lingual.	*Id.*

10° *Région palatine.*

Muscle péristaphylin externe . . .	Ptérygo-staphylin.
péristaphylin interne . . .	Pétro-staphylin.
palato-staphylin.	*Id.*
pharyngo-staphylin. . . .	*Id.*
glosso-staphylin.	*Id.*

§ II. Muscles du Cou.

1° *Région cervicale antérieure.*

Muscle peaucier.	Thoraco-facial.
sterno-mastoïdien.	*Id.*

2° *Région hyoïdienne supérieure.*

Muscle digastrique.	Mastoïdo-génien.
stylo-hyoïdien.	*Id.*
mylo-hyoïdien.	*Id.*
génio-hyoïdien.	*Id.*

3° *Région hyoïdienne inférieure.*

Muscle omoplat-hyoïdien.	Scapulo-hyoïdien.
sterno-hyoïdien.	*Id.*
sterno-thyroïdien.	*Id.*
thyro-hyoïdien.	*Id.*

4° *Région pharyngienne.*

Muscle constricteur inférieur. . .	Compris dans les stylo-pharyngiens, un de chaque côté.
moyen. . .	
supérieur. . .	
stylo-pharyngien.	

5° *Région dorso-cervicale.*

Muscle trapèze.	Dorso-sus-acromien.
rhomboïde.	Dorso-scapulaire.
splénius.	Cervico-mastoïdien et dorso-trachélien.
grand complexus.	Trachélo-occipital.
petit complexus.	Trachélo-mastoïdien.

6° *Région cervicale latérale.*

Muscle scalène antérieur. . . . } postérieur. . . . }	Costo-trachélien.

III. Muscles de la Colonne vertébrale.

1° *Région prévertébrale.*

Muscle long du cou.	Prédorso-atloïdien.
grand psoas.	Prélombo-trochantinien.
petit psoas.	Prélombo-pubien.

2° *Région vertébrale postérieure.*

Muscles inter-épineux cervicaux. . .	Inter-cervicaux.
inter-épineux dorso-lombaires.	*Id.*
transversaires épineux. . .	*Id.*
sacro-spinal { long dorsal. sacro-lombaire. }	Sacro-spinal.
transversaire.	*Id.*

3° *Région vertébrale latérale.*

Muscles inter-transversaires du cou.	Inter-trachéliens.
des lombes.	Compris dans le sacro-spinal.

§ IV. Muscles de la Poitrine.

1° *Région thoracique antérieure.*

Muscle grand pectoral.	Sterno-huméral.
petit pectoral.	Costo-coracoïdien.
sous-clavier.	Costo-claviculaire.

2° *Région thoracique latérale.*

Muscle grand dentelé, réuni à l'angulaire de l'omoplate.	Costo-scapulaire et trachélo-scapulaire.

3° *Région intercostale.*

Muscles intercostaux externes. . .	*Id.*
internes. . .	*Id.*
surcostaux.	*Id.*
triangulaire du sternum. . .	Sterno-costal.

4° *Région diaphragmatique.*

Muscle diaphragme.	*Id.*

5° *Région vertébro-costale.*

Muscle petit dentelé, postérieur et supérieur.	Dorso-costal.
inférieur.	Lombo-costal.

6° *Région thoracique postérieure.*

Muscle grand dorsal.	Lombo-huméral.

§ V. Muscles du Bassin.

1° *Région anale.*

Muscle releveur de l'anus.	Sous-pubio-coccygien.
ischio-coccygien.	*Id.*
les sphincters de l'anus. . .	Coccygio-anal.

2° *Région génitale.*

A. Chez l'homme.

Muscle ischio-caverneux.	Ischio-sous-pénien.
bulbo-caverneux.	Bulbo-urétral.
transverse du périnée. . .	Ischio-périnéal.

B. Chez la femme.

Muscle ischio-caverneux.	Ischio-sous-clitorien.
constricteur du vagin. . .	Périnéo-clitorien.

§ VI. Muscles de l'Abdomen.

1° *Région abdominale.*

Muscle grand oblique.	Costo-abdominal.
petit oblique.	Ilio-abdominal.
transverse.	Lombo-abdominal.
droit.	Sterno-pubien.
pyramidal.	Pubio-sous-ombilical.

2° *Région lombaire.*

Muscle carré lombaire.	Ilio-costal.

MUSCLES DES MEMBRES.

§ Ier. Muscles des Membres thoraciques.

A. *Muscles de l'Épaule.*

1° *Région scapulaire supérieure.*

Muscle sus-épineux.	Petit sus-scapulo-trochitérien.
sous-épineux.	Grand sus-scapulo-trochitérien.
petit rond.	Plus petit sus-scapulo-trochitérien.
grand rond.	Scapulo-huméral.

2° *Région scapulaire antérieure.*

Muscle sous-scapulaire.	Sous-scapulo-trochinien.

3° *Région scapulaire externe.*

Muscle deltoïde.	Sous-acromio-huméral.

B. *Muscles du Bras.*

1° *Région brachiale antérieure.*

Muscle coraco-brachial.	Coraco-huméral.
biceps-brachial.	Scapulo-radial.
brachial antérieur.	Huméro-cubital.

2° *Région brachiale postérieure.*

Muscle triceps-brachial.	Scapulo-huméro-olécranien.

C. *Muscles de l'Avant-Bras.*

1° *Région anti-brachiale antérieure et superficielle.*

Muscle grand pronateur.	Épitrochlo-radial.
grand palmaire.	Épitrochlo-métacarpien.
petit palmaire.	Épitrochlo-palmaire.
cubital antérieur.	Cubito-carpien.
fléchisseur superficiel des doigts.	Épitrochlo-phalanginien commun.

2° *Région anti-brachiale antérieure et profonde.*

Muscle fléchisseur profond des doigts.	Cubito-phalangettien commun.
grand fléchisseur du pouce.	Radio-phalangettien du pouce.
carré pronateur.	Cubito-radial.

3° *Région anti-brachiale postérieure et superficielle.*

Muscle extenseur commun des doigts.	Épicondylo-sus-phalangettien commun.
extenseur du petit doigt. . .	Épicondylo-sus-phalangettien du petit doigt.
cubital postérieur.	Cubito-sus-métacarpien.
anconé.	Épicondylo-cubital.

4° *Région anti-brachiale postérieure et profonde.*

Muscle grand adducteur	du pouce	Cubito-sus-métacarpien du pouce.
petit extenseur	du pouce	Cubito-sus-phalangien du pouce.
grand extenseur	du pouce	Cubito-sus-phalangettien du pouce.
extenseur propre de l'indicateur.		Cubito-sus-phalangettien de l'index.

5° *Région radiale.*

Muscle grand supinateur. . . .	Huméro-sus-radial.
petit supinateur.	Épicondylo-radial.
premier radial.	Huméro-sus-métacarpien.
second radial.	Épicondylo-sus-métacarpien.

D. *Muscles de la Main.*

1° *Région palmaire externe.*

Muscle petit abducteur	du pouce.	Carpo-sus-phalangien du pouce.
opposant. . . .	du pouce.	Carpo-métacarpien du pouce.
petit fléchisseur	du pouce.	Carpo-phalangien du pouce.
adducteur. . .	du pouce.	Métacarpo-phalangien du pouce.

2° *Région palmaire interne.*

Muscle palmaire cutané.		*Id.*
adducteur. . .	du petit doigt.	Carpo-phalangien du petit doigt.
petit fléchisseur.	du petit doigt.	*Id.*
opposant. . . .	du petit doigt.	Carpo-métacarpien du petit doigt.

3° *Région palmaire moyenne.*

Muscles lombricaux.	Palmi-phalangiens.
inter-osseux.	Métacarpo-phalangiens latéraux palmaires et sus-palmaires.

§ II. Muscles des Membres inférieurs (abdominaux).

A. *Muscles de la Hanche et de la Cuisse.*

1° *Région fessière.*

Muscle grand fessier.	Sacro-fémoral.
moyen fessier.	Grand ilio-trochantérien.
petit fessier.	Petit ilio-trochantérien.

2° *Région iliaque.*

Muscle iliaque.	Iliaco-trochantinien.

3° *Région pelvi-trochantérienne.*

Muscle pyramidal.	Sacro-trochantérien.
obturateur interne.	Sous-pubio-trochantérien interne.
externe.	Sous-pubio-trochantérien externe.
jumeau supérieur. . . . } inférieur. . . . }	Ischio-trochantérien.
carré crural.	Ischio-sous-trochantérien.

4° *Région crurale antérieure.*

Muscle couturier.	Ilio-prétibial.
crural antérieur.	Ilio-rotulien.
triceps crural.	Trifémoro-rotulien.

5° *Région crurale postérieure.*

Muscle demi-tendineux.	Ischio-prétibial.
demi-membraneux. . . .	Ischio-popliti-tibial.
biceps crural.	Ischio-fémoro-péronier.

6° *Région crurale interne.*

Muscle pectiné.	Sus-pubio-fémoral.
droit interne.	Sous-pubio-prétibial.
grand. . . . } adducteur	Pubio-fémoral.
petit. . . . . } de	Ischio-fémoral.
moyen. . . . } la cuisse.	Sous-pubio fémoral.

7° *Région crurale externe.*

Muscle tenseur de l'aponévrose crurale.	Ilio-aponévrosi-fémoral.

B. *Muscles de la Jambe.*

1° *Région jambière antérieure.*

Muscle jambier antérieur.	Tibio-sus-tarsien.
extenseur du gros orteil. . .	Péronéo-sus-phalangettien du gros doigt.
extens. commun des orteils.	Péronéo-sus-phalangettien commun.
péronier antérieur.	Petit péronéo-sus-métatarsien.

2° *Région jambière postérieure et superficielle.*

Muscle triceps de la jambe. . . .	Bifémoro-calcanien.
plantaire grêle.	Petit fémoro-calcanien.
poplité.	Fémoro-popliti-tibial.

3° *Région jambière postérieure et profonde.*

Muscle grand fléchisseur des orteils.	Tibio phalangettien commun.
jambier postérieur.	Tibio-sous-tarsien.
grand fléchisseur du gros orteil.	Péronéo-sous-phalangettien du premier orteil.

4° *Région péronière.*

Muscle long péronier latéral. . . .	Péronéo-sous-tarsien.
court péronier latéral. . .	Grand péronéo-sous-métatarsien.

C. *Muscles du Pied.*

1° *Région dorsale du pied.*

Muscle pédieux.	Calcanéo-sus-phalangettien commun.

2° *Région plantaire moyenne.*	
Muscle petit fléchisseur des orteils.	Calcanéo-sous-phalanginien commun.
accessoire du grand fléchisseur.	Portion du tibio-phalangettien commun.
lombricaux.	Planti-sous-phalangiens.
3° *Région plantaire interne.*	
Muscle adducteur du gros orteil. . .	Calcanéo-sous-phalangien du gros orteil.
petit fléchisseur du gros orteil.	Tarso-sous-phalangien du gros orteil.
abducteur oblique du gros orteil.	Métatarso-sous-phalangien du gros orteil.
abducteur transverse du gros orteil.	Métatarso-sous-phalangien transversal du gros orteil.
4° *Région plantaire externe.*	
Muscle abducteur du petit orteil. .	Calcanéo-sous-phalangien du petit orteil.
court fléchisseur du petit orteil.	Tarso-sous-phalangien du petit orteil.
5° *Région inter-osseuse.*	
Muscles inter-osseux dorsaux et plantaires.	Métatarso-sous-phalangiens latéraux sus-plantaires et sous-plantaires.

Le nombre des muscles du corps humain varie dans chaque individu ; toutefois, à la différence près de 7 ou 8, on en peut faire l'énumération suivante :

A la tête, y compris les 8 petits m. de l'ouïe. . . .	62
Au cou.	62
Au tronc.	90
Aux membres supérieurs.	92
Aux membres inférieurs.	102
TOTAL.	408

Tous ces muscles, appartenant à la vie animale ou de relation, peuvent, comme les os, être classés en muscles *longs, larges, courts.* Chacune de ces espèces présente des muscles *simples* et des muscles *composés.* Les muscles simples ne formant qu'un seul corps, ont leurs fibres dans une même direction, comme le *couturier* ou *ilio-prétibial.* Les muscles composés peuvent avoir un seul *ventre* ou partie moyenne, et plusieurs tendons, comme le *fléchisseur des doigts ;* ou bien, plusieurs ventres et plusieurs tendons, comme le *biceps brachial,* dont l'extrémité supérieure (la *tête*) est divisée en deux portions.

Parmi les muscles composés se classent les muscles *rayonnés,* dont les fibres, partant d'un centre commun, sont disposées comme les rayons d'un cercle, tel est surtout le *diaphragme,* cloison mobile qui sépare la cavité pectorale de la cavité abdominale.

Enfin, on appelle *congénères* les différents muscles disposés de manière à concourir à la production d'un même mouvement, et, *antagoniste* d'un muscle, celui qui détermine un mouvement contraire.

Le système musculaire de la vie animale forme autour de la charpente osseuse deux couches assez distinctes : l'une superficielle; l'autre profonde. Leur reproduction constitue en peinture l'étude de l'*écorché.*

Les muscles sont exposés à plusieurs maladies, parmi lesquelles nous mentionnerons le *rhumatisme,* l'*hypertrophie,* l'*atrophie*, leur *transformation* en divers tissus, leur *rétraction,* enfin la *rupture,* lésion assez fréquente au tendon d'Achille, dont la saillie est spécialement étudiée par les peintres et les statuaires.

Il est bon de savoir qu'au moment de la rupture d'un tendon, le muscle auquel il correspond se contracte vainement : paralysé, en quelque sorte, par cette solution de continuité, il va demeurer soumis à l'empire des muscles antagonistes, à moins que, rapprochant les extrémités des fibres disjointes, un homme de l'art, immédiatement appelé, n'emploie les moyens convenables pour les maintenir en contact jusqu'à ce que le travail de la cicatrisation soit opéré. Ajoutons, que si la réunion des tendons nouvellement rompus est d'ordinaire chose facile, il n'en est pas de même quand l'accident est ancien, quand la cicatrisation a été abandonnée à elle-même et que le mouvement a été aboli. Le succès de l'opération est alors douteux, même entre les mains les plus habiles. (*Voir*, aux Fonctions de Relation, les *Considérations physiologiques et hygiéniques sur les mouvements.*)

4° Névrologie.

La branche de l'anatomie qui traite des nerfs a reçu le nom de *névrologie*.

Merveilleux intermédiaires entre l'âme et le corps, les nerfs sont des cordons mous, blancs, cylindriques, qu'on peut assimiler à des conducteurs électriques chargés de la transmission du sentiment et du mouvement.

L'ensemble de tous les nerfs constitue le *système nerveux*, lequel se distingue : 1° en *système cérébro-spinal*, comprenant l'encéphale avec ses 12 paires de nerfs, puis la moelle épinière avec les 30 paires qui sortent de ses côtés; 2° en *système ganglionnaire* ou nerf grand *sympathique*, formant une série de petits pelotons médullaires, de petits cerveaux, destinés à l'entretien de la vie végétative ou de nutrition sans être indépendant du système cérébro-spinal qui préside à la vie animale ou de relation avec ses 42 paires de nerfs, ses 84 cordons ramifiés à l'infini, pour se perdre dans nos organes.

1° *Système nerveux cérébro-spinal.*

On donne le nom d'*encéphale* à la partie du système nerveux contenue dans le crâne. L'encéphale comprend le *cerveau*, le *cervelet* et la *protubérance cérébrale* ou *mésocéphale;* le crâne, nous l'avons déjà vu, est la boîte osseuse, la coquille protectrice de ce frêle, mais admirable tissu.

Le *cerveau*, proprement dit[1], est la masse de substance nerveuse la plus considérable de l'encéphale, dont il constitue environ les neuf dixièmes. S'étendant du front aux fosses occipitales supérieures, cet organe, parfaitement symétrique, a la forme d'un ovoïde un peu comprimé sur les côtés et aplati en dessous; sa grosse extrémité est tournée en arrière.

La face supérieure du cerveau est convexe et présente une profonde scissure qui, le divisant dans toute sa hauteur en devant et en arrière, le partage en deux moitiés nommées *hémisphères cérébraux*. Ces hémisphères sont réunis à leur base par le *corps calleux*, large bande de substance médullaire, recouvrant les cavités appelées *ventricule moyen, ventricules latéraux*, et où Lapeyronie s'imagina de placer le siége de l'âme : on remarque surtout à la face supérieure du cerveau un grand nombre d'éminences

[1] On désigne vulgairement le cerveau, le cervelet et la protubérance annulaire par l'expression collective de *cervelle*.

flexueuses, arrondies, ondulées, appelées *circonvolutions cérébrales,* et que séparent des sillons sinueux ou *anfractuosités.*

La face inférieure ou *base du cerveau* est plane, offrant à droite et à gauche trois saillies assez prononcées auxquelles on a donné le nom de *lobes :* les lobes *antérieurs* reposent sur les voûtes orbitaires ; les lobes *moyens*, sur les fosses moyennes de la base du crâne ; les lobes *postérieur*, sur un repli membraneux appelé *tente du cervelet.* Sur la ligne médiane de cette face, et d'avant en arrière, on remarque la *commissure des nerfs optiques*, le *tubercule cendré*, la *glande* ou plutôt le *corps pituitaire*, logée dans la selle turcique de l'os sphénoïde ; les *tubercules mamillaires*, enfin, la *protubérance cérébrale.*

L'intérieur du cerveau offre à étudier un assez grand nombre de parties, entre autres : les *corps cannelés* ou *striés*, les *couches des nerfs optiques*, les *tubercules quadrijumeaux*, dont la physiologie expérimentale cherche encore à préciser les usages. Le tissu du cerveau est composé de deux substances pulpeuses : l'une, *blanche*, appelée *médullaire* ou *fibreuse*, qui en occupe le centre ; l'autre, *grise*, dite *corticale* ou *globuleuse*, située plus spécialement à l'extérieur. D'après les travaux les plus récents, cette substance grise semble être l'élément générateur de l'action nerveuse, tandis que la substance blanche serait simplement conductrice de ladite action.

Trois membranes, appelées *méninges*, entourent cet organe délicat : la *dure-mère*, l'*arachnoïde* et la *pie-mère.* La plus extérieure des trois, la *dure-mère*, dont la nature est fibreuse et très-résistante, tapisse la cavité du crâne, puis se prolonge dans le canal vertébral, sous la forme d'un tuyau cylindrique qui renferme la moelle épinière. — L'*arachnoïde,* sorte de toile d'araignée, appartenant à la classe des membranes séreuses, revêt seulement la surface de l'encéphale, fournissant aux vaisseaux ainsi qu'aux nerfs du crâne et du canal vertébral une enveloppe qui les accompagne et se réfléchit sur eux, de manière qu'aucun d'eux n'est contenu dans la cavité qu'elle forme et que remplit seule une vapeur séreuse. L'*arachnoïdite,* inflammation aiguë de cette membrane, se confond souvent avec celle du cerveau, sous le nom de *phrénésie.* — La *pie-mère,* membrane cellulo-vasculaire, ne se borne pas à couvrir immédiatement la surface cérébrale, elle pénètre jusque dans les ventricules, adhérant à la substance nerveuse par des vaisseaux infiniment petits. Le repli qu'elle forme, en pénétrant dans le ventricule moyen, renferme la glande *pinéale,* petit corps de substance grise en forme de pomme de *pin,* jadis regardée par Descartes comme la source des *esprits vitaux* et de leur direction.

D'après les expériences des physiologistes contemporains, les lobes cérébraux semblent être le siége exclusif, la condition organique des phénomènes intellectuels et affectifs, ainsi que de la volition. On voit en effet leur arrêt de développement ou leur mauvaise conformation entraîner presque toujours l'idiotie. L'action du cerveau dans la production du sentiment et du mouvement est croisée, c'est-à-dire que, par suite de l'entre-croisement des fibres sensitives et motrices que lui envoie la moelle épinière, chacun de ses hémisphères reçoit les impressions du côté opposé et y détermine les mouvements volontaires. C'est par la même raison que la paralysie du bras droit, survenue à la suite d'une attaque d'apoplexie, indique que l'hémorragie cérébrale a eu lieu dans l'hémisphère gauche.

Du cervelet. — Sous ce nom, qui signifie *petit cerveau*, on comprend la partie de l'encéphale logée dans les fosses occipitales inférieures. Le cervelet ne pèse guère que la huitième partie du cerveau, au-dessous et en arrière duquel il est situé, et dont il est séparé par le repli membraneux nommé *tente*.

Sa face supérieure est convexe. Sur sa partie antérieure et moyenne, elle présente une saillie allongée (*processus vermiformis superior*) formée par l'entre-croisement de soixante à soixante-cinq lames de substance grise dont sont composés les deux hémisphères de l'organe.

Sa face inférieure présente sur la ligne médiane un enfoncement qui loge en devant le commencement de la moelle vertébrale, et qui, en arrière, est partagé par une éminence assez volumineuse (*processus vermiformis inferior*).

La circonférence du cervelet se trouve interrompue en arrière par une dépression qui correspond à sa *faux*, et, en avant, par une autre dépression plus considérable, qui embrasse une partie de la protubérance cérébrale et le commencement de la moelle.

Dans son intérieur, on remarque une cavité nommée *ventricule du cervelet* ou *quatrième ventricule*, communiquant avec le ventricule moyen par un conduit dit *aqueduc de Sylvius*. Le centre de chacun des hémisphères cérébelleux communique avec la protubérance cérébrale au moyen des prolongements postérieurs de cette dernière partie de l'encéphale. Aussi, quand on coupe le cervelet dans le sens vertical, les deux substances qui le composent représentent-elles les branches d'un arbre dépouillé de ses feuilles, qu'on a décoré du nom d'*arbre de vie*.

Le cervelet a été considéré par Willis comme le siége de la sensibilité; par Gall, comme l'excitateur des actes de la génération; par M. Magendie, comme le principe moteur portant les membres inférieurs en avant; par M. Flourens, comme le régulateur des mouvements volontaires. L'anatomie pathologique ne démontre guère que l'action croisée du cervelet sur la sensibilité et la motilité; quant à son ablation chez les animaux, elle ne détruit pas les fonctions sensoriales; mais elle fait agiter les membres sans ordre, sans but, et pour l'ordinaire elle fait aller à reculons.

Protubérance cérébrale. — Partie la moins volumineuse et la moins élevée de l'encéphale, la protubérance cérébrale est située entre le cerveau et le cervelet, ce qui l'a fait aussi appeler le *mésocéphale*. Elle forme le lien de communication entre ces deux organes et la moelle épinière, au moyen de prolongements antérieurs (*pédoncules du cerveau*) et de prolongements postérieurs (*pédoncules du cervelet*). On la désigne parfois sous le nom de *protubérance annulaire*, parce qu'elle embrasse les pédoncules comme un anneau, et de *pont de Varole*, parce que l'anatomiste Varoli l'a comparée à un pont sous lequel viendraient se réunir quatre bras de rivière.

Par ses fibres transversales et longitudinales, la protubérance annulaire est un organe conducteur du mouvement et de la sensibilité. Son action croisée est manifeste, du moins quant au mouvement.

— Malgré la boîte osseuse qui le protége de toutes parts, l'encéphale peut être le siége de plusieurs lésions provenant de causes externes : *commotion, contusion, compression, plaies* diverses avec ou sans présence de corps étrangers. Quant à ses maladies internes, on les distribue en deux classes : la première, sous la dénomination de *névroses*, comprend les lésions indépendantes de toute altération appréciable : *hystérie, épilepsie, catalepsie, hypochondrie, aliénation mentale*, etc.; la seconde comprend les états anormaux qui coïncident avec une modification ou avec une lésion organique apparente, par exemple : le *coup de sang* ou congestion sanguine survenue rapidement, l'*apoplexie séreuse*, l'*apoplexie sanguine* (*hémorragie cérébrale interstitielle*), puis les diverses *phlegmasies* ou *inflammations* avec leurs tristes suites, *épanchement séreux* ou *purulent*, *ramollissement, tumeurs fibreuses* ou *cancéreuses*, etc.

L'inflammation de l'encéphale, ou *encéphalite*, et celle de ses membranes, ou *méningite*, étaient naguère désignées sous le nom de *fièvre cérébrale*, affection très-fréquente chez les enfants.

On entend par *acéphales* les fœtus qui naissent privés d'une portion plus ou moins considérable de la tête.

De la moelle épinière ou vertébrale. — On désigne

ainsi un gros cordon nerveux qui fait suite à la protubérance cérébrale, et descend dans le canal vertébral ou rachidien jusqu'au niveau de la deuxième vertèbre lombaire. Arrivée à cet endroit, la moelle se termine en formant deux renflements, dont l'un est supérieur ; de l'inférieur part le faisceau des nerfs lombaires et sacrés auquel on a donné le nom de *queue de cheval*. L'extrémité supérieure de la moelle épinière, s'étendant depuis la protubérance cérébrale jusqu'au trou de l'os occipital, est appelée *moelle allongée*, *bulbe rachidien*, et se trouve renfermée dans le crâne. Elle offre quatre éminences : deux en dedans (les *éminences pyramidales*), deux en dehors (les *éminences olivaires*). A leur partie supérieure, les éminences pyramidales entremêlent leurs fibres nerveuses, disposition anatomique qui rend compte des paralysies croisées que l'on observe dans certaines affections cérébrales.

Sans doute les anciens observateurs n'avaient pas méconnu l'importance du rôle de la moelle allongée; mais il était réservé à M. Flourens d'y circonscrire le *nœud vital*, d'y préciser le petit centre grisâtre, gros comme une tête d'épingle, qui tient sous sa dépendance le fonctionnement de tout l'appareil de l'innervation, et, par suite, l'existence de l'individu.

En avant comme en arrière, la moelle épinière se trouve creusée d'un sillon qui la partage dans toute sa longueur en deux parties égales, une droite, une gauche. Chacune d'elles pouvant se subdiviser en trois cordons, l'on a un total de six rubans médullaires : deux antérieurs, deux postérieurs et deux latéraux.

De chaque côté de la moelle partent deux longues rangées de racines de nerfs, placées l'une derrière, l'autre devant, à la même hauteur. De ces racines, l'antérieure est uniquement formée de fibres destinées au mouvement, tandis que les fibres de la racine postérieure sont réservées au sentiment. A peine dégagées de la moelle, ces racines convergent les unes vers les autres et s'associent par couple pour former les nerfs mixtes, c'est-à-dire concourant au sentiment et au mouvement : ce sont les *trente pairs de nerfs* dits *rachidiens ou spinaux*.

Si l'on coupe la moelle en travers, on distingue que ses deux moitiés se tiennent par une sorte de trait d'union appelé *commissure grise centrale*, parce que la substance en est moins blanche que le reste. D'après les communications récentes de M. Schiff, anatomiste distingué de Francfort, cette substance grise, insensible par elle-même, peut pourtant servir à transmettre une impression apportée par les cordons postérieurs, en sorte que, outre les fibres *motrices* et *sensitives* des physiologistes, il y aurait dans la moelle une troisième espèce de fibre, simple conductrice du sentiment.

Quoi qu'il en soit, le rôle important de la moelle épinière se révèle d'abord par la manière providentielle dont elle se trouve protégée par son étui osseux et flexible, puis par les désordres physiologiques qui suivent ses moindres lésions.

— L'inflammation de la moelle épinière a reçu le nom de *myélite*. Dans cette grave affection, la *paralysie de la sensibilité* dans les membres dénote l'altération des cordons postérieurs ; la *paralysie du mou-*

vement indique l'altération des cordons antérieurs; la double *paralysie du sentiment et de la motilité* accuse la lésion de la moelle vertébrale dans toute son épaisseur.

Nerfs formés par l'encéphale et son prolongement rachidien. — Ces nerfs sont au nombre de quarante-deux paires. Les douze premières, nées du cerveau, de la protubérance cérébrale et de l'origine de la moelle allongée, sortent par les trous de la base du crâne, ce qui leur a fait donner le nom de *nerfs crâniens*. Les trente autres paires sont appelées *nerfs vertébraux*, parce que, nées sur les côtés de la moelle, elles sortent par les trous de la colonne vertébrale et du sacrum.

Voici l'énumération de ces deux espèces de nerfs, messagers fidèles, appartenant tous au système cérébro-spinal : ils constituent en quelque sorte quatre-vingt-quatre lignes électriques, conductrices instantanées de nos sensations et des ordres de l'âme :

1° *Nerf olfactif*, autrement dit, nerf de la première paire (*nerf ethmoïdal*, de Chaussier). Ses rameaux *internes, externes* et *moyens* se distribuent dans la membrane pituitaire.

2° *Nerf optique*, ou de la deuxième paire (*nerf oculaire*, Chauss.). Il se termine dans le globe de l'œil.

3° *Nerf moteur oculaire commun*, ou de la troisième paire (*nerf oculo-musculaire commun*, Chauss.). Il se distribue à la paupière supérieure, au ganglion ophthalmique et à plusieurs muscles de l'œil.

4° Le *nerf pathétique*, ou de la quatrième paire (*nerf oculo-musculaire interne*, Chauss.), anime le muscle grand oblique de l'œil dans les sentiments tendres.

5° *Nerfs trijumeaux*, ou de la cinquième paire (*nerf trifacial*, Chauss.). Ses trois branches se rendent à l'orbite, à la mâchoire supérieure et à la mâchoire inférieure.

6° Le *nerf moteur oculaire externe*, ou de la sixième paire (*oculo-musculaire externe*, Chauss.), se rend au muscle droit externe de l'œil.

7° Le *nerf facial*, portion dure de la septième paire, se distribue à l'oreille, à la tempe, aux mâchoires, et à toute la superficie de la face.

8° Le *nerf auditif* (*labyrinthique*, Chauss.), portion molle de la septième paire, se distribue au vestibule, aux canaux demi-circulaires et au limaçon.

9° *Nerf glosso-pharyngien* (*pharyngo-glossien*, Chauss.). Portion de la huitième paire, ce nerf se rend à la base de la langue et au pharynx.

10° *Nerf vague* ou *moyen sympathique* (*nerf pneumo-gastrique*, Chauss.). Cette portion molle de la huitième paire se distribue au cou, dans la poitrine et dans l'abdomen, mettant ainsi la vie de relation en rapport avec la vie organique.

11° Le *nerf hypoglosse*, ou de la neuvième paire (*nerf hypoglossien*, Chauss.), se rend aux muscles de la langue.

12° *Nerf spinal* (*nerf trachélo-dorsal*, Chauss.). Rameau accessoire du pneumo-gastrique, avec lequel il s'anastomose, il se rend au cou et dans le muscle trapèze.

13° Le *nerf sous-occipital* se distribue aux muscles du cou.

14° Les sept *nerfs cervicaux,* dont les trois premiers forment le *plexus cervical,* et dont les quatre derniers forment le *plexus brachial* avec la branche antérieure du premier nerf dorsal.

Du plexus brachial partent les branches qui se rendent au milieu de la poitrine, du dos, de l'épaule, du bras, de l'avant-bras et de la main. C'est à la compression prolongée du nerf *cubital* qu'est dû l'engourdissement momentané qu'on éprouve jusqu'aux extrémités des derniers doigts, quand on s'est trop longtemps appuyé sur le coude.

15° Les douze *nerfs dorsaux.* On les distingue par leur ordre de naissance, en comptant de haut en bas.

16° Les cinq *nerfs lombaires* forment le *plexus lombo-abdominal.*

17° Les *nerfs sacrés,* au nombre de 5 ou 6, et dont les quatre premiers forment par leur réunion le *plexus sciatique* et, par lui, les nerfs *hémorrhoïdaux, utérins, vaginaux,* le *nerf fessier inférieur,* le *nerf honteux;* — le *nerf sciatique,* divisé en *nerf poplité externe,* ramifié aux téguments et aux muscles du côté externe de la jambe, au dos du pied et à la face dorsale des orteils; puis en nerf *poplité interne,* distribué à la face dorsale des deux derniers orteils, aux muscles du pied et à la face plantaire de tous les orteils.

C'est à l'aide de ces 84 cordons nerveux que nous percevons les objets extérieurs; ce sont eux qui président à nos mouvements volontaires, envoyant leur fine extrémité dans les organes des sens, dans les muscles, dans l'intérieur de nos viscères, à la peau surtout où ils s'épanouissent ; tandis que leur tronc, leur grosse extrémité est attachée à la pulpe qui compose la substance du cerveau et de la moelle épinière. Quant aux mouvements involontaires qui font palpiter le cœur, circuler le sang, digérer les aliments, sécréter les diverses humeurs, il paraîtrait qu'ils sont plus spécialement sous l'empire du nerf grand sympathique, dont il nous reste à parler.

2° *Du nerf grand sympathique*, ou plutôt *du Système nerveux ganglionnaire.*

Le nom de *nerf grand sympathique* pourrait faire croire qu'il s'agit ici d'un seul cordon nerveux, ce qui serait fort loin de la vérité. L'objet actuel de notre attention est en effet un vaste lacis, formé de milliers de nerfs et de cordons nerveux, qui arrivent à la fois dans nos tissus et les pénètrent presque de tous côtés, ce qui souvent rend infructueuses les expériences qu'on veut faire sur lui.

Arbre nerveux communiquant avec celui que forme le système cérébro-spinal, le *système nerveux ganglionnaire* est constitué par une série de petits pelotons médullaires ou ganglions, que l'on a assimilés à autant de petits cerveaux : ce sont au reste les aboutissants et les points de départ de chaque nerf concourant à la vie végétative. Ces gros ganglions [1], au nombre de 56, se trouvent disposés symétriquement et par paires dans les parties profondes, savoir : 2 paires à la tête, 3 au cou, 13 à la

[1] Remak a découvert de très-petits ganglions situés sur le trajet des nerfs ganglionnaires : ce sont autant de nouveaux foyers propres à activer la vie organique.

poitrine, 1 paire à l'abdomen (les deux ganglions semi-lunaires donnant naissance au *plexus solaire*), 5 paires à la région lombaire, et 3 ou 4 à la région sacrée, dont se forme le *plexus hypogastrique*.

Petits centres de l'action nerveuse et liens sympathiques de nos organes, les ganglions communiquent entre eux par les filets qu'ils s'envoient réciproquement; et, avec le système encéphalique, par les filets qu'ils en reçoivent : ce qui ne saurait permettre de regarder leurs fonctions comme entièrement indépendantes de celles du cerveau.

Dans l'état actuel de la science, on peut, je crois, réduire aux propositions suivantes ce que l'on a entrevu sur ces deux systèmes si admirablement liés pour concourir avec l'âme à l'unité de la vie :

1° L'appareil médullaire des végétaux constitue un système nerveux suffisant pour ces êtres infiniment peu sensibles et nourris sur place.

2° Les nerfs des végétaux appartiennent tous au système nerveux ganglionnaire, agent spécial des fonctions nutritives ou assimilatrices. L'*œil* de la pomme de terre, les nodosités du sureau ne sont autre chose que des ganglions, organes de la vie végétative.

3° Dans l'échelle zoologique, le système ganglionnaire apparaît avant le système cérébro-spinal auquel il survit; puis il perd de son importance à mesure que cet agent des fonctions de relation se développe davantage.

4° Chez l'homme, dont l'encéphale arrive à un si beau développement, tout semble organisé pour parfaire cette vie intellectuelle qui place les animaux au-dessus des plantes, et élève les animaux au-dessus les uns des autres, à mesure que s'étend le cercle de leurs relations avec le monde extérieur.

5° Impossible de préciser les limites d'action de chacun de nos deux arbres nerveux : ils s'enlacent et se confondent dans une merveilleuse et féconde solidarité.

6° Toutefois, les anastomoses, qui établissent entre eux de si nombreux rapports, ne les rendent pas par trop dépendants l'un de l'autre : ainsi, tandis que le système cérébro-spinal se repose pendant le sommeil, le système ganglionnaire continue d'agir, et acquiert même alors une grande prépondérance; puis, quand la vie semble avoir complétement abandonné le premier, le second peut manifester son influence pendant un temps plus ou moins long.

7° Il semble encore que le grand sympathique préside seul au développement de l'inflammation et de la fièvre : dans ces deux phénomènes, la présence de la douleur annoncerait uniquement que le système nerveux encéphalique participe à l'état morbide; et l'absence de la douleur, qu'il y reste étranger. Ajoutons que, pour n'être pas apte à transmettre la sensation de la douleur, le système ganglionnaire n'en souffre pas moins à sa manière.

8° Généralement plus exercés chez l'homme que chez la femme, les nerfs encéphaliques auraient plus de rapport avec l'intelligence; les nerfs ganglionnaires, avec le sentiment. Aussi, ces derniers sont-ils très-prononcés chez la femme, gracieuse et impressionnable sensitive, organisée pour la souffrance, comme l'homme l'est pour le travail.

9° Le développement harmonique de nos deux systèmes nerveux peut seul contribuer à former l'homme complet, c'est-à-dire l'être humain, homme par la tête, femme par le cœur.

10° Du reste, pas une partie de notre corps qui ne soit plus ou moins sensible et ne remue, parce qu'il n'en est pas qui ne reçoive son filet nerveux de l'un de ces deux arbres, dont les rameaux se flétrissent, deviennent inertes dès qu'ils sont séparés de la branche ou du ganglion qui leur a donné naissance. On pourrait donc considérer le corps humain comme un appareil électrique, au service d'une intelligence qui *sent*, qui *comprend* et qui *veut*.

On a d'abord placé la source de la vie dans le sang, puis dans le système nerveux, comme si le sang pouvait circuler quand il est privé de l'influx nerveux, et comme si le système nerveux ne puisait pas son activité dans la chaleur du sang revivifié par la respiration. Au lieu de concentrer la puissance vitale dans le *cœur*, dans le *cerveau*, voire dans l'*estomac*, regardons-la plutôt comme diffuse dans tous les points de l'économie. Cette opinion, bien plus rationnelle, n'ôte rien à la puissance d'action exercée par ces trois vice-rois, sous l'empire de l'âme, leur invisible souveraine.

Harmonies nerveuses ou *sympathies*. Terminons ce qui a rapport au système nerveux par quelques exemples de cette communauté de souffrance, de cet accord d'affection et d'action que l'on désigne sous le nom de *sympathies*. Une partie est malade ou simplement stimulée, et voici qu'une autre partie, même fort distante, devient douloureuse ou agit sous cette influence, sans aucune altération appréciable, mais par une secrète correspondance dont les nerfs sont les émissaires. Ainsi, l'inflammation du foie fait éprouver de la douleur vers l'épaule droite ; le tiraillement de la luette amène le vomissement ; l'irritation des reins détermine les contractions de la vessie ; le chatouillement des flancs ou de la plante des pieds fait contracter spasmodiquement la glotte et excite le rire ; certains bruits aigus produisent le grincement des dents, comme les sons monotones, le sommeil ; l'inflammation de la membrane pituitaire ou simplement le chatouillement des narines suffit pour que le diaphragme entre en convulsion et produise l'éternument ; enfin, l'irritation d'un œil fait pleurer l'autre. Tels sont les principaux phénomènes sympathiques observés journellement, mais dont les anastomoses, pas plus que l'entrecroisement des nerfs, ne sauraient donner une explication complétement satisfaisante. Que serait-ce si l'on s'avisait de vouloir expliquer l'union sympathique de l'âme et du corps[1] ?

— Les nombreuses maladies du système nerveux ont reçu le nom générique de *névroses ;* on réserve celui de *névralgie* à une vive douleur, exacerbante ou intermittente, qui suit le trajet d'une branche nerveuse et s'étend à ses ramifications : telle est la *névralgie faciale* ou *tic douloureux*.

[1] Au point de vue anatomique, les sympathies peuvent être classées : en *cérébrales*, — *ganglionnaires*, — *cérébro-ganglionnaires* et *ganglio-cérébrales*, en raison du rôle exclusif ou du rôle partagé qu'y jouent successivement chacun de nos deux systèmes nerveux. Du reste, c'est surtout dans l'homme malade que se décèle l'harmonie sublime qui enchaîne tous les organes, puis le corps et l'âme dans une mutuelle solidarité.

Le docteur Brachet désigne par *névropathie* une modification de l'éréthisme par faiblesse : dans cette névrose du système cérébral, il y a, selon lui, énervation, mobilité et susceptibilité bien plus qu'irritation. Quant à l'inflammation proprement dite des nerfs, laquelle est assez rare, on la distingue par le terme de *névrite*. Les trois quarts des névroses, parmi lesquelles on a classé l'aliénation mentale, reconnaissent pour cause soit de vives émotions, soit une passion plus ou moins invétérée ; comment les guérir si l'âme ne rentre dans le calme ?

D'après le recensement de 1851, on compte en France 44,970 aliénés.

5° Angéiologie.

Cette partie de l'anatomie traite des *vaisseaux* du corps humain. Elle comprend l'étude des *artères* (artériologie), celle des *veines* (phlébologie), et celle des *vaisseaux lymphatiques* (angéiohydrologie).

Les *artères*, vaisseaux cylindriques, élastiques, mais peu extensibles, ont pour fonction de porter dans toutes les parties du corps le sang chassé du cœur. Les artères sont entourées d'un plexus abondant formé par les nerfs ganglionnaires. (*Voir*, ci-après, la description de l'appareil circulatoire.)

Les *veines*, au contraire, vaisseaux très-extensibles, sont destinées à ramener au cœur le sang que les artères ont distribué aux parties les plus éloignées. Elles reçoivent à peine quelques filets nerveux.

L'arbre artériel et l'arbre veineux communiquent

ensemble, s'abouchant par leurs radicules les plus ténues.

Les *vaisseaux lymphatiques* sont de petits canaux, à peine visibles, qui naissent à la surface comme dans l'épaisseur de nos organes par des milliers de radicules; ils ont pour usage de pomper les liquides blancs ou incolores et de les verser dans le torrent circulatoire.

Le système lymphatique forme deux plans de vaisseaux, l'un superficiel, l'autre profond, qui, après s'être entre-croisés, anastomosés, confondus et séparés une infinité de fois, finissent par se réunir en quelques troncs qui viennent se décharger dans les veines sous-clavière et jugulaire interne.

Comme les vaisseaux sanguins, les vaisseaux lymphatiques sont des organes de circulation, mais ils sont avant tout organes d'absorption.

A l'angéiologie ou description des vaisseaux, se rattache nécessairement le *cœur*, organe central de la circulation. Ce muscle vigoureux nous représentera deux machines hydrauliques adossées l'une à l'autre, recevant à la fois sans confusion deux sortes de sang; puis, par des contractions simultanées, envoyant le sang noir se revivifier dans les poumons, tandis que le sang vermeil est lancé dans le système artériel pour distribuer à tous les organes les matériaux de leurs sécrétions et de leur nourriture.

6° Adénologie.

L'*adénologie* comprend l'étude des *glandes*. (On

trouvera la description de chacune d'elles aux divers appareils anatomiques.)

Depuis Chaussier, on a réservé le nom de *glandes* à des organes mollasses, grenus, lobuleux, composés de vaisseaux, de nerfs et d'un tissu particulier dont on ignore la nature intime.

Ces organes ont pour usage d'extraire du sang les molécules nécessaires à la formation de fluides nouveaux, et à porter ces fluides au dehors, au moyen d'un ou de plusieurs canaux excréteurs.

On ne compte que huit espèces de glandes proprement dites, c'est-à-dire d'*organes parenchymateux pourvus d'un canal excréteur,* ce sont :

1° Les *glandes lacrymales,* pour la sécrétion des larmes;

2° Les *testicules,* pour le fluide spermatique ;

3° Les *ovaires,* pour les ovules ;

4° Les *glandes mammaires,* pour le lait ;

5° Les *glandes salivaires,* pour la salive buccale ;

6° Le *pancréas,* pour le fluide pancréatique ou salive stomacale ;

7° Les *reins,* pour l'urine ;

8° Le *foie*, qui se trouve aussi nécessairement placé parmi les viscères, et dont l'usage est de sécréter la bile.

7° Splanchnologie.

La *splanchnologie* est la partie de l'anatomie qui traite des *viscères*. On comprend sous ce dernier nom les divers organes plus ou moins compliqués qui se trouvent renfermés dans les trois grandes cavités splanchniques (le crâne, la poitrine, l'abdomen), et qui concourent essentiellement à l'entretien de la vie.

Viscères contenus dans le crâne : le *cerveau*, le *cervelet*, la *protubérance cérébrale*. (*Voir*, ci-dessus, à la *Névrologie*.)

Viscères contenus dans la poitrine : les *poumons*, organes de la respiration ; le *cœur*, moteur central de la circulation du sang, décrits ci-après, dans la première partie de cet ouvrage.

Viscères contenus dans la cavité abdominale : l'*estomac*, communiquant supérieurement avec la langue, le pharynx et l'œsophage par le cardia ; l'*intestin grêle*, comprenant le *duodénum*, le *jéjunum*, l'*iléon* ; le *gros intestin*, composé du *colon*, du *cæcum* et du *rectum* ; le *foie* avec sa *vésicule biliaire* ; le *pancréas* ; la *rate* ; une partie des organes génito-urinaires, les *reins*, la *vessie*, etc. (*Voir* l'*Appareil anatomique de la digestion*.)

8° Dermologie.

La *dermologie*, dernière branche de l'anatomie, traite de la structure de la *peau*, sur laquelle nous nous étendrons plus loin, en considérant cette enveloppe du corps comme organe d'absorption, de sécrétion et de tact.

Quant aux *cheveux*, aux autres *poils* et aux *ongles*, ce ne sont que des prolongements d'une substance cornée sécrétée par la peau. Ces organes de protection paraissent entièrement dépourvus de vaisseaux et de nerfs, en conséquence, privés de sensibilité.

Toutefois, doués d'une *vie végétative* très-énergique, ils peuvent croître longtemps encore après l'extinction de la *vie animale*.

Résumé des notions précédentes sur l'Anatomie.

En résumé : 256 *os* constituant une admirable charpente dont la légèreté et la grâce ne nuisent en rien à la solidité ;

Près de 800 *ligaments* (787) occupés à maintenir chacune des pièces osseuses à sa place respective ;

408 *muscles*, cordages irritables concourant avec docilité aux mouvements généraux et partiels du corps ;

Outre les 56 *ganglions du grand sympathique*, lien commun de tous nos organes internes, 12 *paires de nerfs*, nés de l'encéphale, puis 30, de la moelle épinière, venant former 84 conducteurs électriques, ramifiés à l'infini pour transmettre à l'âme les besoins du corps, et aux muscles les ordres de l'âme ;

Trois grands ordres de *vaisseaux* (*artères, veines, vaisseaux lymphatiques*), charriant, les uns les matériaux propres à l'entretien de la vie, les autres éliminant de l'organisme les fluides inutiles ou nuisibles ;

Une série de *viscères* dont trois principaux (le *cerveau*, le *cœur*, l'*estomac*) veillant, comme autant de vice-rois, au gouvernement intérieur et extérieur de notre individu ;

18 *glandes* sans cesse occupées soit à extraire du sang les matériaux propres à la formation de

fluides nouveaux, soit à porter au dehors ces fluides à l'aide d'un ou de plusieurs canaux excréteurs;

Enfin, la *peau*, tissu dense, élastique, éminemment sensible, tout à la fois sorte de réseau nerveux et de crible vasculaire, enveloppant d'abord les organes externes, puis se continuant plus colorée et amincie pour tapisser ceux de l'intérieur; tel est le riche inventaire des pièces anatomiques qui, par leur structure, leur disposition et leurs usages, contribuent à faire du corps de l'homme l'ouvrage, sans contredit, le plus merveilleux de toute la création[1].

Remarquons ici avec saint Augustin que, « dans l'harmonieuse beauté de toutes ses parties, le corps est beaucoup plus beau que chacune de ses parties dont la beauté particulière concourt à la beauté de l'ensemble. »

Pour comble de munificence, le Créateur a voulu que l'invisible souveraine du corps présentât un reflet de la Trinité divine, de l'Unité trinaire, et il s'est complu à donner à l'âme la *sensibilité*, l'*intelligence* et la *liberté*, c'est-à-dire un *cœur* pour aimer, un *esprit* pour comprendre, une *volonté libre* pour agir. Ces trois personnes, en quelque sorte, dans notre unité psychologique n'expliquent-elles pas suffisamment ce passage de la Bible : *Faisons l'homme à notre image, à l'image de Dieu ?*

[1] *Voir*, à la fin du volume, note A, l'admirable description du corps humain, due au pinceau de Delille.

DE LA PHYSIOLOGIE [1].

La physiologie est l'étude des lois de la vie dans l'état de santé. Elle est appelée physiologie *végétale*, *humaine* ou *comparée*, selon qu'elle s'occupe des phénomènes vitaux qui se passent dans les plantes, chez l'homme ou chez les animaux comparés au roi de la création.

Savante dissection, l'anatomie fait connaître le corps humain à l'*état passif* dans lequel le réduit la mort, c'est-à-dire l'absence de l'âme son immortelle compagne; la physiologie observe les diverses parties du corps pendant qu'elles sont en *activité*, afin d'expliquer le rôle que joue chacune d'elles sous l'influence du principe immatériel qui nous anime.

La série des *phénomènes* ou *actes merveilleux* par lesquels la vie de l'homme se manifeste, sont le résultat de l'action combinée de l'âme et de certaines parties du corps : ces parties ont reçu le nom d'*organes*, parce qu'on peut les regarder comme autant d'*instruments* (*organa*). Ainsi, dans notre organisme, le corps est l'instrument de l'âme, comme l'âme est l'instrument de Dieu.

Plusieurs organes concourent-ils à produire un phénomène, cette réunion d'instruments reçoit le nom d'*appareil*; et l'on appelle *fonction* (du latin *fungi*, *s'acquitter*) l'acte laborieux, le devoir que

[1] Ce nom, dont la signification est beaucoup trop vague, dérive du grec φυσις, nature, et de λογος, traité; sans la tyrannie de l'usage, on l'aurait probablement remplacé par celui de *biologie* (traité de la vie).

chaque organe, que chaque appareil est chargé d'accomplir.

Afin de mettre plus d'ordre et de clarté dans l'histoire des fonctions dont l'ensemble constitue la *vie*, les physiologistes contemporains ont groupé en trois classes les divers actes de l'organisme qui tendent à un même but. Ainsi, sous le titre de FONCTIONS DE NUTRITION se trouvent réunis tous les actes qui servent à alimenter le corps : *digestion*, *absorption*, *respiration*, *circulation*, *nutrition*, *sécrétions*.

Sous le nom de FONCTIONS DE RELATION sont compris les actes nombreux qui nous mettent en rapport avec tous les êtres de la nature : les *sensations*, les *fonctions intellectuelles*, la *locomotion*, la *voix* et la *parole*, le *repos*, le *sommeil*, le *somnambulisme*, enfin le *magnétisme animal*.

Les FONCTIONS DE GÉNÉRATION, embrassent tout ce qui se rattache à la propagation ainsi qu'à l'amélioration physique et morale de l'espèce.

Des constitutions, improprement dites *tempéraments*[1]. Toutes les parties du corps, toutes les fonctions de l'économie, sont dans une dépendance ré-

[1] Nous l'avons dit ailleurs : c'est à tort que l'on continue d'employer le mot *tempérament* pour désigner la constitution d'un individu. En effet, quand on parle d'un tempérament sanguin ou nerveux, on veut désigner la prédominance du système sanguin ou du système nerveux sur les autres systèmes; mais, dès qu'il y a prédominance, il n'y a plus *tempérament*, expression qui, à la lettre, signifie modération, mélange en équilibre, comme le mot *intempérance* désigne un excès quelconque, il vaut donc mieux se servir du mot *constitution*, ainsi qu'on le fait depuis plusieurs années. Quant à la force de la constitution ou mieux encore de la *complexion*, elle ne consiste ni dans la supériorité de la taille, ni dans l'énergie des contractions musculaires, ni dans la belle proportion des formes; mais dans l'harmonie persévérante de toutes les fonctions, dans l'aptitude à braver longtemps les causes physiques et morales qui tendent à la destruction de l'organisme.

ciproque, se balancent ; et la santé n'est autre chose que le résultat de l'équilibre qui s'établit entre elles. Cet équilibre, toutefois, n'est jamais tellement parfait qu'on ne puisse observer dans chaque individu la prédominance de quelque appareil organique. De cette prédominance, quand elle coïncide à peu près avec l'état de santé, résulte ce qu'on appelait autrefois le *tempérament* et que nous préférons nommer la *constitution*.

Les anciens, qui admettaient *quatre éléments*, *quatre âges*, *quatre humeurs*, avaient cru pouvoir admettre aussi quatre tempéraments : le *flegmatique* ou *pituiteux*, le *sanguin*, le *bilieux* et le *mélancolique* ou *atrabilaire*. Aujourd'hui, on ne croit plus, et avec raison, devoir limiter le nombre des tempéraments ; et l'on reconnaît que la prédominance des principaux appareils organiques caractérise seule les innombrables constitutions.

On admet donc la constitution où prédomine l'appareil digestif et particulièrement du foie (tempérament *bilieux* des anciens) ; la constitution où prédominent les appareils de la circulation et de la respiration (tempérament *sanguin*) ; celle où prédomine le système nerveux (tempérament *nerveux*) ; celle où prédomine l'appareil de la locomotion (tempérament *musculaire* ou *athlétique*) ; celle où prédomine l'appareil de la génération ; la constitution atonique, avec prédominance du tissu cellulaire et prépondérance des liquides blancs sur le sang (tempérament *pituiteux* des anciens, *lymphatique* des modernes ; enfin, les constitutions *mixtes*, les plus communes de toutes et dont le nombre est illimité ;

elles étaient connues naguère sous les noms de tempéraments sanguin-bilieux, bilieux-nerveux, etc.

Les constitutions étant des prédominances organiques, sont déjà une prédisposition à des maladies en quelque sorte déterminées, maladies que nous sommes consciencieusement obligés de prévenir par tous les moyens permis. Une autre vérité dont la connaissance n'est pas moins importante, c'est que, en vertu de la solidarité de l'âme et du corps, notre caractère se trouve, jusqu'à un certain point, placé sous la dépendance de notre constitution, de même qu'il est influencé d'une manière plus ou moins fâcheuse par la maladie[1] : d'où découle la nécessité d'un régime hygiénique sagement approprié à notre constitution, afin de nous rendre plus forts et contre les maladies qui nous menacent, et contre les passions qui nous assiégent.

DE L'HYGIÈNE.

Dans ses intéressantes leçons, Hallé définissait l'hygiène : « cette branche de la médecine qui a pour objet la conservation de la santé[2]. » Selon ce praticien moraliste, l'hygiène a pour objet de déterminer la manière dont l'homme doit user de toutes les

[1] *Voir*, à la fin de ce volume, note B, le *Tableau des harmonies providentielles de l'âme et du corps.*

[2] Quelques auteurs préfèrent la définition suivante : « L'hygiène est la science qui a pour objet de diriger sagement tous nos organes dans l'exercice de leurs fonctions. »

choses qui lui sont nécessaires; comment il peut modifier ou détruire les influences pernicieuses de certains agents à l'action desquels il ne saurait se soustraire; quelle direction il doit donner à ses facultés intellectuelles, afin de prévenir les maladies, tout en améliorant sa constitution et ses mœurs.

Le *sujet de l'hygiène* est l'homme sain, considéré individuellement ou réuni en société : d'où la distinction de l'*hygiène* en *privée* et en *publique*.

La *matière de l'hygiène* comprend les six choses faussement appelées par les anciens *non naturelles*, et que Hallé rapportait aux six classes suivantes :

1° Les choses qui environnent le corps de l'homme ou *circumfusa*, telles que l'air atmosphérique, les vents, la lumière, l'électricité, les saisons, les climats, les lieux et les eaux ;

2° Celles qui sont appliquées à son extérieur, *applicata* : vêtements, lits, bains, lotions, frictions, onctions, soins de propreté ;

3° Celles qui sont portées dans son intérieur par les voies alimentaires, *ingesta* : les aliments plus ou moins solides, les boissons et les condiments ;

4° Celles que les excrétions portent au dehors, *excreta*: la transpiration pulmonaire et cutanée, les larmes, les déjections alvines, l'urine, les menstrues, les lochies, le flux hémorroïdal, le saignement de nez, les plaies et les exutoires déjà anciens dont le corps a contracté l'habitude ;

5° Les actions volontaires des muscles et autres organes, *gesta*, comprenant les mouvements généraux et partiels du corps, puis la veille, le repos et le sommeil ;

6° Enfin, les perceptions et les fonctions dépendant de la vie animale, *percepta,* exercice des facultés intellectuelles, embrassant les sensations, les sentiments et les passions.

Les *règles de l'hygiène publique* sont relatives aux climats, aux lieux, aux habitations communes, au genre de vie, aux coutumes, aux lois, aux mœurs; leur but est la conservation de l'homme considéré collectivement ou dans ses rapports sociaux.

Les *règles de l'hygiène privée* déterminent le régime le plus convenable à chaque individu.

Les préceptes généraux du régime consistent dans la mesure que l'on doit mettre en usant des matières hygiéniques, dans la manière dont on doit en user, puis dans l'ordre et la durée de leur usage. On conçoit les nombreuses modifications qu'apporteront l'âge, le sexe, la constitution, le caractère, la profession, la position sociale, les habitudes et diverses circonstances de la vie, quand il s'agira de déterminer le régime particulier qui convient le mieux à un individu.

—A présent que nous avons énuméré les rouages de la machine humaine, leurs différents emplois sous la présidence de l'âme, enfin, les moyens physiques et moraux les plus propres à améliorer l'existence et à en prolonger la durée, nous pouvons commencer simultanément l'étude anatomique, physiologique et hygiénique des trois grandes fonctions dont le concours constitue le merveilleux spectacle de la vie.

PREMIÈRE PARTIE.

DES FONCTIONS NUTRITIVES.

Les *fonctions nutritives,* ainsi nommées parce que leur concours est indispensable pour l'acte important de la *nutrition*, s'exercent à l'aide d'un très-grand nombre d'organes, qui diffèrent de forme, de volume, de structure, et dont les principaux se trouvent providentiellement protégés par la profondeur de leur situation.

Les changements continuels que le corps éprouve depuis sa formation jusqu'au moment où la vie s'éteint en lui, il les doit aux fonctions nutritives, qui coopèrent à l'accroissement et à l'entretien de l'organisme, par l'élaboration assimilatrice de matériaux extérieurs, puis par l'élimination d'éléments intérieurs inutiles ou nuisibles.

S'exerçant donc au moyen du jeu harmonique de divers appareils, les fonctions nutritives comprennent : 1° la *digestion*, 2° l'*absorption*, 3° la *respiration,* 4° la *circulation,* 5° les *sécrétions,* 6° enfin, la *nutrition* proprement dite, laquelle renouvelle sans cesse nos organes à l'aide des ses deux mouvements opposés d'*assimilation* et de *désassimilation*[1].

Fidèle à notre plan, nous allons étudier successivement chacune de ces fonctions collaboratrices, en commençant par l'exposition succincte des organes à l'état de repos; nous les observerons ensuite pendant leur exercice; puis, nous indiquerons les conditions les plus propres à favoriser leur jeu, et, par suite, à entretenir l'équilibre physiologique qui constitue la santé.

[1] « On ne saurait trop se souvenir, dit M. Jules Béclard, que les phénomènes de la vie, liés entre eux par des rapports nécessaires, ne peuvent être groupés et classés en fonctions distinctes que d'une manière approximative. S'il est nécessaire, pour pénétrer le mécanisme compliqué de l'organisation, de rassembler sous un certain nombre de chapitres les nombreux phénomènes qu'elle présente à l'observation, il ne l'est pas moins d'étudier dans leur ensemble et dans leurs rapports réciproques tous ces actes, qui ne sont isolés que dans des livres. La physiologie de nos jours est bien pénétrée de l'importance de ces rapports, et c'est un de ses mérites. » (*Traité élémentaire de Physiologie humaine, comprenant les principales notions de la Physiologie comparée,* 1 vol. in-8° de près de 1000 pages, 1855.)

CHAPITRE PREMIER.

DE LA DIGESTION.

On entend par *digestion* cette fonction préliminaire qui fait subir aux aliments introduits dans la cavité digestive une élaboration telle, que leurs parties nutritives se convertissent en *chyle*, suc réparateur destiné à la plus étonnante métamorphose.

§ I. Anatomie de la fonction.

Appareil digestif.

Les organes ou instruments de la digestion sont fort nombreux; ils se présentent à la face, dans la poitrine et dans le ventre, sous la forme d'un canal continu, renflé ou rétréci en plusieurs points, et entouré de parties accessoires de structure différente.

Chez le lion, type des *carnassiers*, le tube digestif est seulement trois fois aussi long que le corps; tandis que chez le bélier, type des *herbivores*, sa longueur atteint vingt-huit fois celle de ce ruminant à quadruple estomac [1]; chez l'homme, qui est *omni-*

[1] C'est chez les *ruminants* que le système gastrique est le plus compliqué : il se compose de quatre poches ou estomacs partiels : la *panse*, le *bonnet*, le *feuillet*, la *caillette*.

vore, elle a environ sept fois celle de l'individu. Nous comprendrons bientôt l'utilité d'une aussi grande étendue.

Bouche. — La bouche, cavité ovalaire comprise entre les deux mâchoires, est circonscrite sur les côtés par les joues; en devant, par les lèvres; en arrière, par le voile du palais et le pharynx; en haut, par la voûte palatine; en bas, par la langue. L'ouverture *antérieure* ou *faciale* de cette cavité est formée par les deux lèvres; on la désigne vulgairement sous le nom de *bouche*. L'ouverture *postérieure* ou *pharyngienne*, appelée encore *isthme du gosier*, se trouve bornée en bas, par la base de la langue; en haut, par la luette et le voile du palais; latéralement, par les piliers de ce voile et les deux glandes amygdales. Les parois de la bouche et les organes qu'elle renferme sont tapissés par une membrane muqueuse qui leur est commune.

La bouche n'est pas seulement l'entrée de l'admirable fabrique du chyle : outre les ustensiles propres à préparer le bol alimentaire, elle contient l'appareil délicat du goût; puis elle sert à la respiration ainsi qu'à l'articulation des sons, qui constitue la parole. Après les yeux, c'est sans contredit l'organe qui fournit les signes les plus caractéristiques de notre individualité morale et intellectuelle.

Lèvres. — Les lèvres, distinguées en *supérieure* et en *inférieure*, nous présentent deux espèces de cloisons charnues et vermeilles, dessinant le contour de la bouche. Elles sont réunies par deux angles aigus, nommés *commissures*; la peau les recouvre en dehors, puis se continue vers leur bord libre avec la muqueuse buccale qui les tapisse en dedans. Dix-neuf muscles, parsemés de nerfs ainsi que de vaisseaux sanguins et lymphatiques, entrent dans l'organisation des lèvres, auxquelles ils donnent autant de mobilité que d'expression. Ce sont, en effet, les muscles labiaux qui, en se contractant, concourent à l'expulsion du bol alimentaire; ils agissent aussi dans l'expression du rire, du dédain, etc.

Dents, productions osseuses, différant des os par leur position à l'extérieur, leurs connexions, leurs formes, leur structure, leur développement et leurs usages. Le *corps*, ou *couronne* de la dent, est la partie libre recouverte par l'*émail,* sorte de trempe providentielle constituée par une substance blanche, inaltérable au contact de l'air, et qui ne se prolonge pas au delà du *collet,* rétrécissement séparant la couronne de la *racine*.

Implantées par leurs racines dans les *alvéoles* des os maxillaires, et maintenues par le tissu dense des gencives, elles forment deux lignes paraboliques désignées sous le nom d'*arcades dentaires*.

Chez l'adulte, les dents sont d'ordinaire au nombre de 32, 16 à chaque mâchoire, savoir : 4 *incisives* en avant, 2 *canines* ou *laniaires* sur les côtés, 10 *molaires* en arrière, dont 4 *petites* ayant chacune deux racines, et 6 *grosses* qui en ont trois.

La *première dentition* donne naissance à 20 dents qui sortent, pour l'ordinaire, aux époques suivantes, en commençant par la mâchoire inférieure :

Les incisives moyennes, de 5 mois à 1 an;
Les incisives latérales, de 8 mois à 18;

Les premières molaires, de 1 an à 2 ans;
Les canines, de 2 à 3 ans;
Les secondes molaires, de 3 à 4 ans.

Ces vingt dents, vulgairement appelées *dents de lait,* ne sont que *provisoires;* elles tombent pour faire place à 32 dents *permanentes.*

Imbues du préjugé que les deux canines de la mâchoire supérieure poussent leurs racines *jusque dans l'œil,* les nourrices ne manquent pas de les désigner sous le nom de dents *œillères.*

Ainsi que nous venons de le dire, les dents ne commencent guère leur évolution que de 5 mois à 1 an; il est très-rare qu'aucune d'elles ait percé la gencive au moment de la naissance.

Vingt dents permanentes, ou de *seconde dentition,* viennent remplacer les premières; puis, à leur suite, il s'en développe 3 autres de chaque côté, 12 pour les deux mâchoires, ce qui complète le nombre de 32.

Les dents permanentes sortent le plus fréquemment :

Les incisives moyennes, de 6 à 9 ans;
Les incisives latérales, de 8 à 9 ans;
La première petite molaire, de 10 à 11 ans;
Les canines, de 10 à 12 ans;
La seconde petite molaire, de 11 à 12 ans;
La première grosse molaire, sort de 6 à 7 ans;
La deuxième, de 11 à 14 ans;
La troisième et dernière, de 20 à 36 ans.

On appelle vulgairement *dent de sagesse* la dernière venue des grosses molaires, parce qu'elle ne sort que très-tard ; chez une malade de l'hôpital de Cochin, elle s'est avisée de ne poindre qu'à 102 ans.

Exposées à mainte cause de destruction, les dents s'usent, se carient, s'ébranlent, et finissent par sortir de leurs alvéoles, quand ce n'est pas le fer du dentiste qui les en arrache avec douleur.

Nous indiquerons bientôt les précautions à prendre pour conserver le plus longtemps possible d'aussi précieux instruments.

Glandes salivaires. — Ces glandes, organes sécréteurs de la salive, sont au nombre de six : trois de chaque côté, savoir : les deux *sublinguales*, recouvertes par la face inférieure de la langue ; les deux *sous-maxillaires*, situées derrière et au-dessous des angles de la mâchoire inférieure ; les deux *parotides*, que l'on trouve au-devant et au-dessous de chaque oreille, derrière les branches de l'os maxillaire inférieur. Le canal excréteur de chaque sous-maxillaire, appelé *canal de Warton*, s'ouvre sur le côté du frein de la langue, avec plusieurs petits conduits qu'il a reçus de la sublinguale ; les orifices des canaux parotidiens, ou *conduits de Sténon*, se trouvent à la face interne des joues, vis-à-vis les troisièmes dents molaires d'en haut. Il est à remarquer que ces glandes portent directement la salive dans la bouche, sans la verser dans aucun réservoir intermédiaire.

Langue. — La langue, organe principal du goût et de la parole, concourt aussi à la succion, à la mastication, à la déglutition, enfin à l'expuition. C'est un corps charnu, symétrique, composé de huit muscles, dont les fibres, entre-croisées d'une manière inextricable, lui permettent d'exécuter tous les mouvements et de prendre les formes les plus diverses.

Placée dans la concavité de la courbure du bord dentaire inférieur, la langue se continue par sa *base,* ou son extrémité hyoïdienne, avec l'épiglotte et le voile du palais. Sa *pointe,* ou son extrémité dentaire, est arrondie et libre. Sa face inférieure est retenue par le *frein* ou *filet.* Sa *face supérieure* ou *dos* est libre, plate et divisée par un sillon médian, à l'extrémité postérieure duquel apparaît le *trou borgne,* rendez-vous des papilles placées dans le voisinage. Ces papilles dégustatrices, variables par leur nombre et leur forme, sont de petites éminences mamelonnées, formées par les derniers épanouissements des vaisseaux et des nerfs dont est pourvu l'organe.

Palais. — On désigne par ce mot, ou par *voûte palatine,* la paroi supérieure de la cavité buccale. Ce joli cintre, formé par les deux os sus-maxillaires et les deux palatins, est revêtu d'une membrane muqueuse fort épaisse. En devant et sur les côtés, le palais se trouve borné par l'arcade dentaire supérieure, et en arrière par le *voile,* expansion musculo-membraneuse, séparant la bouche du pharynx, et dont le bord inférieur donne naissance au prolongement charnu appelé *luette.* Le voile du palais se termine à droite et à gauche par deux *piliers,* dans l'intervalle desquels on aperçoit les groupes de follicules muqueux, de la grosseur d'une amande, connus sous le nom de *tonsiles* ou *amygdales.* C'est à tort qu'on voudrait leur conserver celui de *glandes,* puisqu'elles manquent d'un canal excréteur chargé seul de verser le liquide albumineux contenu dans leurs cellules. Des muscles spéciaux sont disposés pour relever, tendre transversalement, ou abaisser le voile du palais, suivant la nécessité.

Pharynx ou *arrière-bouche*. — C'est une sorte de canal musculo-membraneux, situé au-devant de la colonne vertébrale, entre la base du crâne et l'œsophage. La destination du pharynx étant de donner passage à l'air pendant la respiration, et aux aliments lors de la déglutition, il communique avec la bouche par le *détroit* ou *isthme du gosier;* avec les fosses nasales, par leurs orifices postérieurs; avec le conduit aérien, par l'ouverture supérieure du larynx; avec l'œsophage, par son extrémité supérieure; et avec l'oreille, par la *trompe d'Eustache* ou *conduit guttural du tympan*. La membrane muqueuse qui revêt les six muscles du pharynx se continue avec celle des organes que nous venons d'énumérer.

Œsophage ou *porte-manger*. — Faisant immédiatement suite au pharynx, l'œsophage se présente sous la forme d'un conduit musculo-membraneux, long et étroit, qui descend dans la poitrine, couché sur la colonne vertébrale; il traverse le diaphragme, en passant entre les deux piliers de ce muscle; puis, va s'aboucher avec l'estomac par l'ouverture supérieure de ce viscère, ou *cardia*.

Abdomen, ventre ou *bas-ventre*, vaste cavité, ayant la forme d'un ovale, dont la grosse extrémité répond à la poitrine ou thorax, tandis que la petite se continue avec le bassin. L'abdomen est borné supérieurement, par le diaphragme; inférieurement, par le bassin; en arrière, par les vertèbres lombaires; sur les côtés et en devant, par plusieurs plans de muscles. Pour assigner d'une manière précise la situation et les rapports respectifs des organes contenus dans cette cavité, la plus grande des trois cavités splanchniques [1], les anatomistes l'ont partagée en trois régions principales, subdivisées chacune en trois autres : une moyenne et deux latérales. 1° La *région épigastrique* ou supérieure, qui s'étend depuis le cartilage xyphoïde, terminaison du sternum, jusqu'à trois travers de doigt au-dessus de l'ombilic ; 2° la *région ombilicale,* qui commence où finit la précédente, et se termine à trois travers de doigt au-dessous de l'ombilic; 3° la *région hypogastrique,* ou inférieure, comprenant le reste du bas-ventre. Le milieu de la première région prend le nom d'*épigastre* ou *creux de l'estomac;* et les deux côtés celui d'*hypochondres.* La partie moyenne de la deuxième région s'appelle *ombilic;* les deux régions latérales, *côtés, flancs,* et, plus en arrière, *lombes;* enfin, le milieu de la troisième a reçu le nom d'*hypogastre,* et ses deux côtés, celui de *régions iliaques.*

Les latins ont désigné le ventre par la dénomination d'*abdomen,* soit parce qu'il dérobe à la vue les principaux viscères, soit parce que cette partie du corps est habituellement cachée, soit parce qu'elle leur cachait le présage (*abdebat omen*) que les devins allaient chercher dans les entrailles des victimes.

Estomac. — Organe important de la digestion, l'estomac forme un réservoir musculo-membraneux, une sorte de cornue vivante, chargée de fluidifier, de

[1] Les trois cavités splanchniques, comme leur nom l'indique, renfermant les viscères, sont : la *cavité crânienne* ou le *crâne,* la *cavité thoracique* ou la *poitrine,* la *cavité abdominale* ou *abdomen.*

convertir en *chyme* les aliments avant de les transmettre aux intestins.

Ce viscère, appelé aussi *ventricule*, est situé obliquement au-dessous du muscle diaphragme; il occupe l'épigastre et une portion de l'hypochondre gauche. Sa *grosse tubérosité*, tournée de ce côté et en haut, est voisine de la rate; sa *petite tubérosité*, dirigée à droite et en bas, se trouve recouverte par le foie. Le bord gauche de l'estomac est convexe; on le nomme *grande courbure ;* il sert d'attache au grand épiploon. Le bord droit est concave, c'est la *petite courbure*, à laquelle tient le petit épiploon.

Le *cardia*, orifice supérieur ou œsophagien de l'estomac, est situé à son extrémité gauche; l'orifice inférieur, ou *pylore*, est situé du côté droit. Pour fermer l'entrée du canal intestinal, ce *portier* est pourvu d'un bourrelet circulaire, aplati, fibro-muqueux, nommé *valvule pylorique :* il s'en sert pour produire l'occlusion du laboratoire, tant que dure la digestion.

L'intérieur de l'estomac est d'un blanc légèrement rosé et comme marbré; il offre des rides nombreuses et il est continuellement enduit d'une viscosité plus ou moins épaisse, formée par la membrane muqueuse qui le tapisse.

Intestins.—Continuation de la cavité digestive, les intestins s'étendent du pylore à l'anus. On les distingue en *intestin grêle* et en *gros intestin*. Le premier comprend le *duodénum*, le *jéjunum* et l'*iléon ;* le second, le *colon*, le *cœcum* et le *rectum*.

Les parois des intestins, ainsi que celles de l'estomac, sont formées de trois membranes : l'externe, ou *tunique séreuse,* provient du *péritoine,* espèce de sac sans ouverture, lequel, après avoir tapissé la cavité abdominale et recouvert la plupart des organes qui y sont renfermés, forme de nombreux replis, tels que le *mésentère,* les *mésocolons,* le *grand* et le *petit épiploon.* La deuxième membrane, ou *tunique musculaire,* est composée de plans de fibres distinctes, à directions longitudinale, circulaire ou oblique. La troisième, interne ou *muqueuse,* laisse voir, surtout dans l'intestin grêle, des replis plus ou moins saillants, désignés sous le nom de *valvules conniventes,* comme s'il y avait connivence entre elles pour retarder le cours du chyme, en même temps qu'elles augmentent la surface absorbante et exhalante.

Duodénum. — Le premier des intestins grêles est ainsi appelé parce que son parcours est à peu près de *douze* travers de doigt. Placé sur la colonne vertébrale, derrière le mésocolon transverse, le duodénum, ou *second ventricule,* présente trois courbures, depuis l'estomac, auquel il fait suite, jusqu'au jéjunum, avec lequel il se continue. Sa face antérieure seulement est recouverte par le péritoine, qui le retient dans une position fixe. Intérieurement, au point de réunion de la deuxième et de la troisième courbure, on trouve un petit tubercule, au sommet duquel apparaissent les orifices isolés ou réunis du *canal cholédoque* et du *canal pancréatique.*

Le *jéjunum* et l'*iléon* se rencontrent dans presque toute la région de l'abdomen ; ils y forment une courbure générale, dont la concavité, située en arrière, est adhérente au mésentère, et dont la convexité, tournée en avant, reste libre et flottante. Le tiers de l'intestin grêle est appelé *jéjunum* parce qu'on le trouve presque toujours vide à jeun ; les deux tiers inférieurs ont reçu le nom d'*iléon*, du verbe grec ειλειν, *entortiller*, à cause de leurs nombreux détours ou *circonvolutions*.

Cœcum. — Le cœcum, première portion du gros intestin, tire son nom du latin *cæcus, aveugle*, parce qu'il se prolonge inférieurement par un cul-de-sac. Gros, court, remarquablement bossué à l'extérieur, le cœcum fait suite à l'iléon, et s'abouche avec le colon ascendant, sans qu'on puisse lui assigner une ligne précise de démarcation. Bien qu'il ait à peine quatre travers de doigt de longueur, il remplit presque toute la fosse iliaque droite. Son ouverture *iléo-cœcale* est garnie d'un repli muqueux (*valvule de Bauhin*) destiné à s'opposer au retour des matières dans l'intestin grêle. En bas, au fond de l'espèce de cul-de-sac déjà mentionné, on trouve une ouverture qui conduit dans un très-petit canal traversant l'*appendice vermiforme* ou *cœcal*, prolongement flexueux ayant la grosseur et la forme d'un tuyau de plume d'oie, et dont jusqu'à présent on ignore l'usage.

Colon. — Le colon, ainsi nommé de κωλυω, *j'arrête*, parce que les excréments s'arrêtent longtemps dans ses replis profonds, constitue cette partie du gros intestin qui s'étend depuis la fin du cœcum jusqu'au rectum. Gros, bossué, d'une longueur d'environ sept pieds, il dessine un grand arc autour des circonvolutions de l'intestin grêle. Commençant dans la région lombaire droite, il se porte en haut et en arrière (*colon ascendant*), se dirige ensuite d'un hypochondre à l'autre en ligne presque droite (*colon transverse, arc du colon*), puis, il descend dans la région lombaire gauche (*colon descendant*) pour se terminer au rectum, vers l'articulation sacro-iliaque, en y formant une double courbure en forme d'*S*.

Rectum. — Troisième portion du gros intestin, le rectum occupe la partie postérieure du bassin, et y termine les voies digestives. Il fait suite à l'*S* iliaque du colon, et s'étend depuis le côté gauche de l'articulation sacro-lombaire, jusqu'au sommet de l'os coccyx, où il s'ouvre extérieurement par l'anus. Le rectum reçoit les matières fécales, qui s'y accumulent comme dans un réservoir avant d'en être expulsées par l'acte de la défécation. A sa partie inférieure, il est circonscrit par trois muscles dont les noms indiquent suffisamment les usages : les sphincters et le releveur de l'anus : les premiers, annulaires, le second, membraneux. Les nombreux vaisseaux qui se distribuent à cet intestin, siége des hémorrhoïdes, ont été appelés vaisseaux *hémorrhoïdaux*.

Foie. —Le foie, la plus volumineuse des glandes, est un organe impair, non symétrique, très-pesant, d'une texture granuleuse, d'un rouge brunâtre, occupant tout l'hypochondre droit et une partie de l'épigastre. Son bord supérieur, qui est épais et arrondi, adhère au diaphragme; l'inférieur, mince et tranchant, est contigu à l'estomac, au colon transverse, au rein droit. Par sa face antérieure, le foie donne attache à un repli péritonéal, en forme de faux, nommé son *ligament suspenseur*. Sa face inférieure, concave, présente trois sillons : l'un, *horizontal*, pour la veine ombilicale et le canal veineux chez le fœtus; l'autre, *transversal,* pour le sinus de la veine porte; le troisième pour la veine cave inférieure.

La masse parenchymateuse de ce viscère se partage en trois lobes : le *grand lobe,* situé à droite; le *moyen,* à gauche; le *petit* ou *lobe de Spigel, éminence porte postérieure,* placé inférieurement.

La *vésicule du fiel* ou *vésicule biliaire* est annexée à la face inférieure du grand lobe, du lobe droit. Formant un réservoir membraneux, piriforme, elle reçoit par reflux la bile sécrétée par le foie, dont le canal excréteur ou *hépatique* s'unit au *canal cystique* pour former le canal *cholédoque,* lequel va se verser dans le duodénum.

Les travaux de MM. Claude Bernard et Blondlot tendent à diminuer de beaucoup l'importance de la sécrétion biliaire.

Pancréas. — Cette glande, dont la structure a beaucoup d'analogie avec les glandes salivaires, est couchée transversalement sur la colonne vertébrale, derrière l'estomac, au niveau de la douzième vertèbre dorsale. Elle offre un parenchyme granuleux, d'un blanc grisâtre, d'où naît, par une infinité de radicules, son canal excréteur ou *pancréatique,* lequel va s'ouvrir dans le duodénum, tout près de l'orifice du canal cholédoque ou conducteur de la bile.

Du suc pancréatique et de la bile. — D'après les expériences les plus récentes, le suc formé par le pancréas est un fluide alcalin analogue à la salive, transformant l'amidon en sucre ou glycose absorbable, et spécialement chargé d'opérer la division des corps gras neutres, c'est-à-dire de les émulsionner de manière qu'ils puissent être absorbés par les vaisseaux chylifères. Quant à la *bile,* véritable savon alcalin ou dissolution de chlorate de soude, elle diffère des sucs gastrique et pancréatique par l'absence d'un ferment particulier. Bien que la bile n'agisse pas sur les aliments albuminoïdes gras, sucrés, féculents, elle ne doit pas être regardée comme une humeur simplement *excrémentitielle.* Ce qui prouverait sa nécessité pour la digestion, c'est que le fluide pancréatique, qui, isolément, est sans action sur les substances albuminoïdes, en acquiert une grande par son mélange avec elle.

Rate. — La rate, qu'on a l'habitude de décrire après le foie, est un organe parenchymateux, profondément caché dans l'hypochondre gauche, au-dessous du diaphragme, où le fixent des replis du péritoine et des vaisseaux. Sa texture est mollasse, spongieuse, très-vasculaire, d'un rouge violet tirant plus ou moins sur le noir. On suppose généralement que ce viscère n'est pas étranger à la sécrétion de la bile, et qu'il sert de réservoir au sang veineux, toutes les fois que ce liquide est refoulé à l'intérieur, comme pendant une course prolongée et pendant le frisson des fièvres intermittentes. D'après le travail de M. Bourgery sur l'anatomie microscopique de la rate, elle aurait pour usage de concourir à perfectionner l'hématose ou confection du sang, en fixant dans ce liquide un principe excitateur des centres nerveux.

§ II. Physiologie de la digestion.

Les opérations distinctes qui ont lieu sur divers points du canal alimentaire ont fait diviser l'histoire de la digestion en : 1° *préhension des aliments*, 2° *mastication*, 3° *insalivation*, 4° *déglutition*, 5° *chymification* ou travail de l'estomac, 6° *chylification* ou travail des intestins, 7° absorption du chyle, 8° *défécation* ou expulsion des résidus nommés *matières fécales* ou *stercorales*.

Tâchons de jeter quelque clarté sur ces huit scènes de l'acte digestif.

Préhension des aliments. — C'est tout simplement l'action de porter à la bouche les substances alimentaires à l'aide des deux merveilleuses *fourchettes* appelées *mains*. On sait comment Diogène crut devoir les convertir en une tasse naturelle, pour se désaltérer de la manière la moins luxueuse.

Mastication. — Après une rapide appréciation de la vue et de l'odorat, les aliments sont donc introduits par le toucher dans la cavité buccale, où un quatrième sens, le goût, ne tarde pas à confirmer ou à réformer le jugement des trois autres. A peine admis dans la bouche, qui s'était ouverte pour les recevoir, les aliments sont portés par la langue sous les arcades dentaires. Là, pour opérer leur trituration, la mâchoire inférieure, mue verticalement et horizontalement par quatre paires de muscles, les presse contre la mâchoire supérieure, dont l'immobilité lui donne un excellent point d'appui. Pendant la mastication, l'os maxillaire inférieur nous offre l'exemple d'un levier coudé double du troisième genre ou *interpuissant* : la puissance représentée par les muscles temporaux, masséters et ptérygoïdiens internes, s'y rencontre en effet placée entre le point d'appui et la résistance.

Comment les substances solides ne perdraient-elles pas bientôt leur forme, quand elles se trouvent alternativement *coupées* par les dents incisives, *déchirées* par les laniaires, *broyées* par les petites et les grosses molaires, comme sur autant de meules revêtues d'émail ?

Insalivation. — Pendant que les lèvres, les joues et la langue s'occupent à retenir et à ramener vers les bords dentaires les aliments ainsi triturés, la salive, versée par six réservoirs glanduleux, le mucus suintant par des milliers d'orifices imperceptibles, l'air contenu dans la bouche, joints à la chaleur de cette cavité, concourent à les pénétrer et à les ramollir. Dès qu'ils ont été suffisamment pétris et humectés par la répétition de ces admirables mouvements d'ensemble, les joues se dépriment et les ramassent sur la langue, truelle agile, dont la pointe parcourt avec soin les moindres sinuosités de la bouche, pour saisir les parcelles éparses, et former ce qu'on appelle le *bol alimentaire*.

Déglutition. — L'action d'avaler, en apparence si simple, présente au physiologiste une série de difficultés vaincues avec l'art le plus merveilleux.

Rapprochée de la mâchoire supérieure par les muscles élevateurs, la mâchoire inférieure devient fixe, à son tour, pour prêter un point d'appui à d'autres muscles obligés de mouvoir la langue, le pharynx et le larynx, afin que la nourriture puisse parvenir de la bouche à l'estomac. La langue commence donc par redresser sa pointe qu'elle applique sur la voûte palatine, en même temps qu'elle se courbe transversalement pour former une gouttière longitudinale inclinée, dans laquelle glisse le bol alimentaire jusqu'à l'isthme du gosier qu'il doit franchir. En ce moment, le pharynx, s'élevant en même temps que le larynx, se porte à la rencontre des aliments et les reçoit; puis, se contractant de haut en bas et de la circonférence au centre, il les pousse dans l'œsophage. Parvenus dans ce canal, ils le parcourent en obéissant à la dilatation et au resserrement alternatifs de ses fibres; enfin, traversant l'ouverture cardiaque, ils arrivent dans l'estomac avec la portion d'air dont ils sont toujours accompagnés.

Avant d'aller plus loin, admirons un instant quelques-unes des précautions providentielles employées pendant la déglutition.

En franchissant l'isthme du gosier, le bol alimentaire pouvait exercer un frottement plus ou moins long et désagréable sur cette partie délicate : eh bien, les mucosités qui proviennent des amygdales et des cryptes de toutes les parties voisines seront sécrétées en abondance pour rendre ce passage plus facile et nullement douloureux. Les aliments auraient pu aussi rebrousser chemin par les ouvertures postérieures des fosses nasales : la position oblique que prend le voile du palais suffira pour s'opposer à ce retour. Enfin, la moindre portion de substance alimentaire introduite dans le tuyau aérien pouvant amener des accidents plus ou moins graves, la glotte se ferme, et l'épiglotte, petite soupape qui le recouvre, s'abaisse assez pour ne livrer passage qu'à l'air atmosphérique destiné aux poumons.

La déglutition ne s'opère pas aussi facilement quand il s'agit des liquides : l'extrême mobilité des molécules qui les composent exige plus de précision, partant, de plus grands efforts musculaires. C'est la raison pour laquelle, dans les angines inflammatoires, les malades avalent plus aisément les substances solides que les boissons. Dans les cas où la déglutition devient impossible, on a recours au procédé de Desault pour faire parvenir du bouillon dans l'estomac *par les narines,* avec une longue canule en gomme élastique.

Chymification ou *travail de l'estomac.* — En s'accumulant dans ce réservoir musculo-membraneux, les substances alimentaires écartent ses parois, et augmentent ainsi tous ses diamètres, ce qui détermine une pression réciproque plus considérable entre les viscères et les parois abdominales. La vacuité de l'estomac avait produit l'*appétit,* puis la *faim;* sa distension suffisante amène la *satiété;* sa distension excessive, le *dégoût*, le dégoût, malaise providentiel ordinairement placé à côté de l'excès pour nous préserver de notre intempérance.

Les physiologistes ont tour à tour cherché à expliquer la digestion stomacale, en l'attribuant à une *coction*, à une *fermentation*, à une *putréfaction*, à une *trituration,* à une *macération,* enfin à une *dissolution chimique des aliments par le suc gastrique,* fluide digestif par excellence. L'hypothèse la plus probable semble être celle qui, rejetant toute explication exclusive, s'empresse de reconnaître le rôle joué par chacune de ces diverses opérations. D'après les dernières recherches des physiologistes, notamment celles de Claude Bernard, il semble encore que chaque genre principal d'aliments doive subir une modification spéciale, non-seulement dans l'estomac, mais aussi dans les intestins, par la réaction de fluides différents appropriés à la nature de la substance alimentaire.

Le cardia et le pylore venant à se resserrer, les forces de la vie semblent se concentrer dans l'organe qui se livre à un mouvement tonique, vague, appelé *péristole,* par lequel il étreint la matière nutritive qu'il agite doucement. Alors, sous l'influence d'une circulation plus active, d'une chaleur plus forte, d'une sécrétion de suc gastrique plus abondante, commence à s'opérer l'important travail de la digestion stomacale, ordinairement accompagnée d'un léger frisson, avec diminution d'activité dans les sens et l'intelligence.

Ramollis par le concours de toutes ces causes, les aliments, déjà imprégnés d'air, s'animalisent et se convertissent, de la périphérie au centre, en une pulpe homogène, grisâtre, visqueuse et aigrelette : c'est le *chyme* ou suc imparfait. Dès ce moment, la compression circulaire dont nous avons parlé dirige régulièrement ses efforts du cardia au pylore, lequel ouvre sa porte à la couche chymeuse assez préparée pour obtenir droit de passage dans l'intestin duodénum.

L'eau, l'alcool faible et quelques autres liquides sont immédiatement absorbés par les radicules veineuses de l'estomac, et passent dans la veine porte, sans avoir subi d'altération préalable. Quant aux bouillons plus ou moins épaissis, l'albumine, la gélatine, la graisse, le mucilage, la fécule qu'elles peuvent contenir ne tardent pas à se concréter, en se séparant de l'eau dans laquelle elles étaient dissoutes; réduites alors à l'état de chyme, elles partagent les diverses transformations réservées aux aliments solides.

C'est un peu plus d'une heure après l'ingestion des aliments solides que le phénomène de la chymification commence à s'opérer, et l'on peut évaluer sa durée moyenne à quatre heures pour un repas ordinaire chez l'adulte.

Chylification ou *travail de l'intestin grêle.* — Une fois accumulées dans le duodénum, les couches chymeuses y séjournent et y sont ballottées pour favoriser leur mélange avec les humeurs folliculaires, surtout avec les fluides alcalins versés par la vésicule du fiel et le canal pancréatique pendant cette période de la digestion. Acquérant encore par ce mélange un plus haut degré d'animalisation, le chyme perd son odeur aigre, prend une saveur amère, et finit par se partager en deux portions : l'une, fluide et laiteuse, c'est le *chyle* ou *sang imparfait;* l'autre, grossière et jaunâtre, occupant le centre de la pulpe alimentaire, c'est le *résidu excrémentitiel.* La progression de cette pulpe, du duodénum au jéjunum, et de celui-ci à l'iléon, se trouve favorisée par les divers mouvements des parois intestinales, puis ralentie par les nombreuses circonvolutions et par les valvules conniventes dont nous avons parlé. Pendant ce trajet, le chyle se porte à la surface interne de l'intestin, pour y être absorbé par les mille bouches des vaisseaux chylifères, vaisseaux dont le nombre diminue à mesure qu'on approche du gros intestin, où ils semblent disparaître.

Les boissons et les substances liquides non absorbées par les parois de l'estomac passent beaucoup plus vite de ce viscère dans les intestins : les premières y sont promptement absorbées par les radicules veineuses ; quant aux secondes, leur partie nutritive est pompée par les vaisseaux chylifères, et leur partie liquide, par les veines. (*Voir*, ci-après, le *Mécanisme de la sécrétion urinaire*.) Ainsi, loin que la transformation des aliments se passe tout entière dans l'estomac, on voit que leur élaboration suit une marche progressive ; que, dans la bouche, la salive leur imprime un premier degré d'*animalisation* ; que les fluides de l'estomac les convertissent en *chyme* ; qu'enfin, dans le duodénum, les fluides muqueux, la bile et le suc pancréatique concourent à les métamorphoser en *chyle*, destiné lui-même à devenir notre propre *sang*.

Défécation ou *travail du gros intestin*. — Après avoir parcouru tout l'intestin grêle, c'est-à-dire plus de cinq fois la longueur du corps, les matériaux alimentaires arrivent dans le *cœcum* presque entièrement dépouillés de principes nutritifs. Là, ils redeviennent acides, et commencent à prendre les caractères qui les constituent *matières fécales* ou *stercorales*, caractères qui se prononcent davantage pendant leur séjour dans les diverses courbures du *colon*. C'est en effet dans cette seconde portion du gros intestin que les matières fécales se moulent, et contractent une odeur fétide, due à l'azote, à l'hydrogène simple, carboné ou sulfuré, développés pendant la fermentation putride qui s'y opère. Favorisés par d'abondantes mucosités et par la stimulation de la bile, dont la matière colorante se concentre de plus en plus, les excréments entrent dans le *rectum*, s'y amassent, y deviennent plus denses, et finissent par déterminer la sensation gênante qui avertit du besoin de s'en débarrasser. Alors, sous l'influence du système nerveux cérébro-spinal, ce portier de l'extérieur entre en contraction ; et, puissamment aidé par les efforts du diaphragme et des muscles abdominaux, il les expulse, en surmontant la résistance que lui opposent les deux sphincters ou anneaux chargés de la fermeture de l'anus.

Cette désagréable opération terminée[1], l'on éprouve un sentiment de bien-être dû à ce que, le corps se trouvant plus dispos, l'esprit redevient moins inquiet, moins triste, moins égoïste. Chez certains individus mélancoliques, c'est le moment le plus favorable pour en obtenir une grâce ou un service.

§ III. Hygiène de la digestion.

On comprenait autrefois sous le nom d'*ingesta* toutes les substances alimentaires destinées à être introduites dans le canal digestif : les *aliments*, les *boissons*, les *assaisonnements*. La réparation des forces physiques, l'activité des facultés intellectuelles, la trempe du caractère, l'entretien de la santé et même la guérison d'une foule de maladies dépendant

[1] Au double point de vue de la morale et de la salubrité, les latrines des pensionnats et des colléges doivent toujours être formées de cabinets séparés, dont chaque porte laisse, en haut et en bas, une ouverture suffisante pour la surveillance et pour une aération continue qui s'oppose au séjour des gaz méphitiques.

du *choix*, du *mode de préparation* et du *bon usage* de ces divers matériaux, nous allons donner une certaine extension à ce chapitre, sans contredit, l'un des plus importants de l'hygiène.

Des aliments en général. — Toute substance qui, introduite dans les voies digestives, fournit au corps des matériaux assimilables, est un *aliment*, comme toute substance non assimilable et délétère est un corps étranger ou un *poison*.

La nature entière se trouve mise à contribution pour la nourriture de l'homme : le règne animal et le règne végétal lui fournissent à l'envi mille aliments solides et liquides ; le règne minéral lui procure le sel, le plus ancien de tous les assaisonnements ; puis l'eau, la plus simple, la plus précieuse de toutes les boissons, et, dans certaines circonstances, le plus efficace de tous les médicaments. Ajoutons qu'une grande partie des habitants de la terre est occupée à cultiver, à préparer ou à distribuer les matériaux nécessaires à l'entretien de la vie.

Les aliments tirés des animaux diffèrent de ceux pris parmi les végétaux, sous le double rapport de leur composition et des effets qu'ils produisent sur l'économie. Les animaux, en effet, contiennent une grande quantité d'azote, tandis que beaucoup de végétaux n'en renferment que fort peu, ou pas du tout. Les premiers sont en général très-réparateurs et excitants ; les seconds, rafraîchissants, peu nutritifs et plus lentement assimilables, à cause de l'*animalisation* qu'ils doivent d'abord subir. Cette coïncidence a fait poser en thèse générale que les propriétés nutritives des aliments sont en raison de la quantité plus ou moins grande d'azote qu'ils contiennent. La répartition providentielle de cette substance dans le gluten du froment et surtout dans les graines des plantes légumineuses est encore venue corroborer cette opinion.

Du choix des aliments.— Le bon choix des substances alimentaires n'est pas seulement d'une grande importance pour la santé, il exerce encore sur le caractère et sur les passions une influence si prononcée, qu'il y a lieu de s'étonner du peu de soin qu'on y apporte généralement. C'est souvent au sérieux qu'il faudrait prendre cet aphorisme de Brillat-Savarin : « Dis-moi ce que tu manges, je te dirai ce que tu es. »

La division fondamentale des aliments en *azotés* et en *non azotés* ayant paru insuffisante, on les a classés en *aliments fibreux, gélatineux, albumineux, fibro-gélatino-albumineux, caséeux, féculents*. A ces classifications savantes, mais peu commodes pour les recherches, nous avons préféré l'ordre alphabétique; et, dans un *petit dictionnaire des principales substances alimentaires,* nous nous sommes attaché à signaler la quantité et la qualité des matériaux réparateurs contenus dans chacune d'elles, ainsi que l'âge, la constitution, la profession, auxquels elles sont le mieux appropriées.

PRINCIPALES SUBSTANCES ALIMENTAIRES.

Abricot, fruit du *prunus armeniaca* de Linné, de l'*armeniaca vulgaris* des modernes, appartient à la famille des Rosacées. Arrivé à parfaite maturité, l'abricot convient aux personnes bien portantes. Sa chair, mucilagineuse, sucrée et fondante, relâche convenablement les personnes nerveuses et échauffées, tandis qu'elle est nuisible à celles qui sont affectées d'inflammation chronique des voies digestives. Pour ces dernières, ce fruit savoureux n'est inoffensif qu'après avoir été cuit ; encore faut-il en retirer la pellicule, toujours réfractaire à l'action du suc gastrique. Non dépouillées de leur enveloppe, les amandes d'abricots, prises en trop grande quantité, peuvent amener des accidents, à cause de l'acide prussique qu'elles contiennent.

Aigrefin ou Æglefin, poisson de mer, à chair ferme, blanche et de facile digestion. On le préfère au cabillot comme plus délicat ; c'est toutefois un aliment moins réparateur et plus stimulant que les viandes.

Agneau, *agnus*, petit de la brebis et du bélier. La chair de l'agneau de lait est relâchante et peu réparatrice ; mais, après le septième ou le huitième mois, elle fournit un aliment tendre, tonique et moins chaud que le mouton.

Ail (*allium sativum*), plante de la famille des Liliacées. Les propriétés stimulantes de ses bulbes, improprement appelées *gousses*, en font un assaisonnement utile aux habitants des pays méridionaux et en général aux hommes soumis à de rudes travaux en plein air. Les aigreurs et les rapports alliacés produits par la moindre parcelle de ce condiment, annoncent assez aux individus bilieux, sédentaires, ou porteurs d'une gastrite chronique, combien il rend leur digestion difficile.

Infusé dans du lait, l'ail est un puissant vermifuge; il entre dans la composition du vin et du sirop anti-scorbutiques, de même que dans le vinaigre dit *des quatre voleurs*, employé jadis comme préservatif dans les maladies contagieuses.

Alcooliques (boissons). *Voir* Eau-de-vie.

Alose. Ce poisson de rivière est succulent, mais un peu lourd; les individus qui ont l'estomac ou les intestins délicats n'en doivent user qu'avec beaucoup de réserve.

Alouette. La chair de ce petit oiseau des champs est chaude, substantielle et d'une digestion facile.

Amandes, fruit de l'*amygdalus communis*, arbre de la famille des Rosacées et originaire de la Mauritanie. Les amandes douces sont rafraîchissantes et d'un goût agréable, mais elles chargent l'estomac. Il en faut d'autant moins manger qu'elles excitent à boire en faisant trouver les vins meilleurs. Dépouillées de leur pellicule, et pilées dans un mortier avec du sucre et de l'eau froide, elles forment un *amandé* ou *lait d'amandes*, très-adoucissant, et qui favorise le sommeil chez les personnes nerveuses. Les potages préparés au lait d'amandes sont nourrissants et calmants, bien qu'un peu lourds. Rissolées dans le sucre, les amandes se métamorphosent en pralines, mais elles n'en restent pas moins indigestes.

Les *amandes amères* communiquent aux macarons et aux massepains un goût fort agréable; toutefois, seules, elles ne doivent jamais servir d'aliment, à cause de l'acide prussique et de l'huile âcre qu'elles renferment. (*Voir* Orgeat.)

Ananas. Le *bromelia ananas*, qui donne son nom à la famille des Broméliacées, croît dans l'Inde et dans l'Amérique méridionale. Son fruit, formé par la réunion d'un grand nombre de baies, est de la grosseur des deux poings ; il a la forme d'un cône de pin, une couleur jaune dorée, une saveur suave, sucrée et parfumée. Après l'avoir débarrassé d'un suc âcre, par une macération de deux heures dans de l'eau-de-vie sucrée, on le mange cru ou cuit, coupé par tranches saupoudrées de sucre et arrosées de vin. On en fait aussi des crèmes, des gelées, des glaces, des confitures et des gâteaux d'un goût exquis. L'ananas doit ses propriétés rafraîchissantes à une grande quantité d'acide citrique unie à un mucilage sucré ; 200,000 ananas sont débarqués chaque année dans les ports de Londres ; ils viennent en grande partie de Bahama aux Indes occidentales.

Anchois. Confit dans le vinaigre et le sel, ce petit poisson, commun dans la Méditerranée, forme un assaisonnement qui stimule l'appétit autant que la soif, et qui ne convient pas aux estomacs chauds ou irritables. Simplement grillé, il est très-délicat et d'une digestion facile.

L'Angélique (*angelica archangelica*) croît abondamment autour d'*Archangel*. Cette plante aromatique, appartenant à la famille des Ombellifères, est employée comme aliment dans quelques contrées du Nord, notamment en Laponie et en Norwége. Ses tiges encore vertes, confites dans le sucre, forment une conserve tonique fort agréable, qui parfume la bouche.

Anguille. Ce poisson, dont la chair est grasse et visqueuse, ne convient qu'aux individus robustes. On diminue sa viscosité en le faisant mariner dans du sel, ce qui le rend moins lourd.

Aromates. A l'encontre des boissons alcooliques, ces substances paraissent être un stimulant nécessaire dans les pays à température très-élevée.

Arrow-Root. Cette fécule, extraite des tubercules de plusieurs arbres exotiques, sert à préparer d'excellents potages. C'est une alimentation douce et réparatrice, très-favorable aux personnes délicates ou aux convalescents. L'arrow-root ne diffère du tapioca que par suite du mode de séchage.

Artichaut (*cynara*), genre de plantes qui a donné son nom à la famille des Cynocéphales de Jussieu. Coupées avant leur épanouissement, les têtes ou fleurs de l'artichaut commun (*cynara scolymus*) possèdent des qualités nutritives et légèrement toniques. L'artichaut cru fatigue les estomacs délicats.

Asperge (*asparagus officinalis*). Cette plante, qui a donné son nom à la famille des Asparaginées, pousse au printemps des tiges qui grossissent de plus en plus quand on les coupe annuellement à rase-terre pour les empêcher de monter en graine. Ce sont ces nouvelles pousses, blanches en bas, vertes en haut, qui nous procurent un aliment délicat, très-réparateur, diurétique et de facile digestion. Pour diminuer l'odeur désagréable que les asperges communiquent à l'urine, il suffit d'y verser quelques gouttes d'essence de térébenthine.

Assaisonnements. On réserve ce nom ou celui de *condiments* aux diverses substances destinées à rendre les aliments plus agréables et plus digestibles.

« A tous les peuples du globe les *condiments salins*, comme nécessité, et les *condiments sucrés*, comme utilité ou agrément ; aux pays intertropicaux, les *condiments âcres et chauds* employés avec réserve, comme objet d'utilité ; aux pays froids et humides, les *condiments aromatiques* ou *sulfurés*, ainsi que les *boissons alcooliques*, comme objet d'utilité ; aux pays tempérés, aux étés chauds de ces pays, les *condiments acides*, également comme objet d'utilité ; enfin, ajoute notre spirituel et satirique confrère, aux gourmands de tous les pays, les *condiments de toute sorte*, comme instruments de jouissance pour eux-mêmes, et comme moyen de fortune pour les médecins qui les soignent. » (*Hygiène de la Digestion*, par le docteur Paul Gaubert.)

Aubergine, nom vulgaire de la morelle mélongène (*solanum melongena*). Arrivé à parfaite maturité, le fruit de cette solanée n'est ni âcre ni indigeste ; au contraire, il fournit une alimentation douce, rafraîchissante, peu réparatrice.

Avoine (*avena*). Plante de la famille des Graminées. Ses semences sont surtout utilisées pour la nourriture de quelques animaux domestiques ; dépouillées de leur enveloppe extérieure ou balle florale, et grossièrement concassées, elles reçoivent le nom de *gruau*. L'avoine ainsi mondée, cuite dans du lait avec du sucre et quelques amandes douces, forme une crème très-nourrissante, appropriée aux valétudinaires et aux petits enfants.

Banane, fruit du bananier commun (*musa para-*

disiaca), la plus élevée et la plus majestueuse de toutes les plantes herbacées. C'est une baie, longue de six à dix pouces sur un de diamètre, renfermant une pulpe pâteuse, sucrée, aigrelette, qui a de l'analogie avec certaines poires bien mûres. La banane fournit une nourriture saine, agréable et abondante aux habitants des régions intertropicales. Le vin qu'on en fait est une bonne boisson alcoolique, moins enivrante que le vin d'ananas.

Barbeau, poisson de rivière, à chair blanche et molle, donnant une alimentation peu substantielle quoique légèrement chaude. Il faut s'abstenir de manger les œufs du barbeau, qui produisent souvent une superpurgation.

Barbue. Rival du turbot pour la blancheur et la délicatesse de la chair, ce poisson de mer, cuit à point, donne un mets très-nourrissant, et se laisse digérer avec assez de facilité.

Batate. *Voir* Patate.

Bécasse, oiseau voyageur, à chair noire, éminemment chaude et réparatrice.

Bécasseau, Bécassine. Ces habitants des marécages ont un goût agréable ; ils sont plus tendres que la bécasse.

Becfigue. La chair de ce petit oiseau de passage est exquise et très-nourrissante, surtout au moment des vendanges.

Bette (*beta*). Ce genre de plantes, de la famille des Arroches, comprend trois variétés qui sont alimentaires : la *poirée*, dont on mange les feuilles mêlées à l'oseille, qu'elle adoucit ; la *carde-poirée*, dont on accommode au jus la côte ou nervure médiane des feuilles; la *betterave,* dont la racine, charnue et rafraîchissante, se mange cuite en salade, et avec laquelle on est parvenu à faire un sucre aussi beau que celui de canne.

Beurre, matière grasse n'existant que dans le lait. Le beurre frais est nourrissant et relâchant ; il irrite s'il est rance. La cuisine faite au beurre est sans contredit bien plus délicate et plus saine que celle faite à l'huile.

Bière. Cette boisson fermentée, faite avec l'eau, l'orge, le houblon, la levure et l'ichthyocole, ou colle de poisson, convient particulièrement aux personnes d'une constitution chaude et irritable. Bien fabriquée, elle rafraîchit, calme et engraisse. Additionnée d'un peu de bon vin, elle serait avantageusement donnée aux individus scorbutiques et aux enfants atteints ou menacés d'affections scrofuleuses. La bière anglaise connue sous le nom d'*ale* est d'un goût agréable, mais elle enivre aisément.

Biscuit. *Voir* Patisseries.

Biscuit de mer. Non avarié, c'est un aliment doux et réparateur, moins agréable pourtant que le pain. Quant aux biscuits de table, ils ne sont difficiles à digérer qu'autant qu'ils sont chargés de mie.

Biscuit-viande. Cet aliment, qui se prépare au Texas, d'après le procédé de Gail Bordeu, consiste en un mélange de farine de froment et de bouillon de bœuf, cuit au four et desséché.

Le *moat-biscuit,* particulièrement en usage dans la marine américaine, est sans doute appelé à rendre de grands services; mais on a été trop loin en disant qu'il peut remplacer le pain et la viande.

BOEUF. Rôtie ou grillée, la chair du bœuf est un excellent tonique; bouillie, elle est plus longtemps réfractaire à l'action du suc gastrique, et bien moins réparatrice, par la raison que *le bouilli est de la viande, moins son jus*. Quant à son *bouillon*, il est d'autant plus nourrissant qu'il est plus rapproché. Un bon *consommé*, donné à une personne épuisée de faim et de fatigue, ne tarde pas à lui faire éprouver un sentiment de bien-être et d'énergie provenant du retour des forces.

De toutes les parties du bœuf, la plus recherchée est sans contredit le *filet* (le muscle psoas). Cette préférence est due, en grande partie, à l'absence des fibres tendineuses et aponévrotiques, si communes dans les autres morceaux de l'animal, et qui rendent la mastication difficile, tout en diminuant la succulence et la tendreté.

BOISSON. On désigne sous ce nom tout liquide destiné à étancher la soif, à délayer les aliments et à réparer les fluides du corps. On ne saurait croire combien notre état habituel de santé ou de maladie dépend du choix de la boisson dont nous faisons usage. (*Voir* les articles BIÈRE, CIDRE, EAU, EAU-DE-VIE, POIRÉ, RHUM et VIN.)

BOUILLON, aliment liquide obtenu par l'ébullition prolongée de la viande ou des légumes dans l'eau. Les propriétés des divers bouillons varient selon la nature de leurs composants. (*Voir* BOEUF, MOUTON, OSEILLE, OSMAZÔME, POULET, VEAU.)

BONBONS. *Voir* ci-après l'article DRAGÉES.

Brême, poisson à chair grasse, peu facile à digérer.

Brochet. Ce poisson d'eau douce, à chair blanche et ferme, est nourrissant et d'une digestion assez facile quand il ne provient pas des étangs. Dans ce dernier cas, il est visqueux et plus lourd. Ses œufs ont une action purgative analogue à celle des œufs du barbeau.

Brugnon ou Brignon, variété de pêches à peau non velue. Parvenu à parfaite maturité, le brugnon est plus digestible que les autres pêches.

Cabillaud. *Voir* Morue.

Cacao, nom donné aux semences du cacaoyer, arbre de la famille des Malvacées, appelé lui-même *theobroma cacao*, c'est-à-dire *manger des dieux*. L'amande du cacao est lourde à digérer ; elle entre dans la fabrication du chocolat. Son huile concrète, ou *beurre*, est employée comme cosmétique. (*Voir* Chocolat.)

Café, graine du cafier ou caféier (*coffæa*), arbrisseau de la famille des Rubiacées et originaire d'Arabie. L'infusion de cette semence, mondée, torréfiée et pulvérisée, constitue une boisson agréable et stimulante, que l'habitude ne manque guère de convertir en un besoin tyrannique.

Pris après le dîner, le café à l'eau possède les avantages des boissons spiritueuses, sans aucun de leurs inconvénients. En même temps qu'il augmente l'action du système musculaire, il exerce sur les centres nerveux une action qui rend le cœur plus gai, l'imagination plus vive, la pensée plus active et plus facile. Ces effets bienfaisants sont surtout sensibles pour les personnes qui ont le bon sens de ne prendre du café que de loin en loin. Quant à celles qui, pour agir comme pour penser, se sont fait un besoin journalier de cet excitant, elles se trouvent presque frappées d'inertie quand il leur arrive d'en être momentanément privées. Nous dirons donc aux individus bien portants : « Usez-en quelquefois et à propos ; aux sujets irritables : Abstenez-vous-en, ou coupez-le avec un quart de bonne crème ; enfin, aux personnes atteintes de fièvres intermittentes rebelles au sulfate de quinine : Essayez la décoction de café non torréfié. »

On prépare de la manière suivante un excellent sirop de café : « Prenez un demi-kilogramme de café moka de la meilleure qualité. Après l'avoir grillé et broyé au moulin, versez dessus, en vase clos, un kilogramme d'eau bouillante, et laissez infuser à l'étuve jusqu'au lendemain. Passez alors votre infusion à travers un linge avec forte expression, et filtrez. Ensuite, faites cuire *au cassé* une quantité de sirop double de la liqueur ; versez la liqueur dans ce sirop ; donnez au mélange un bouillon ; retirez du feu, et mettez en bouteilles après un entier refroidissement. »

Pour remédier aux pâles couleurs et aux autres inconvénients observés chez les femmes des grandes villes qui déjeunent avec le café au lait, on a proposé de remplacer le lait par un *lait de poule*, ce qui donne un mélange aussi agréable et plus substantiel.

CAILLE, petit oiseau de passage, donnant une alimentation chaude et stimulante.

CAILLÉ. Rafraîchissante et laxative, cette partie coagulable du lait peut convenir aux sanguins; mais elle est nuisible aux bilieux, aux vieillards et aux porteurs d'entrailles irritables.

CANARD. Jeune, le canard domestique est tendre et savoureux, bien qu'un peu lourd pour les personnes délicates; vieux, il est sec, dur et difficile à digérer pour tous les estomacs. La chair du canard sauvage est plus parfumée, plus chaude et plus digestible.

CANNE A SUCRE (*arundo saccharifera*). Cette précieuse graminée, originaire des Indes, est cultivée aujourd'hui dans toutes les parties chaudes de l'Afrique et de l'Amérique. (*Voir* SUCRE.)

CANNELLE, seconde écorce des jeunes pousses et des branches du *laurus cinnamomum*. Ce condiment, très-aromatique et échauffant, nous est fourni par la Chine et par l'île de Ceylan en particulier.

CAPRES, boutons des fleurs du câprier (*capparis spinosa*), confits dans le vinaigre et employés comme assaisonnements. Leur digestion difficile les interdit aux entrailles irritables.

CARDES. *Voir* BETTE.

CARDON, nom vulgaire du *cynara carduncculus*, espèce d'artichaut, dont les pétioles des feuilles fournissent un aliment fade, peu réparateur, et qui, comme les cardes, demande à être relevé par un coulis succulent.

CAROTTE (*daucus carotta*), plante potagère indigène, appartenant à la famille des Ombellifères. Quoique ce légume soit sain et d'un goût agréable, tous les estomacs ne le digèrent pas également bien.

Carpe. Les œufs de ce poisson peu digestible sont très-lourds. Les carpes dites *saumonées* et celles du Rhin sont les meilleures.

Carrelet, poisson de mer très-délicat et de facile digestion : on le permet aux convalescents.

Caviar, œufs marinés de l'esturgeon. (*Voir* Esturgeon.)

Céleri (*apium dulce*), variété cultivée de l'*apium graveolens sylvestre,* ou *ache des marais.* Cuit au jus, le céleri est assez digestible; cru, il est lourd.

Cerfeuil (*scandix cerefolium*). Cette plante ombellifère, à laquelle on a reconnu des propriétés diurétiques, entre dans un grand nombre d'assaisonnements et dans la préparation du bouillon aux herbes.

Le *scandix odorata* ou cerfeuil musqué, dont l'odeur rappelle celle de l'anis, assaisonne parfaitement les ragoûts et les salades.

Le cerfeuil se trouve souvent mêlé dans les jardins à quelques pieds de petite ciguë, plante vénéneuse, que l'on reconnaîtra à son odeur d'ail, et à la forme des dernières divisions des feuilles qui sont *allongées, aiguës, luisantes.*

Cerise, fruit du *prunus cerasus,* arbre de la famille des Rosacées. Les merises, les bigarreaux et les guignes ne proviennent d'aucune variété du cerisier proprement dit, mais bien du merisier (*prunus avium*). Ces fruits se digèrent moins aisément que les cerises, dont les plus saines sont la cerise anglaise et celle de Montmorency.

C'est des merises que l'on retire, par la distillation, la liqueur appelée kirschenwasser.

Les cerises crues conviennent généralement aux sanguins et aux bilieux ; cuites, elles sont très-salutaires aux personnes délicates, dont les entrailles ont besoin d'être rafraîchies.

CERNEAU, noix à peine mûre. (*Voir* NOIX.)

CERVELLE. Bouillie, la cervelle offre un aliment assez réparateur, mais lourd ; frite, elle est un peu plus aisément digérée.

CHAMPIGNONS (*fungi*), plantes cryptogames, de la classe des acotylédones. Beaucoup de champignons sont vénéneux à toutes les époques de leur existence ; les meilleurs le deviennent quand ils se flétrissent ou se décomposent.

Les champignons comestibles fournissent une alimentation chaude, supportée seulement par les estomacs robustes. J'ai donné des soins à une dame empoisonnée trois fois de suite par des champignons reconnus bons, et qui n'avaient incommodé aucun des autres convives.

La mort pouvant être la suite d'une erreur dans le choix ou d'un simple retard dans la cuisson de ce comestible, mieux vaut s'en abstenir, à moins 1° qu'il ne provienne de couche ; 2° qu'il ne conserve une odeur et une saveur agréables ; 3° qu'il n'ait macéré quelques heures dans de l'eau vinaigrée, ou qu'il n'ait été assaisonné avec du jus de citron.

CHAPON. *Voir* POULE.

CHATAIGNE, fruit du *fagus castanea*, arbre de la famille des Amentacées. C'est une variété de ce châtaignier, améliorée par la culture, qui produit les grosses châtaignes à une seule loge appelées *marrons*. La plupart des estomacs délicats digèrent mieux les châtaignes bouillies que grillées. Le pain de châtaigne est agréable au goût, mais lourd. La purée et les potages faits avec les châtaignes desséchées et réduites en farine fournissent une alimentation douce, délicieuse et substantielle, très-convenable pour les personnes amaigries.

Cheval. D'après M. Isidore Geoffroy-Saint-Hilaire, ce quadrupède est appelé à rendre en France d'autres services que ceux qu'on en tire comme bête de somme. Malgré un ancien préjugé, il peut encore fournir à l'homme une nourriture saine, des plus nutritives et, en outre, fort économique.

Les peuples nomades de l'Asie septentrionale ont toujours montré une grande prédilection pour la chair de cheval; ils en font leur mets favori, quoiqu'ils possèdent de nombreux troupeaux de bœufs et de moutons.

Depuis 1807, il existe à Copenhague une boucherie privilégiée, placée sous la surveillance de l'École vétérinaire, et qui ne vend que de la viande de cheval, au prix de 12 centimes la livre.

On n'a pas oublié que notre célèbre chirurgien Larrey eut maintes fois recours au bouillon de cheval pour ses blessés, et qu'il lui dut en grande partie leur guérison. Néanmoins, les personnes aisées qui n'auraient pas les dents fortes, feront mieux de s'en tenir au bœuf et au mouton.

Chevreuil. Mangée à point, la chair de cet habitant des forêts est tendre et réparatrice, mais très-chaude. Elle produit une stimulation trop vive sur les entrailles irritables. Les chasseurs font leur délice du chevreuil à peine faisandé; quant aux amateurs de venaison, qui ne croient devoir la manger qu'arrivée à la putréfaction, ils s'en trouvent parfois gravement indisposés.

Chicorée, genre de plantes de la famille des Chicoracées, dont deux espèces sont surtout employées dans l'économie domestique : la chicorée des jardins ou *endive* (*cichorium endivia*), et la chicorée sauvage (*cichorium intibus*). La chicorée des jardins renferme une variété connue sous le nom de *scarole* et une autre sous celui de *chicorée frisée*. Cuites, ces deux variétés sont un aliment doux, approprié aux estomacs les plus délicats. (*Voir* Salade.)

Les feuilles de chicorée sauvage, que l'on mange d'ordinaire en salade, sont encore employées en décoction comme toniques et apéritives. Sa racine torréfiée et pulvérisée est regardée comme le meilleur succédané du café. Cultivée dans les caves, cette chicorée s'étiole, s'allonge, et devient ce qu'on appelle *barbe de capucin*, salade amère que les personnes robustes digèrent aisément.

Chocolat. Préparé à l'eau ou au lait, le bon chocolat, à pâte moelleuse et fondante, est fort agréable et se digère généralement assez bien. Mangé cru, il est encore plus digestible, parce que le beurre de cacao qu'il contient n'est pas décomposé; sous cette forme, il convient aux personnes nerveuses, qui sont obligées de prendre quelque chose entre leurs repas. On comprend que les propriétés du chocolat doivent varier selon les aromates ou les substances médicamenteuses qu'on y ajoute.

Chou (*brassica oleracea*). Le chou potager, auquel Caton l'Ancien attribuait de nombreuses propriétés curatives, appartient à la famille des Crucifères; comme la plupart de ces plantes, il répand une odeur ammoniacale assez prononcée, due à la présence de l'azote.

Les dictionnaires de médecine recommandent le chou comme *analeptique,* c'est-à-dire propre à rendre des forces aux convalescents. Mais nous pensons, avec le docteur Gaubert, que le chou, exigeant un estomac vigoureux, ne saurait convenir aux personnes irritables ni à celles qui relèveraient de maladie. En ayant soin de le faire blanchir et d'en jeter la première décoction, on le débarrasse en partie du principe âcre qui ne permet pas aux individus sédentaires d'en manger, sans éprouver des aigreurs et un grand développement de gaz.

La choucroute, *sauer-kraut,* est une préparation allemande de choux cabus, découpés en rubans très-minces, assaisonnés, pressés et fermentés, pour être conservés dans de la saumur. Les peuples du Nord en font un aliment journalier dont ils se trouvent très-bien. Les vertus nutritives et antiscorbutiques de la choucroute devraient en faire introduire l'usage dans les hospices et les maisons de détention.

Le *chou-fleur,* qui a bien moins d'inconvénients que le chou, appartient à l'alimentation douce et peu réparatrice.

Ciboule, Ciboulette, noms vulgaires de l'*ail fistuleux* et de l'*ail civette.* Ces stimulants culinaires troublent souvent la digestion des estomacs irritables.

Cidre. Le suc de pommes fermenté est la boisson habituelle des habitants de la Normandie. Nouveau, le cidre est doux et agréable; en vieillissant, il gagne en salubrité ce qu'il perd en douceur.

Le cidre de poires ou *poiré*, contenant moitié plus d'alcool que le cidre de pommes, enivre facilement les consommateurs qui ignorent ou qui oublient cette particularité chimique.

Citron, fruit du *citrus medica*, de la famille des Orangers. Son suc, acidule et rafraîchissant, est un assaisonnement préférable au vinaigre et au verjus. Étendu d'eau et édulcoré avec du sucre ou du sirop, il constitue la limonade, si favorable dans les affections inflammatoires ou bilieuses. Pour obtenir une excellente limonade gazeuse, il suffit d'ajouter du sirop de citron ou de groseilles framboisées à une eau saturée d'acide carbonique.

Cochon. Sa chair est substantielle, mais lourde pour les individus sédentaires. Salée et fumée, elle devient beaucoup plus digestible. Le cochon de lait est très-lourd et peu nourrissant.

Coco. Le fruit du *cocos nucifera*, arbre de la famille des Palmiers, sert de nourriture à de nombreuses peuplades de l'Asie et de l'Amérique. L'amande du cocotier contient une liqueur laiteuse et sucrée, douée de propriétés rafraîchissantes, et donnant une sorte de vin par la fermentation.

Coing, fruit du coignassier commun (*cydonia communis*), arbre de la famille des Rosacées. Crus, les coings ne sont pas mangeables, tant ils sont lourds et acerbes. Cuits ou confits, ils sont encore un peu difficiles à digérer; mais, dépouillés de leur pellicule et réduits soit en marmelade, soit en gelée, ils donnent des confitures toniques et astringentes.

CONCOMBRE. Ce genre de plantes, de la famille des Cucurbitacées, renferme plusieurs espèces alimentaires. Le concombre ordinaire (*cucumis sativus*), dont la chair est froide, lourde et peu réparatrice, a besoin d'être relevé par un coulis succulent ; on en cultive une variété, à fruits plus courts, verts et rugueux, que l'on confit dans le vinaigre, et que l'on emploie comme assaisonnement, sous le nom de *cornichons ;* ils ne sont bien digestibles que pour les estomacs robustes.

CONFITURE. Préparation sucrée, participant des propriétés du végétal qui en fournit les éléments. (*Voir* les articles ABRICOT, ANANAS, COING, GROSEILLES, PRUNES, etc.) Les confitures seraient beaucoup plus salutaires pour les enfants, si elles n'étaient pas laissées à leur discrétion, et, pour tout le monde, si l'on savait s'en abstenir quand l'appétit est satisfait.

CONGRE. La chair de ce gros poisson, nommé aussi *anguille de mer,* est compacte, peu nourrissante et de difficile digestion.

CONSERVES. Confitures sèches, excellentes pour le goûter des enfants. La pâte de coings est l'une des plus stomachiques.

CONSOMMÉ. *Voir* BOEUF.

COQ. *Voir* POULE.

COQ DE BRUYÈRE. Cet oiseau, très-recherché par les chasseurs, appartient, ainsi que la perdrix, au genre Tetras, de l'ordre des Gallinacés alectrydes. Jeune, le coq de bruyère a une chair délicate et succulente ; vieux, il est moins tendre, moins réparateur, et se digère assez difficilement.

CORNICHON. *Voir* ci-dessus l'article CONCOMBRE.

Courge. Plante cucurbitacée, douceâtre, laxative et moins bonne que le potiron.

Couscouss ou Couscoussou, grain concassé de blé dur, dont on fait un usage général en Algérie. Le couscouss sert à confectionner diverses préparations culinaires au maigre et au gras. Il est beaucoup plus nourrissant que le riz.

Crème. Partie grasse du lait, venant à la surface de ce liquide abandonné à lui-même. Elle est lourde et relâchante quand on la mange seule; sucrée et battue avec du lait, elle devient plus agréable et plus digestible.

Cresson. Bien que le cresson d'eau ou de fontaine (*sisymbrium nasturtium*) soit vulgairement qualifié la *santé du corps,* ce n'en est pas moins une crudité indigeste, surtout en salade. Son suc, administré comme dépuratif, entre dans la composition du sirop et du vin antiscorbutiques. Le cresson *alénois* (*thlaspi sativum*) est une autre espèce de Crucifères, possédant les mêmes propriétés.

Depuis que l'on a établi des cressonnières dans les environs de Paris, il entre par jour dans la capitale plus de trente voitures portant chacune pour 300 fr. de cresson, ce qui représente une consommation d'environ 9,000 fr. par jour, plus de 3 millions par an.

Crevette. Petit crustacé, couvert d'une carapace articulée comme celle de l'écrevisse; sa chair est d'un goût agréable, mais elle est lourde.

Daim. La chair de ce mammifère sauvage est chaude et réparatrice.

Datte, fruit du *phœnix dactilifera,* de la famille

des Palmiers. Les dattes, surtout celles de Tunis, ont une saveur sucrée, très-agréable, qui en fait un médicament adoucissant et pectoral. Elles constituent souvent la principale nourriture des Arabes quand ils traversent le désert.

DAURADE ou DORADE. Poisson de mer, commun dans la Méditerranée. Elle est très-estimée à cause de la délicatesse de sa chair, bien que certains estomacs ne la digèrent pas aisément.

DAURADON. Cet autre poisson de mer, reconnaissable aux taches de son dos, est moins succulent et plus lourd que la daurade.

DINDON. Jeune et bien nourri, cet habitant de nos basses-cours est tendre et substantiel. La chair de sa femelle est encore plus délicate.

DRAGÉES. On donne ce nom à des graines, amandes ou confitures, recouvertes de sucre blanc. Les dragées et les *bonbons* ne sauraient être donnés aux enfants avec trop de ménagement. On les colore parfois avec des substances malfaisantes.

EAU. L'eau, longtemps regardée comme un élément, est un composé de 88,29 parties d'oxygène, et de 11,71 d'hydrogène. Cette boisson par excellence suffit en général pour entretenir la santé des enfants et même celle des adultes sédentaires qui usent d'une nourriture suffisamment réparatrice. Prise froide, elle calme la soif et donne du ton à l'estomac. (*Voir* l'article VIN.)

Pour être potable, il faut que l'eau soit limpide, inodore et bien aérée; elle doit aussi dissoudre aisément le savon et bien cuire les légumes. La meilleure eau est celle des fleuves et des rivières ; viennent ensuite les eaux pluviales, puis celles des sources éloignées de gisements à base de chaux. Un moyen facile de préserver l'eau de la putréfaction, ou de l'assainir, si elle est corrompue, consiste à la faire bouillir et à la filtrer au charbon. Quant aux conditions nécessaires pour assurer la salubrité des eaux de citerne, c'est de les aérer convenablement, en ayant soin de les défendre contre l'influence du jour, même le plus affaibli, et de les filtrer aussi avant de les boire [1].

Eau-de-vie, liqueur composée de parties égales d'alcool concentré et d'eau, obtenue le plus souvent par la distillation du vin. C'est une boisson incendiaire pour les jeunes gens et les individus doués d'une constitution sanguine ou nerveuse, ainsi que pour les habitants des pays chauds. J'ai cité ailleurs maint exemple prouvant que les grands buveurs d'eau-de-vie meurent d'ordinaire hydropiques, ou parfois victimes de *combustion* dite *spontanée*. Plus logiciens que nous, les sauvages du Nord et du Midi donnent à l'eau-de-vie le nom d'*eau-de-feu*.

Echalote (*allium ascalonicum*), plante de la famille des Liliacées. Moins fétide que l'ail, ce condiment sulfuré stimule fortement l'appétit ; il ne convient pas aux individus irritables et sédentaires.

[1] Les travaux récents de MM. Boutron et Boudet démontrent qu'il y aurait de grands avantages à filtrer toutes les eaux qui alimentent Paris : avantage sous le rapport de la propreté et de la santé ; avantage au point de vue de l'économie industrielle, le carbonate de chaux et l'argile que les eaux non filtrées tiennent en suspension pouvant avoir une action délétère en teinture et détruisant une proportion considérable de savon (pour plus de deux millions à Paris seulement).

Échaudé. On permet aux convalescents ce petit gâteau, l'une des pâtisseries les plus légères.

Écrevisse, crustacé dont la chair compacte et lourde fournit une alimentation échauffante.

Élixir. Parmi les liqueurs de table, l'une des moins dangereuses est l'élixir de Garus, lorsqu'il est convenablement préparé et pris en petite quantité.

Éperlan (l'), qui doit son nom à ses couleurs irisées jouant la perle, est un petit poisson de rivière aussi tendre que délicat. Il est fort estimé, surtout à Paris et à Londres. On le conseille d'ordinaire aux convalescents.

Épices. *Voir* les articles Cannelle, Muscade, Girofle, Piment, Poivre, Vanille, etc.

Épinard. Le *spinacia oleracea,* originaire de Perse, n'est guère cultivé en France que depuis deux siècles. Ce légume herbacé, très-léger et très-sain, est la première nourriture permise aux convalescents qui ont besoin d'être rafraîchis et peu soutenus. L'épinard préparé simplement au beurre frais, les cataplasmes d'épinards arrosés d'huile d'olives, et la décoction de cette plante précieuse employée en bains ou en lavements, sont des moyens efficaces contre la constipation, aussi bien que contre la diarrhée, dépendant d'un état inflammatoire du tube digestif. Ce n'est donc pas sans raison que le vulgaire a surnommé l'épinard le *balai de l'estomac.*

Escargot ou Limaçon de vigne. Ce mollusque est lourd et indigeste ; les personnes robustes n'en doivent même manger qu'avec beaucoup de modération. On en prépare un sirop et un bouillon adoucissant, analogue à celui qui est fait avec du veau.

ESTRAGON (*artemisia dracunculus*), espèce d'armoise appartenant à la famille des Corymbifères; elle aromatise agréablement les mets fades.

ESTURGEON. Ce poisson de mer, dont la saveur a de l'analogie avec celle du veau, est assez délicat, mais fade; il fournit une alimentation réparatrice et chaude. Les habitants des rives de la mer Noire et de la mer Caspienne assaisonnent les œufs d'esturgeon et en forment la préparation culinaire connue sous le nom de *caviar*, très-usitée chez quelques peuples.

FAISAN. Jeune, ce magnifique oiseau est un aliment exquis, chaud et réparateur.

FARINE, poudre alimentaire obtenue particulièrement par la trituration des semences des graminées, des légumineuses et des cucurbitacées. La farine de froment est employée de préférence à celle des autres céréales pour la confection du pain, comme plus riche en matière nutritive : 100 de ses parties en contiennent 74 1/2 d'amidon ou fécule, 12 1/2 de gluten, 12 d'extrait aqueux sucré et 1 de résine. Le sucre se décomposant pendant la fermentation, produit de l'alcool et de l'acide carbonique qui soulève la pâte et forme les vides ou les *yeux* du pain. L'usage exclusif des aliments farineux engraisse, empâte, prédispose à la paresse; en ralentissant la marche de nos fluides ; on fait donc sagement de les défendre aux individus lymphatiques, et de les conseiller aux sanguins, dont le caractère est trop vif, trop violent. (*Voir* l'article PAIN.)

Les mauvaises farines sont reconnaissables à leur

odeur acide ou ammoniacale, à une saveur âcre et piquante, à une couleur rougeâtre ou d'un blanc terne, enfin, à des taches noires ressemblant à des piqûres; elles doivent être rejetées comme impropres à faire de bon pain.

Au dire des économistes, la fermentation des grains nous fait éprouver une perte annuelle de 50 millions de francs. L'*aération continue*, procédé simple et peu coûteux, récemment proposé par M. Huvellier, d'Alençon, pourrait mettre les céréales et les fourrages à l'abri de cette ruineuse fermentation.

Fécule, principe immédiat des végétaux, composé d'hydrogène, d'oxygène et de carbone. La fécule amylacée n'est autre chose que l'amidon.

Éclatée par la chaleur, la fécule devient alimentaire; elle sert alors à faire des potages très-favorables aux convalescents. (*Voir* l'article Pommes de terre.)

Fève, légume très-nourrissant, mais lourd et flatueux.

Figue, fruit du *ficus carica*, de la famille des Urticées. Les figues, dont il existe un grand nombre de variétés, sont sucrées, mucilagineuses et adoucissantes. Sèches, elles nourrissent bien et engraissent.

Foie. La glande biliaire des oiseaux de nos basses-cours est un aliment recherché et assez digestif; celle du mouton, du veau et du cochon est plus lourde, et devient même indigeste pour peu qu'elle ne soit pas cuite à point.

Fraise, fruit du *fragaria vesca*, de la famille des Rosacées. Douces, rafraîchissantes et relâchantes, les fraises conviennent particulièrement aux individus sanguins et aux bilieux. Associées au vin et au sucre, elles sont mieux supportées par les estomacs froids.

Parmi les variétés les plus remarquables des fraises phénoménales exposées en 1855 par MM. Gauthier et Berger fils, il faut citer la *duchesse de Trévise*, la *Crémône*, et la *Princesse royale*, qui tend à remplacer les autres fraises sur le marché de Paris, à cause de la beauté et de l'abondance de ses produits.

Framboise, fruit du *rubus idæus*, arbrisseau appartenant au genre Ronce. Mêlé aux fraises et aux groseilles, ce fruit, peu réparateur, ne leur ôte rien de leurs vertus rafraîchissantes et leur communique la suavité de son parfum.

Frangipane, pâtisserie d'une ingestion fort agréable, mais d'une digestion assez difficile.

Friture. En général, la pâte frite doit être interdite aux estomacs délicats, comme lourde et indigeste. Quant aux aliments cuits dans le beurre, la graisse ou l'huile bouillante conservée, ils sont généralement moins sains que ceux que l'on peut faire rôtir devant le feu, ou frire au beurre frais.

Fromage. Mauvais aliment quand il est *trop fermenté*, le fromage suffisamment *fait* est tonique et ami du vin, dont il est propre à éclairer la dégustation.

Fruits. *Voir* chacun d'eux en particulier.

Gateaux. *Voir* Patisseries.

Gaude. *Voir* Maïs.

Gélinote, gibier d'un goût agréable et facile à digérer. Sa chair est chaude et réparatrice.

Girofle. Le clou de gérofle ou de girofle est la

fleur non développée du *caryophyllus aromaticus*, arbre de la famille des Myrtes. Ce condiment aromatique est très-stimulant.

Gomme arabique, produit végétal qui s'écoule spontanément de plusieurs arbres, notamment du *mimosa nilotica*, sur les bords du Nil et dans l'Arabie. Sucée en morceaux, elle est nutritive et adoucissante; on l'emploie fréquemment, en sirop et en tisane, dans les irritations de la poitrine et des intestins.

Goujon, petit poisson de rivière, excellent en friture.

Gouyave (*psidium pyriferum*), fruit du gouyavier, petit arbre de la famille des Myrtoïdes, que l'on cultive en abondance dans les Antilles. Les gouyaves, qui ont la forme d'une poire ou d'une pomme et la grosseur d'un œuf de poule, contiennent une pulpe charnue et succulente, d'une saveur douce, agréable et parfumée. On en fait des gelées, des confitures et des pâtes très-nutritives. Du reste, relâchantes quand elles sont parfaitement mûres, les gouyaves sont très-astringentes avant leur maturité.

Graisse, substance animale composée de stéarine et d'élaïne. Mangée seule ou en grande quantité, elle est indigeste.

Grenade (*punica granatum*), fruit du grenadier, arbrisseau originaire d'Afrique, et appartenant à la famille des Myrtoïdes ; son suc est acidule et rafraîchissant.

Grenouille. Les cuisses de ce reptile, de l'ordre des Batraciens, donnent une alimentation saine et agréable. On en prépare aussi des bouillons non moins rafraîchissants que ceux de veau et de poulet.

Grive. La chair de cet oiseau voyageur est chaude, réparatrice et d'une digestion aisée. Elle a un parfum agréable à l'époque des vendanges.

Groseille. Avec ce fruit acidule, on fait un sirop rafraîchissant et une gelée qui convient à presque tous les estomacs, surtout quand elle est framboisée.

Gruau. *Voir* Avoine.

Hareng. *Frais*, ce poisson de mer est d'une digestion assez facile; *salé*, il irrite et dessèche les muqueuses; *salé et fumé* (hareng saur), il ne convient qu'aux estomacs robustes, et ne devrait servir que de condiment.

Haricot (*phaseolus*), genre de la famille des Légumineuses. Les personnes délicates et sédentaires doivent s'abstenir de cet aliment flatueux. Débarrassé de son enveloppe ligneuse, qui résiste à l'action des sucs gastriques, et réduit en purée, ce légume présente moins d'inconvénients. Les *haricots verts* donnent une alimentation bien plus légère, mais moins réparatrice.

Homard. La chair compacte de cette grande écrevisse de mer n'est pas aisément digérée.

Huile. La meilleure de toutes les huiles alimentaires, l'huile d'olives, ne remplace qu'imparfaitement le bon beurre dans les diverses confections culinaires. Pure, elle est émolliente et relâchante.

Huitre. Ce mollusque acéphale, bivalve et hermaphrodite, est un aliment fortifiant, très-digestif. Dans certaines affections gastrites accompagnées d'inappétence, il suffit de commencer le repas par *une demi-douzaine* d'huîtres bien fraîches, pour sentir l'appétit se réveiller et pour retrouver le bien-être que procure une digestion facile.

Hydromel, boisson composée d'eau et de miel. 32 grammes de miel sur 500 d'eau tiède donnent à l'instant un *hydromel simple,* qui est adoucissant et laxatif. Pour obtenir l'*hydromel vineux,* il faut dissoudre 500 grammes de miel blanc et 12 grammes de ferment de bière dans 2,500 grammes d'eau tiède. On laisse fermenter ce mélange à une température de 18-24° centigrades, jusqu'à ce qu'il ait acquis une odeur vineuse prononcée; alors on le soutire et on le met en bouteilles. Les habitants de la Pologne et du nord de l'Europe font un usage fréquent de cette boisson spiritueuse, dont les propriétés sont toniques et même stimulantes, en raison des aromates qu'on y ajoute quelquefois.

Ichthyocolle ou Colle de poisson. On donne ces noms à la vessie natatoire desséchée des esturgeons, laquelle n'est presque composée que de gélatine. On en prépare encore des gelées fortifiantes.

Igname, genre de plantes de la famille des Smilacées. L'*igname ailée* (*dioscorea alata*), espèce alimentaire commune aux Indes orientales, a une racine tubéreuse pesant parfois jusqu'à dix kilogrammes. Exempte de la saveur trop sucrée des patates, l'igname est plus agréable à manger et se conserve plus aisément; elle est féculente et réparatrice.

Jambon, alimentation chaude et stimulante. (*Voir* ci-dessus l'article Cochon.)

Jus, suc de viande réuni à l'osmazôme. (*Voir* ce dernier mot.)

Lait. Ce liquide, supposé pur et de bonne qualité, convient d'ordinaire aux constitutions sanguines et nerveuses ; il est contraire aux enfants lymphatiques ainsi qu'aux adultes bilieux, ou tourmentés par des aigreurs. Le *petit-lait*, ou sérum du lait, constitue une boisson très-rafraîchissante.

Des chimistes modernes ont trouvé une grande analogie entre le lait de l'ânesse et celui de la cavale ; entre le lait de la chèvre et celui de la brebis ; entre le lait de la vache et celui de la femme.

On sait que les Japonais s'interdisent le lait, qu'ils appellent du *sang blanc*.

Laitue (*lactuca sativa*), de la famille des Corymbifères, plante potagère aqueuse, douce, rafraîchissante et de facile digestion. Elle est peu réparatrice, mais elle jouit de propriétés calmantes. Au moment de la floraison de la laitue des jardins, on extrait de ses tiges, par incision, un suc blanc, visqueux, auquel on a donné le nom de *lactucarium*. Cette substance, avantageusement employée pour provoquer le sommeil, n'offre aucun des inconvénients de l'opium.

Lamproie, poisson de mer substantiel, mais de difficile digestion.

Langouste, crustacé dont la chair compacte, de même que celle du homard, est peu aisément digérée.

Lapin. Le lapin de garenne donne une alimentation tendre, délicate, et bien plus facile à digérer que celle du lapin domestique, dont la chair est laxative pour certaines constitutions.

Lard. Associé aux légumes, il convient aux travailleurs en plein air ; mangé seul, c'est un aliment indigeste.

Laurier commun (*laurus nobilis*), arbre de l'Europe méridionale, dont les feuilles sont employées comme assaisonnement aromatique. Jadis elles formaient le laurier d'Apollon ; aujourd'hui, elles couronnent les jambons sous le nom vulgaire de *laurier-sauce*.

Laurier-cerise (*prunus lauro cerasus*), arbrisseau du genre Prunier, dont les feuilles amères et à odeur d'amande sont employées pour aromatiser les crèmes. Il ne faut pas en abuser, à cause de l'acide prussique ou hydro-cyanique qu'elles contiennent, et qui est, comme on le sait généralement, un violent narcotique.

Lentille, genre de la famille des Légumineuses. La lentille cultivée (*ervum lens*) nourrit bien, mais elle n'est pas d'une digestion facile, à moins qu'on ne l'ait préalablement réduite en purée.

La petite lentille, *ou lentillon*, a une saveur plus agréable que la grande.

Lièvre. La chair du lièvre de l'année est délicate, réparatrice et chaude. Son usage prolongé ne peut convenir qu'aux personnes qui font une grande dépense de forces musculaires.

Limande, poisson délicat et de facile digestion.

Limon. Variété du citron, le limon possède les mêmes propriétés rafraîchissantes. Plus de 15 millions de ces fruits sont annuellement importés à Londres.

LIQUEURS. Toutes les boissons spiritueuses ayant pour base l'eau-de-vie ou l'alcool sont plus ou moins stimulantes. Prises avec modération, elles peuvent convenir aux constitutions phlegmatiques et aux habitants des pays froids. (*Voir* EAU-DE-VIE.)

MACARONS. *Voir* PATISSERIES.

MACARONI. Bien préparée, cette pâte d'Italie est substantielle et réparatrice.

MACREUSE. La chair de cet oiseau, du genre des canards, est dure et difficile à digérer.

MAIGRE. *De l'usage du maigre.* — Ébranlé depuis soixante ans par de violentes commotions politiques, surexcité par un exercice trop actif de la pensée et par des besoins devenus trop précoces, notre système nerveux s'est par trop enrichi aux dépens de notre système musculaire : échange inégal, qui a eu pour résultat un développement luxueux de l'intelligence, c'est-à-dire un besoin dévorant d'émotions, un scintillement continuel d'esprit, souvent en désaccord avec le bon sens, puis, l'affaiblissement des complexions et la propagation du *tempérament nerveux,* ou plutôt de la *prédominance nerveuse* chez les masses. Or, de tous les soi-disant *tempéraments*, celui dans lequel prédomine le système nerveux étant sans contredit le plus irritable, le plus passionné, ne serait-il pas prudent de songer à le modifier par l'emploi d'un meilleur régime alimentaire?

Il faut le dire, l'usage du maigre, en France, produit de nos jours un effet entièrement opposé aux vues maternelles de l'Église. A l'époque où elle prescrivit la loi pénitentiaire et hygiénique de l'abstinence, son but principal était, sans aucun doute, de calmer l'effervescence des passions; et ce but, elle l'atteignait quelque peu chez nos ancêtres, autrement sanguins et robustes que nous. Mais, à présent que les constitutions sont changées, des observateurs très-recommandables par l'étendue de leurs connaissances et par la gravité de leur caractère, ont constaté avec moi que les jours qui suivent les deux d'abstinence se trouvent précisément ceux où les sens se montrent plus excitables. Ajoutons que le poisson et la chair noire de maint oiseau réputé *maigre*, ne font qu'embraser des constitutions nerveuses déjà trop volcaniques. Donc, jusqu'à ce que les complexions redeviennent en France ce qu'elles étaient autrefois, la suppression du maigre, *le samedi*, nous semble un grand service que le souverain Pontife pourrait rendre à ses enfants soumis, mais débilités.

Maïs, genre de plantes de la famille des Graminées, contenant encore plus de substance grasse que l'avoine. Le maïs, nommé aussi *blé d'Inde, blé de Turquie*, fournit une nourriture saine et abondante à une grande partie des habitants du globe. Sa farine, qu'on appelle *gaudes* dans plusieurs de nos départements, donne une bouillie dont l'usage prolongé contribue à engraisser et à faire cesser la constipation qui entretient souvent les irritations intestinales.

Manioc ou Médicinier cassane (*jatropha manihot*), plante de la famille des Euphorbiacées. Sa racine, formée de gros tubercules charnus, contient à la fois un suc vénéneux et une substance alimentaire très-saine. Purifiée par la décoction et par le lavage, elle laisse déposer la fécule qui nous est envoyée sous le nom de *sagou blanc* ou de *tapioca*.

Maquereau. La chair de ce poisson de mer est tendre et savoureuse, mais un peu lourde pour les estomacs délicats.

Marrons, fruits d'une variété du châtaignier, améliorée par la culture. Les marrons diffèrent seulement des châtaignes en ce qu'ils sont plus gros et uniloculaires. (*Voir* Chataigne.)

Massepain. *Voir* Patisserie.

Melon, alimentation aqueuse et rafraîchissante, trop froide pour certains estomacs. Un peu de bon vin pris immédiatement après ce fruit en facilite la coction. De toutes les variétés de melons, celle que nous devons à l'Arménie (le *cantaloup* à chair vive, au parfum suave et délicat), est sans contredit la plus délicieuse et le plus digestible. Mais, comme l'a dit le fabuliste J.-M. Villefranche :

Rare un parfait ami, rare un parfait melon ;
Il en faut goûter dix pour en trouver un bon.

Merlan. La chair tendre et légère de ce poisson de mer le fait conseiller aux convalescents.

Miel, substance mucoso-sucrée, que les abeilles préparent en introduisant dans leur estomac le suc de certaines plantes, puis en le dégorgeant dans les alvéoles de leurs gâteaux. La plupart des miels sont adoucissants et laxatifs. Étalé sur le pain, le miel bien parfumé fournit aux enfants un goûter aussi sain qu'agréable. (*Voir* HYDROMEL.)

MORUE. Frais, ce poisson de mer est tendre et assez facile à digérer; à moitié salé et séché, il est déjà plus lourd; complétement sec et salé, il constitue l'indigeste *merluche*.

MOULES. Ces mollusques bivalves, habitants de la mer, sont chauds et assez digestibles quand la température est basse. Pendant les grandes chaleurs surtout ils produisent quelquefois une sorte d'empoisonnement.

MOUTARDE. Délayée avec du vinaigre, la farine de cette crucifère est un assaisonnement qui stimule l'appétit, et qui aide à digérer les aliments fades ou trops gras.

MOUTON. La chair de ce quadrupède est l'un des aliments les plus sains et les plus restaurants. Elle excite moins que celle du bœuf, et est beaucoup plus digestible que celle du veau.

MUSCADE (*nux muscata*), fruit du muscadier, arbre exotique de la famille des Lauriers. Les jeunes gens et les individus irritables doivent s'abstenir de cet assaisonnement, fort agréable, mais par trop incendiaire.

NAVET, plante du genre Chou, dont la racine, charnue, tendre et sucrée, est assez facilement digérée, bien qu'un peu flatueuse. Abstenez-vous de ce légume dès qu'il commence à devenir fibreux. Le sirop de navets est adoucissant et pectoral.

NÈFLE, fruit du néflier commun (*mespilus germanica*), de la famille des Rosacées. Ramollies sur de la paille, les nèfles deviennent douces, tout en conservant leur propriété astringente.

Noisette, fruit du noisetier commun (*corylus avellana*), espèce de coudrier, de la famille des Amentacées. Son amande huileuse est très-agréable au goût, mais de difficile digestion. Les grosses *avelines* sont produites par une variété de noisetier cultivée dans le territoire d'Avellano en Campanie; comme les noisettes, elles passent mieux quand elles sont fraîches, et provoquent moins la toux.

Noix, fruit agréable, indigeste, peu réparateur et excitant à boire. Les noix vertes ou *cerneaux* sont un peu moins lourdes.

OEufs. Les meilleurs œufs sont ceux de poule; viennent ensuite ceux de pintade. Les *œufs frais à la coque* nous offrent une nourriture aussi douce que substantielle, très-favorable dans mainte irritation chronique. Les *œufs durs*, c'est-à-dire dont l'albumine a été coagulée par la cuisson, ne sauraient convenir qu'aux estomacs vigoureux. Quant aux mille autres manières, moins primitives, d'accommoder les œufs, elles feront notablement varier les propriétés de ce précieux aliment.

Ainsi, l'*omelette au thon* et les *œufs au jus*, décrits par Brillat-Savarin, devaient avoir une tout autre tonicité que le gigot anglais, dont son couteau, par trop national, avait fait écouler le suc jusqu'à la dernière goutte.

Oignon (*allium cepa*), plante du genre Ail. C'est un condiment et un aliment peu digestibles.

Oie. La chair dense, noire et grasse de cette sentinelle des basses-cours, n'est bonne que pour les estomacs vigoureux. Le foie d'oie, si recherché par les gastronomes, ne laisse pas d'être aussi d'une digestion difficile.

Olive, fruit de l'*olea europea*, genre de la famille des Jasminées. Les olives, sous toutes les préparations, restent lourdes et indigestes.

Orange. Les fleurs de l'oranger (*citrus aurantium*), de la famille des Hespéridées, donnent une eau distillée, fort employée comme remède anti-spasmodique, et pour aromatiser les crèmes, les bonbons ainsi que divers produits du petit four. Elles fournissent aussi une huile volatile très-odorante, appelée *néroli*, laquelle entre dans plusieurs parfums, notamment dans l'eau de Cologne. Les feuilles d'oranger, vertes surtout et macérées dans de l'eau froide, sont à la fois toniques et calmantes. Cette dernière boisson, prise aux repas, pure ou légèrement rougie avec du vin, suffit souvent pour rétablir les forces digestives, et faire disparaître de graves étourdissements produits par l'ébranlement du système nerveux. Quant à la chair de l'orange, plus mucilagineuse et plus sucrée que celle du citron, elle convient, soit comme aliment, soit comme tisane, aux personnes bilieuses, sanguines ou nerveuses, en leur communiquant une impression de fraîcheur qui se répète dans tout l'organisme.

Plus de 60 millions de ces fruits sont annuellement importés en Angleterre, pour Londres seulement.

Orge (*hordeum vulgare*). La farine de cette céréale ne donne qu'un pain grossier et moins nutritif que celui de froment. On fait avec l'*orge mondé* une tisane adoucissante, et avec l'*orge perlé*, des potages aussi légers que réparateurs.

Orgeat, sirop dans lequel entrait autrefois la décoction d'orge, mais que l'on fait aujourd'hui avec une émulsion d'amandes, du sucre et de l'eau de fleurs d'oranger : il est très-rafraîchissant, et il a l'avantage de neutraliser l'odeur de l'assa-fœtida et du musc, ce qui facilite l'administration de ces deux médicaments antispasmodiques. L'eau de fleurs d'oranger seule jouit aussi de cette dernière propriété.

Ortie (l') (*urtica*) a donné son nom à la famille des Urticées. Cette plante, rubéfiante à l'état frais, et pour cela peut-être trop dédaignée, se cultive en Suède et dans le département de l'Oise comme un fourrage propre à l'engraissement des bestiaux et des gallinacés. Les anciens en mangeaient la feuille au printemps; aujourd'hui, dans le Nord, on en cueille les jeunes pousses, et on les accommode de la même manière que les épinards : c'est alors un mets délicat.

La racine de l'ortie pourrait bien fournir à l'industrie quelque principe tinctorial, puisque les campagnards s'en servent pour colorer en jaune les œufs de Pâques : il suffit, pour cela, d'ajouter à sa décoction une petite quantité d'alun et de sel ordinaire.

Ortolan. Bien engraissé, ce petit oiseau fournit une alimentation succulente et tonique.

Oseille (*rumex acetosa*), plante potagère, du genre Patience et de la famille des Polygonées. L'oseille, douée de propriétés rafraîchissantes et laxatives, aiguise encore l'appétit. On évite les coliques produites par la farce à l'oseille en y mêlant un tiers de feuilles d'épinards ou de chicorée : par ce moyen se trouve corrigée la trop grande activité de l'acide oxalique.

OSMAZÔME. Principe extractif, d'un brun rougeâtre, auquel le bouillon doit son parfum et sa saveur. D'après Thénard, il y a dans le bouillon de bœuf sept parties de gélatine contre une d'osmazôme. Les bouillons de jeunes veaux, de poulets et de grenouilles en sont privés; aussi, sont-ils fades, décolorés et surtout moins substantiels.

Si vous tenez au bon bouillon, ménagez cette substance sapide, soluble à l'eau froide; votre pot-au-feu une fois bien écumé, veillez à ce qu'il ne fasse plus que *frémir*, que *sourire*, comme parle Brillat-Savarin. Oui, c'est l'osmazôme qui fait essentiellement le mérite des bons potages, des croûtes-au-pot, des coulis, du premier bouillon, trop bien apprécié par les cuisinières, puis du bouillon froid, si confortatif pour les mauvais estomacs. C'est encore lui qui, en se caramélisant, forme le roux des viandes; enfin, c'est à lui qu'est dû le rissolé d'un rôti, comme c'est de lui que s'échappe le fumet du gibier.

OUTARDE, gros oiseau, dont la chair noire et chaude est d'assez facile digestion.

OXYCRAT, mélange d'eau et de vinaigre. Une cuillerée à soupe de bon vinaigre dans un litre d'eau sucrée suffit, au besoin, pour remplacer la limonade. En augmentant la dose de vinaigre, cette boisson rafraîchissante deviendrait *astringente*. (*Voir* VINAIGRE.)

PAIN. L'aliment le plus nécessaire à l'homme, et,

par cela même, le plus répandu, le pain, se prépare, comme on le sait généralement, avec la farine et l'eau, auxquelles on fait subir un certain degré de fermentation, que l'on arrête à temps au moyen de la cuisson. Toute plante contenant du gluten, de la fécule et un principe mucoso-sucré, est plus ou moins propre à la confection du pain; mais le froment ou blé a obtenu la préférence sur les autres céréales, parce qu'il renferme plus de gluten, *osmazôme végétal* qui rend la pâte plus odorante, plus substantielle, plus digestible. La farine pure de froment donne un pain aussi doux que nourrissant; toutefois, le méteil, c'est-à-dire la farine de froment mélangée avec celle de seigle, communique au pain un goût plus agréable et des propriétés rafraîchissantes. Quant au pain de seigle pur, il a l'avantage, lorsqu'il est bien fait, de se conserver longtemps frais et savoureux. Les personnes sédentaires et sujettes à la constipation ne tardent guère à éprouver de bons effets de son usage journalier; il convient aussi aux personnes qui ont trop d'obésité. Les pains d'avoine, d'orge, de maïs, de millet, de sarrasin, de châtaignes, de fèves, sont lourds, et ils nourrissent peu : ce sont des pis-aller qu'il faut conserver pour les années de disette.

Le pain bien fait, c'est-à-dire bien pétri, bien fermenté et cuit à point, doit avoir beaucoup d'yeux, une odeur particulière, due à la torréfaction du gluten, et une saveur qui rappelle celle de la noisette. Tout pain présentant une odeur aigrelette et une saveur acide a été fait avec de mauvais levain.

Bien plus agréable sans doute que le pain rassis,

le pain frais ne saurait convenir aux enfants, aux vieillards et aux gastralgiques, qui, involontairement, en mangent trop ou l'avalent trop vite.

Les individus chargés d'embonpoint et nonchalants feront bien de manger fort peu de pain ; les personnes maigres et actives pourront s'en permettre davantage, mais toujours avec modération. (*Voir* l'article FARINE.)

On croit assez généralement que le pain de fine fleur de farine est le meilleur, et que sa blancheur est l'indice de la belle qualité du grain ; ce sont là deux erreurs. D'abord, la blancheur du pain n'est que trop souvent due à l'addition frauduleuse d'une certaine quantité d'alun ; puis, la science, d'accord avec l'expérience journalière, a démontré que le pain de farine non raffinée est bien autrement nutritif que celui qui est fait avec la fleur toute seule, parce que l'opération du moulé a enlevé à cette dernière les substances salines propres à la croissance des os. Le pain fait avec la farine brune doit donc être donné de préférence aux nourrices, aux enfants, ainsi qu'aux personnes rachitiques ou qui auraient à se plaindre de la faiblesse de leurs dents.

Par suite des travaux de M. Bouchardat, qui a démontré l'excellence du pain de gluten dans le traitement du diabète sucré, MM. Martin et Durand sont parvenus à fabriquer une farine, une semoule et des petits pains de gluten, qui rendent le régime des diabétiques plus facile et plus varié.

Quant aux appareils de panification dus à M. Rolland, ils finiront sans doute par détruire la dégoûtante routine de l'art du boulanger : le pétrin mécanique de l'inventeur lyonnais commence par supprimer le pétrissage par les mains de l'homme.

PATATES ou BATATES, racines tuberculeuses du *convolvulus batatas,* de la famille des Liserons. Cet aliment farineux, dont la saveur approche de celle des marrons, est sain et d'une digestion aisée. Malheureusement, ainsi que l'a fait remarquer M. de Gasparin, la patate est peu estimée en France : trop sucrée pour être consommée avec de la viande, ou avec différents mets assaisonnés au sel, elle ne l'est pas assez pour que l'usage s'en répande comme aliment sucré.

PATISSERIES. En tête des pâtisseries figure de droit le *pâté,* dont la croûte, toujours lourde, ne peut s'adresser qu'aux estomacs vigoureux. Quant au contenu, ses propriétés dépendent évidemment de la nature de l'animal ou des divers animaux mis à contribution. Quoi qu'il en soit, les perdrix et les cailles rôties seront toujours plus facilement digérées que celles que l'on retirerait du meilleur pâté, pleines de suc, il est vrai, mais trop pénétrées de graisse.

Les *tartes* aux fruits sont en général plus digestibles que les tartes aux confitures ou à la crème.

La plupart des *gâteaux* sont indigestes ; nous y comprenons les brioches les plus fines, si elles ne sont pas bien cuites.

Les autres produits du *petit four,* ayant pour base les amandes, sont tous plus ou moins pesants : les *nougats* surtout, les *massepains* et les *macarons,* voire ceux de Dijon. Les estomacs délicats pourront, à l'occasion, manger les deux demi-sphéroïdes d'une *meringue* et un peu de croûte de *biscuit de Savoie.*

Quant aux *puddings* plus ou moins anglais ou belges, dont la science culinaire compte déjà cent et quelques espèces, la farine, les œufs, la moelle de bœuf, le sucre, les aromates et le rhum qui entrent dans leur composition, les rendent par trop échauffants et trop lourds pour les personnes irritables, surtout vers la fin d'un repas auquel elles ont déjà fait suffisamment honneur.

Pavot. Le pavot des jardins (*papaver somniferum*) ne fournit pas seulement l'opium, ses graines renferment une huile douce et alimentaire, connue sous le nom d'*huile d'œillette* : on l'emploie souvent à falsifier l'huile d'olives, dont le prix est plus élevé.

Pêche, fruit de l'*amygdalus persica*, arbre du genre Amandier. Les pêches, conquises par les Romains dans la guerre des Perses, ont une chair succulente, délicate, parfumée, donnant une alimentation rafraîchissante et peu réparatrice. Blanchies ou associées à un peu de vin sucré, elles ne sont plus trop froides pour certains estomacs.

Perche. Ce poisson de rivière, tendre et délicat, produit quelquefois des éruptions cutanées.

Perdrix. Dures et moins succulentes que les perdreaux, les vieilles perdrix se mangent aux choux. Ce gibier, donnant une alimentation chaude et très-réparatrice, ne convient pas aux individus à entrailles irritables.

Persil (*apium petroselinum*), plante potagère, du genre Ache. Ses feuilles sont un condiment chaud et d'une odeur agréable ; on peut, au besoin, les remplacer par la racine desséchée, qui a des propriétés diurétiques.

PIGEON. Jeune, il est tendre, savoureux, et se digère assez bien.

PIMENT, fruit du *capsicum annuum*, genre de plantes de la famille des Solanées. Ce condiment, âcre et stimulant, n'est pas convenable dans les climats tempérés.

PIMPRENELLE. Cet autre condiment, d'une odeur agréable, est légèrement tonique et diurétique; il assaisonne parfaitement les salades trop aqueuses.

PISSENLIT OU DENT DE LION (*leontodon taraxacum*). Quand ses feuilles sont tendres, cette plante, de la famille des Chicoracées, fournit une salade légèrement tonique.

PISTACHE, fruit du *pistachia terebinthus*. Cette amande émulsive, d'une saveur des plus agréables, sert à aromatiser les entremets sucrés, et à préparer le *looch vert* des pharmaciens. Mangée seule, elle est indigeste.

PLUVIER, gibier succulent, chaud et de facile digestion.

POIRE, fruit du *pyrus communis*, de la famille des Rosacées. Les bonnes poires se recommandent par leur chair parfumée et par leurs propriétés rafraîchissantes. La cuisson les rend toniques et même légèrement astringentes. C'est avec les poires les plus âpres que l'on fait le poiré, boisson plus agréable, mais moins saine que le cidre; la grande quantité d'alcool qu'elle contient en fait interdire l'usage aux personnes maigres et irritables.

Poireau ou Porreau, espèce d'ail, d'une digestion assez facile quand il est bien cuit.

Pois (*pisum sativum*). Comme toutes les graines à enveloppe ligneuse, les pois sont flatueux, et ils conviennent peu aux individus sédentaires. Les *petits pois verts* et la *purée de pois* sont assez digestibles.

Poisson. Moins nourrissant que la viande, le poisson est plus échauffant et plus aphrodisiaque : la prudence commande d'en donner peu aux jeunes gens. Voici comment le docteur Gaubert classe les poissons, eu égard à la nature d'alimentation qu'ils fournissent :

Première classe. — Alimentation peu stimulante, légère et peu réparatrice : l'able, l'ablette, le barbeau, le boulereau (petit goujon), le brocheton, le carpeau, le coucou de mer ou grondin, le dard, le gardon, le meunier (médiocre), le nase.

Deuxième classe. — Alimentation stimulante, saine et plus réparatrice : l'able (saumon), l'æglefin ou aigrefin, l'albicolore, espèce de maquereau (un peu lourd), l'alose, l'altavèle, l'aphye ou loche de mer (usage modéré), l'apron, le balaou, la barbue (exquis), la bécasse de mer, la bonite, le brochet, le cabillaud (morue fraîche), le canus ou rochau, la carpe (un peu lourde), le carrelet, la cheiline ou denté, la dorade (un peu lourde), la donzelle, la dorée, la dorsch, l'esturgeon (lourd), l'exocet ou poisson volant, l'éperlan, le goujon de mer, le labeon, le labre, la limande, le loup de mer (un peu lourd), le maquereau (un peu lourd), le merlan, le merlan noir, le mulet (un peu lourd), le négoil, l'ombre, l'ombrine, le paru, la perche, la perche de mer, le pilote, la plie, le poisson royal, la raie mangée à point, le rouget, la sardine, le saumon (un peu lourd), le scare, la sole, plusieurs spares, le tacaud, la tanche de mer, les différentes espèces de truites, le turbot.

Troisième classe. — Alimentation stimulante, indigeste ou lourde : l'aigle de mer, l'aiguille, l'alalunga ou thon blanc, l'amie, l'anguille d'eau douce et de mer, la baleine (sa queue et sa langue), la barbotte, la bonite, la brême, la brême de mer, le calmar, le congre, le dauphin, le dauradou, le derbio ou biche, le diodon, l'épaulard, l'ésoce, l'espadon, la girelle, le labre paon, la lamproie, le leblen, le lépidope, le marsouin, la merluche, la morue salée, le muge, la murène, le poisson lune, la raie fraîche, la sèche, la tanche, le thon, la torpille, etc.

Poivre, poudre stimulante fournie par les baies du poivrier aromatique (*piper nigrum*), plante sarmenteuse exotique, de la famille des Urticées. Le poivre blanc est le même fruit, dépouillé de sa couche extérieure. Ce condiment, en petite quantité, convient particulièrement dans les cas d'atonie de l'estomac. Les constitutions chaudes et irritables doivent s'en abstenir habituellement.

Pomme, fruit du *malus communis*, de la famille des Rosacées ; elle contient plus d'acide malique et nourrit un peu moins que la poire ; cuite, elle est laxative. Les pommes acerbes, mêlées à quelques pommes douces, font un cidre de première qualité. Une belle pomme de reinette bouillie dans un litre d'eau avec une cuillerée de miel ou de cassonnade fournit une tisane aussi agréable que rafraîchissante. Les compotes de pommes et les pommes cuites conviennent généralement aux personnes échauffées et aux hémorrhoïdaires.

POMME D'AMOUR. *Voy*. TOMATE.

POMMES DE TERRE, racines tubéreuses et féculentes du *solanum tuberosum*, originaire du Pérou. Bien cuite, la pomme de terre est légère, nutritive; elle n'a pas l'inconvénient des haricots, des pois et des lentilles. Sa fécule sert à faire d'excellents gâteaux d'entremets et de bons potages pour les convalescents. J'ai goûté, il y a une dizaine d'années, un assez bon *pain de pommes de terre* et de froment, confectionné par M. Gannal, continuateur des essais de Parmentier.

Évitez soigneusement de manger des pommes de terre atteintes de la maladie.

POTIRON (*cucurbita pepo*), espèce de courge, douce et rafraîchissante.

POULET. Jeune et gras, le poulet est délicat, substantiel et plus digestible que la poularde; il entre dans la diète blanche.

PRUNES, fruits du *prunus domestica*, de la famille des Rosacées. Les meilleures espèces sont douces et rafraîchissantes. Contrairement à l'opinion générale, la compote de *prunes* tient le ventre plus libre que celle de *pruneaux*.

Le prunier qui fournit les pruneaux d'Agen, si délicats seulement à l'état sec et cuit, ne se cultive guère que dans quelques arrondissements de Lot-et-Garonne, sous le nom de *robe de serpent*. Le produit moyen de ce fruit, pour les seuls habitants de Villeneuve-sur-Lot, est de trois millions de francs par année.

Rack, liqueur spiritueuse et très-échauffante, que l'on retire du riz fermenté; les Anglais s'en servent pour faire leur punch.

Radis, racines du *raphanus sativus*, de la famille des Crucifères. Les *radis*, les *petites raves* et surtout le *raifort* sont trois crudités aromatiques interdites aux estomacs délicats.

Raie. La chair de ce poisson est chaude et réparatrice; trop fraîche, elle est dure: il faut la manger à point.

Raiponce (*campanula rapunculus*). Les racines et les feuilles de cette campanulacée se mangent en salade; elles stimulent l'appétit.

Raisin. Bien mûr, ce fruit mucoso-sucré nourrit, engraisse et fait cesser les constipations les plus opiniâtres. Une grappe de raisin, dont on a soin de jeter les pellicules, rafraîchit et favorise la digestion. Les raisins secs sont lourds; le raisiné est stomachique.

Rhum. Comme toutes les boissons fortement alcooliques, l'eau-de-vie tirée de la canne à sucre est un stimulant incendiaire dans les pays chauds. Son usage modéré n'est pas, à beaucoup près, aussi dangereux dans les contrées froides et humides.

Riz (*oryza sativa*), plante presque aquatique, originaire de la Chine, et appartenant à la famille des Graminées. Ses semences, amylacées, alimentent autant d'individus que le froment et le seigle ensemble; néanmoins, elles contiennent si peu de principes nutritifs, que les hommes qui les emploient seules sont obligés d'en consommer une quantité considérable. Préparé ou associé au jus de viande, le riz peut rétablir les estomacs les plus délabrés ; sa farine sert à faire des crèmes très-délicates.

Rognons ou Reins. Leur tissu compacte les rend peu digestibles.

Rouget. La chair de ce poisson est d'un goût agréable ; elle se digère aisément.

Safran (*crocus sativus*), plante bulbeuse, de la famille des Iridées. Ses stigmates sont l'assaisonnement obligé du riz chez les Orientaux. Le safran est échauffant.

Sagou, moelle féculente du sagoutier, arbre exotique de la famille des Palmiers ; on en prépare des potages légers et nutritifs sans doute, mais qui, seuls, ne pourraient pas remédier à l'épuisement des forces.

Salade. Ce mets, composé de plantes herbacées assaisonnées d'huile, de vinaigre, de poivre et de sel, doit être interdit, ainsi que les autres crudités, aux personnes dont la digestion est douloureuse ou difficile. Macérée dans le suc de viandes rôties, et mêlée à leur substance par une macération *prolongée,* la salade se digère assez bien quand elle est tendre. En résumé, si elle réveille et réjouit le *cœur* des individus à bon estomac, elle fatigue l'*estomac* des personnes délicates. Sa place ordinaire reste donc dans la classe des crudités nuisibles aux entrailles irritables.

Salaisons. Les viandes et les poissons conservés dans le sel marin sont trop échauffants pour les personnes sédentaires ou délicates ; les salaisons ne conviennent qu'aux individus robustes faisant une grande dépense de forces musculaires.

Salep, substance féculente et gommeuse, retirée en Orient des bulbes de plusieurs Orchidées. Mêmes usages, mêmes propriétés que le sagou.

Salsifis, plante légumineuse de la famille des Chicoracées. Les racines du salsifis commun (*tragopogon porrifolium*) sont douces et très-digestibles.

Sang. Les boudins que l'on en fait sont un aliment lourd et de difficile digestion.

Sanglier. La hure et quelques autres parties de cet habitant des forêts sont plus digestibles que la chair du porc.

Sapotillier (*achras sapota*), très-bel arbre fruitier de Saint-Domingue; ses fruits délicieux ont la grosseur et la couleur de nos nèfles d'Europe; ils tiennent, après l'orange, le premier rang dans les desserts de l'Archipel, et constituent pour les Antilles un commerce fort important. On lit dans la *Flore* de M. de Tussac, qu'il y avait au Cap un sapotillier qui rapportait chaque année 6,000 fr. à son heureux propriétaire.

Sarcelle. La chair noire de cette espèce de canard est échauffante et lourde.

Sardine. Frais, ce petit poisson de mer est délicat et très-digestible; salé, il devient échauffant.

Sarrasin (*polygonum fagopyrum*). Les bouillies et les gâteaux faits avec la farine de sarrasin ou *blé noir* sont assez agréables et digestibles; il n'en est pas de même du pain fait avec cette plante, du genre Renouée et de la famille des Polygonées.

Sarriette (*satureia hortensis*), plante aromatique

de la famille des Labiées. On l'emploie comme assaisonnement : c'est un léger stimulant.

Saumon. Ce poisson, fort estimé, remonte de la mer dans nos grands fleuves. Sa chair est substantielle, mais un peu lourde.

Scorsonère. Le salsifis noir (*scorzonera hispanica*) et le scorsonère nain (*scorzonera humilis*) ont les mêmes propriétés que le salsifis; ils appartiennent comme lui à la famille des Chicoracées.

Seigle (*secale cereale*). *Voir* à l'article Pain ce que nous avons dit de la farine de cette plante, de la famille des Graminées.

On se sert encore de la farine de seigle pour confectionner le pain d'épices et quelques autres préparations alimentaires.

Sel. Le sel marin ou chlorure de sodium est un condiment universel, dont l'usage modéré communique aux aliments une saveur qui les rend plus agréables et plus digestibles. D'après les calculs statistiques les plus exacts, la moyenne de la consommation du sel est, pour chaque habitant de Paris, de 4,500 grammes par année; elle est, en Angleterre, de 5,800 grammes par tête.

Semoule. Cette pâte granulée, faite avec la plus belle farine de froment, sert à préparer des potages aussi légers que nutritifs.

Sirops, conserves liquides d'un suc, d'une infusion, d'une décoction ou d'une distillation de plantes, par l'addition de deux parties de sucre. Leurs propriétés varient selon la nature des composants. (*Voir* les articles Gomme, Groseille, Orange, etc.)

Sole, l'un des poissons de mer les plus délicats et les plus digestifs.

Soupe. Le pain, qui en est la base, la rendant très-nutritive et *incrassante,* elle convient en général aux individus maigres; quant à ceux qui sont chargés d'embonpoint, ils feront bien d'en manger fort peu.

Suc, liquide obtenu par la trituration de diverses plantes. Il est certaines personnes auxquelles les sucs d'herbes sont très-favorables avant les grandes chaleurs.

Sucre. L'usage modéré de ce condiment est des plus salutaires; il calme la faim et aide le travail digestif.

« Sans doute, dit M. Payen, le sucre, pris isolément, ne saurait nourrir l'homme ni même un animal quelconque; mais on peut dire que c'est un des aliments respiratoires les plus propres à compléter et à améliorer les qualités digestives d'une foule de substances alimentaires. »

Documents statistiques sur la consommation du sucre dans tout le monde civilisé. « La quantité totale de sucre de toute nature et de toute provenance qui est fabriquée dans le monde civilisé est de 2 millions 342,722 tonnes, savoir :

Sucre de canne.	2,057,653[1]
Sucre de palmier.	100,000
Sucre de betterave.	164,822
Sucre d'érable.	20,247
Total.	2,342,722

[1] Ces 2,057,653 tonnes formeraient le chargement d'une flotte de 2,894 navires de 400 tonneaux.

« La quantité de sucre qui est mise à la disposition de notre civilisation occidentale, dans laquelle on comprend ici l'Europe avec le bassin de la Méditerranée, les États-Unis et une partie des autres États du nouveau continent, ne s'élève qu'à la moitié environ de ce total. Elle est de 1,143,000 tonnes, dont 958,000 en sucre de canne, 165,000 en sucre de betterave et 10,000 en sucre d'érable. A raison de 300 millions d'âmes environ, c'est une moyenne d'un peu moins de 4 kilogrammes par tête. Or, en Angleterre, la moyenne est aujourd'hui de 13 kilogrammes; aux États-Unis, elle est de 10; à Cuba, elle était, à l'époque où M. de Humboldt y passa, et plus tard, en 1826, de 24. La nôtre est à peu près à la ration moyenne de 4 kilogrammes. L'Italie, l'Autriche, l'Espagne, la Turquie, ne sont guère qu'à 1 kilogramme. La Russie n'atteint pas tout à fait cette modeste consommation. »

Ajoutons, avec M. Michel Chevalier, que l'usage du sucre tend fortement à s'accroître : de 1826 à 1854, sa consommation moyenne a doublé en France.

Tafia. Cette eau-de-vie, faite avec le sirop de sucre, est, comme le rhum, une boisson incendiaire, trop stimulante pour les habitants des pays chauds, dont elle décime la population.

Tanche. Moins visqueuse que celle des étangs, la tanche de rivière est plus agréable au goût et plus digestible.

Tapioca. Cette fécule granulée, extraite du manioc, est analeptique; on en prépare d'excellents potages pour les convalescents.

TARTES. *Voir* PATISSERIES.

THÉ, feuilles sèches et roulées d'un arbrisseau de la famille des Hespéridées, très-commun en Chine et au Japon (*thea viridis*). On donne au thé différents noms, selon la forme et la couleur des feuilles, l'époque de leur récolte et leur mode de préparation. L'infusion de thé est une boisson tonique et digestive, favorable aux constitutions lymphatiques, mais nuisible aux individus nerveux, maigres, irritables. A ces derniers, nous défendrons le thé vert, qui, pris le soir, trouble le sommeil bien plus que le thé noir, et nous conseillerons la fleur de Véronique, ou thé d'Europe, infusée dans du lait. On attribue l'extrême pâleur des Japonaises à l'usage immodéré du thé.

THON. Fraîche, salée ou marinée, la chair de ce poisson est un peu lourde; elle ne convient qu'aux individus bien portants.

THYM (*thymus vulgaris*), plante de la famille des Labiées. C'est un condiment aromatique, nuisible aux constitutions irritables, qu'elle échauffe trop.

TOMATE OU POMME D'AMOUR (*lycopersicum esculentum*). La sauce aux tomates, aigrelette, rafraîchissante, se combine parfaitement aux viandes fades, dont elle relève le goût. Quand les tomates sont d'un rouge vif, c'est le moment d'en préparer un extrait que l'on conserve pour l'hiver.

TOPINAMBOUR, racine de l'*helianthus tuberosus*, de la famille des Corymbifères. Ce tubercule appartient à l'alimentation douce; son goût a de l'analogie avec celui de l'artichaut.

Tortue. Ce reptile, de l'ordre des Chéloniens, est fort recherché comme aliment, bien que sa chair soit un peu lourde. Les tortues de terre et de mer donnent des bouillons fortifiants et adoucissants.

Truffe, sorte de champignon souterrain, dont le mode de développement est encore un mystère en botanique. Condiment d'un parfum exquis, la truffe échauffe, et nourrit peu, par la raison qu'elle est peu digestible.

Truite. Ce poisson de rivière est délicat et d'une digestion aisée; sa chair a de l'analogie avec celle du saumon.

Turbot. La chair succulente de ce poisson de mer est très-réparatrice et d'une digestion assez facile.

Vache. Sa chair est moins succulente et moins digestible que celle du bœuf.

Vanille, fruit siliquiforme du vanillier, plante parasite et sarmenteuse de la famille des Orchidées. L'acide benzoïque dont elle est quelquefois *givrée* en fait un condiment du parfum le plus suave. Chaude et excitante, la vanille est bannie du *chocolat de santé;* elle domine dans la liqueur de table désignée sous le nom d'*alkermès*.

Vanneau, oiseau de passage, dont la chair noire et parfumée n'est pas toujours tendre[1].

[1] J'ai cité ailleurs un gastronome théoricien qui se glorifiait d'avoir résolu le difficile problème du vanneau. « Le vanneau, voyez-vous, disait-il gravement à un ami, le vanneau est un oiseau très-fin, qui a offert jusqu'ici de

Veau. Le veau de trois mois est un aliment doux et suffisamment réparateur ; avant ce terme, sa chair est fade, trop visqueuse et peu nutritive[1]. (*Voir* l'article Bouillon.)

Les *tirants*, que l'on rencontre particulièrement dans la blanquette de veau, sont des fibres aponévrotiques ou tendineuses, comme les *croquants* sont des cartilages plus ou moins avancés vers l'ossification ; toutes ces parties sont fort peu digestives.

Vermicelle. Comme toutes les autres pâtes faites avec la plus belle farine, le vermicelle donne des potages nourrissants et très-légers, pourvu que, bien cuit, il ne soit ni trop clair ni trop épais.

Viande. De toutes les chairs animales, celle qui réunit le mieux les principes nutritifs, est, sans contredit, la viande dite de boucherie. Pour être de bonne qualité, cette viande doit remplir les conditions suivantes : être d'un rouge clair et non sanguinolent ; contenir un peu de graisse ; présenter un certain degré de fermeté ; ne pas avoir d'odeur désagréable ; enfin provenir de bêtes saines, ni trop vieilles ni trop jeunes. La chair des animaux trop

grandes difficultés. Ou le train de derrière est trop avancé, ou le train de devant ne l'est pas assez. J'ai réfléchi là-dessus, moi, et j'ai pensé qu'en faisant prendre au vanneau un demi-bain, un bain de siége, dans une saumure conservatrice, cela donnerait le temps à l'air d'agir sur les ailes en proportion convenable, et qu'ainsi l'oiseau serait bon dans son entier. »

[1] Depuis plusieurs années, les Anglais ont adopté une méthode qui leur permet de nourrir quatre veaux avec le lait d'une seule vache. Cette méthode, qui devrait bien être suivie en France, consiste dans l'emploi d'une forte infusion de foin, mélangée avec du lait. La Société d'Agriculture de Clermont (Oise) pense que nos éleveurs, qui nourriraient ainsi leurs veaux, ne seraient plus dans la nécessité de les vendre aussi jeunes, et qu'ils y trouveraient un grand bénéfice, puisque les consommateurs seraient assurés de manger une viande moins coûteuse et de meilleure qualité.

jeunes surtout ne doit pas plus entrer dans notre régime alimentaire que les vins nouveaux: n'étant pas assez faite, elle n'est pas assez réparatrice. N'oublions pas que la propriété nutritive a pour signe principal la saveur, la saveur que la Providence a variée à l'infini dans les substances animales et végétales. Or, il faut convenir que, jusqu'à présent, la viande des bêtes d'engraissement précoce ne la possède pas au même degré que celle de l'animal naturellement parvenu à maturité.

Si les Anglais et les Allemands font une trop grande consommation de viande, les agriculteurs français en sont trop parcimonieux; et pourtant, quelques kilogrammes de bœuf ou de mouton ajoutés aux provisions de la semaine, augmenteraient la force de leurs muscles, par suite, la fertilité de leur récolte, puis, très-probablement, la durée de leur existence.

Depuis un demi-siècle, la viande semble devenir de plus en plus nécessaire à nos constitutions trop nerveuses, c'est-à-dire affaiblies. (*Voir* l'article consacré au MAIGRE.)

VIN. C'est la plus salutaire de toutes les boissons spiritueuses, et celle dont l'abus produit le plus de maladies et de crimes. (*Voir*, dans la *Médecine des Passions*, le chapitre sur l'IVROGNERIE.)

La prééminence des vins est relative aux constitutions auxquelles ils conviennent le mieux. En général, les vins blancs sont moins toniques que les rouges; ils exercent une stimulation trop vive sur le système nerveux et sur les voies urinaires pour qu'on en fasse habituellement usage, à moins d'indication particulière.

Parmi les vins rouges que produit la France, ceux de la haute Bourgogne disputent le pas à ceux de Bordeaux des premiers crus. Les gourmets les divisent en deux catégories : les *vins de la côte de Nuits*, et les *vins de la côte de Beaune*.

Côte de Nuits : Romanée, Chambertin, Latache, clos de Vougeot, en première ligne; Richebourg, Saint-Georges, Vosnes, en deuxième ligne; en troisième : Nuits, Prémeau, Chambolle, Morey.

Côte de Beaune. 1° *Grands vins de Bourgogne* : Corton, Volnay, Pomard, Beaune, Chassagne; 2° *grands ordinaires de Bourgogne* : Savigny, Monthélie, Auney, Santeney; 3° *ordinaires de Bourgogne* : Mercurey, Givry.

Les individus phlegmatiques se trouvent bien de l'usage du vin de Bourgogne.

Les vins de Bordeaux sont ainsi classés par les connaisseurs : *Quatre premiers crus* : Château-Margaux, Château-Lafitte, Latour, Haut-Brion; *onze seconds crus*, et *dix-sept troisièmes* dont nous ne voulons pas charger la mémoire du lecteur.

Ces vins, généralement moins chauds que ceux de Bourgogne, conviennent mieux aux personnes nerveuses et irritables.

Les *vins de liqueur*, tels que ceux de Malvoisie, de Rota, de Condrieux, les vins muscats de Frontignan et de Lunel, sont stomachiques et digestifs; ils ne se prennent qu'à petits verres, et ne doivent pas entrer dans le régime de tous les jours; il en est de même du Madère et de l'Alicante, si rarement purs à Paris.

Parmi les vins blancs légers et délicats, connus

sous le nom de *blanquette,* celle de Limoux est incontestablement la meilleure. Son joli bouquet et sa stimulation passagère en font, à faible dose, une sensualité inoffensive.

On n'en peut pas dire autant du vin blanc mousseux de Champagne, et surtout du *Silleri* ou *vin de la maréchale* : les dames feront bien de s'en abstenir.

Un peu de bon vin après la soupe ; de l'eau rougie pendant le repas ; de temps en temps un verre à liqueur d'un vin vieux de dessert, tel devrait être le régime des gens riches qui ont à cœur de conserver leur santé. Quant aux ouvriers qui font une grande dépense de forces musculaires, ils gagneraient beaucoup à se procurer journellement et à domicile un peu de vin naturel, avec tout l'argent qu'ils se complaisent à dissiper en fumée ou à engloutir au cabaret, les jours de fêtes.

Pris avec modération, « le vin, dit Bernardin de Saint-Pierre, est le lait des vieillards, et le lait est le vin des enfants. »

VINAIGRE. Liquide obtenu le plus ordinairement par la fermentation acide du vin. Cet assaisonnement très-répandu ne convient nullement aux entéralgiques ni aux personnes nerveuses et irritables. Les individus bien portants n'en doivent même user qu'avec réserve. Nous pourrions citer plusieurs jeunes filles qui ayant bu du vinaigre, dans l'intention de se faire maigrir, ont fini par succomber après de longues et atroces souffrances.

(*Voir* ci-après, à l'*exhalation graisseuse* ou *adipeuse,* les moyens qu'il convient d'employer pour s'opposer à la maigreur aussi bien qu'à l'obésité, quand elles deviennent disgracieuses ou inquiétantes.)

(*Voir* aussi, à la fin du volume, note C, le tableau de la *consommation alimentaire de la ville de Paris*.)

A l'aide de ce petit Dictionnaire, il sera facile de faire choix des substances qui conviennent le mieux, pour nourriture habituelle, à une constitution donnée. Comme complément et comme résumé des notions précédentes, nous ajouterons quelques remarques et conseils hygiéniques, présentés sous la forme d'aphorismes, afin qu'ils puissent mieux se graver dans l'esprit.

Remarques et Conseils hygiéniques sur la Digestion.

1. Le mouvement qui entretient et qui use les matériaux de la vie, nécessite leur réparation.

2. Deux sensations éminemment conservatrices, la faim et la soif, rapportées l'une à l'estomac, l'autre à l'arrière-gorge, réclament des matériaux réparateurs solides et liquides.

3. Des matériaux étrangers ne peuvent être réparateurs, s'ils ne sont assimilables, c'est-à-dire s'ils ne se convertissent en notre propre substance.

4. Certaines substances ne cèdent à notre corps les éléments propres à réparer ses pertes, qu'après avoir subi une longue élaboration de la part des organes digestifs : ce sont les *aliments solides* ; d'autres les lui cèdent avec une grande promptitude : ce sont

les *boissons ;* n'oublions pas l'air, ce grand *pabulum vitæ* des anciens.

5. Aucun des principes immédiats pris isolément, soit dans le règne *végétal,* soit dans le règne *animal,* ne saurait suffire à la nutrition parfaite de l'homme : pour être salubre et complétement alimentaire, notre nourriture doit réunir, dans une juste proportion, les produits comestibles des plantes et ceux des animaux (régime *mixte*).

6. L'expérience indique encore qu'il faut introduire une certaine variété dans notre régime habituel ; ainsi, l'on ne fera pas un usage trop prolongé des mêmes aliments où prédomineraient l'azote, la fécule, les graisses animales et végétales ; de temps en temps, on en choisira d'autres, bien que leur composition élémentaire puissent sembler équivalente.

7. Les propriétés *bonnes* ou *mauvaises* des substances alimentaires ne sauraient être absolues, elles ne sont que relatives.

8. Dans le choix des aliments, choix à la fois si important pour la santé et pour le caractère, n'oublions pas de tenir compte de l'âge, de la constitution, du climat, de la profession ou du genre de vie, de l'état de maigreur ou d'obésité du corps, etc. ; toutes ces circonstances doivent déterminer le régime propre à chaque individu.

9. Il ne suffit pas que les aliments soient bien choisis, il faut encore qu'ils soient bien apprêtés, convenablement cuits : aussi faut-il reconnaître que la cuisine *bien faite* nous aide à mieux vivre et à vivre plus longtemps.

10. Généralement parlant, on ne sait pas man-

ger : outre qu'on mange trop, on mange *trop vite*.

11. Les substances alimentaires du meilleur choix et de la meilleure préparation ne procurent une digestion facile, même à l'homme sain et tempérant, qu'à la condition qu'il leur aura fait subir le degré nécessaire de *mastication*.

12. Mangeurs de toutes classes, pas de distraction, pas trop d'avidité pendant ce temps préparatoire de la digestion : sinon, le bol alimentaire, rude et grossier, rendra votre déglutition pénible et votre digestion plus ou moins douloureuse. N'oubliez jamais qu'il n'y a pas de dents à l'estomac, et que ce viscère n'a pas chez l'homme la même organisation ni la même vigueur que chez les gallinacés. Grand nombre de gastrites et de gastralgies reconnaissent pour cause une mastication imparfaite; et la preuve, c'est que la plupart guérissent par l'unique précaution que prennent les malades de mieux broyer les aliments.

13. Pour bien broyer les aliments, il est une condition indispensable, c'est d'avoir de bonnes *dents* : apportez donc tous vos soins à la conservation de ces petits organes, qui sont en outre l'ornement de la bouche et les puissants auxiliaires d'une belle prononciation.

14. C'est une précaution utile de se nettoyer les dents, chaque matin, avec une brosse molle en poils de blaireau, et de se rincer plusieurs fois par jour la bouche avec de l'eau pure.

15. Il ne suffit pas d'entretenir propres les dents de devant, c'est jusque derrière les grosses molaires qu'il faut avoir soin de porter la brosse.

16. Voulez-vous enlever jusqu'à la dernière trace de limon, et ne pas détacher la pointe conique des gencives qui sépare et consolide les dents, ne vous contentez pas d'agir de droite à gauche, portez doucement la brosse de haut en bas et de bas en haut. Je dis *doucement,* car les frictions faites avec trop de force ou avec une brosse dure ne tarderaient pas à produire un déchaussement aussi nuisible que disgracieux.

17. Les gencives saignent-elles au moindre contact, n'employez qu'une petite éponge ou même de l'eau seule.

18. Soyez très-circonspects dans l'emploi des dentifrices : il en est qui ne blanchissent l'émail qu'aux dépens de sa solidité [1]. Or, il ne faut pas perdre de vue que l'émail est une sorte de trempe providentielle qui rend les dents plus belles, plus dures et moins altérables par le contact de l'air.

19. A ces soins de propreté, joignez les précautions que réclament les vicissitudes atmosphériques, ainsi que l'attention de ne pas séjourner dans des courants d'air, et de ne porter que des chaussures parfaitement sèches.

20. Vous éviterez encore l'abus de la pipe, celui

[1] Le docteur Devay, dans son *Hygiène des Familles,* recommande la formule suivante, comme réunissant les avantages attachés à un cosmétique de cette nature, le parfait nettoiement des dents et l'affermissement des gencives :

Poudre de charbon végétal.	16	grammes.
Sulfate de quinine.	1	—
Magnésie calcinée.	6	—

Mêlez pour une poudre très-fine. S'en brosser les dents avec de l'eau tiède. *Voy.* aussi le *Dentiste de la Jeunesse,* par Duval.

des liqueurs alcooliques et des assaisonnements âcres et alcalins, ainsi que la mauvaise habitude de boire froid immédiatement après un potage brûlant.

21. Enfin, la mastication des corps trop durs, l'action de casser des noyaux avec les dents, sont encore une imprudence dont vous vous garderez, si vous tenez à la conservation de ces délicats et précieux instruments.

22. L'habitude étant un besoin contracté par la répétition régulière des mêmes actes, les appels de la faim et de la soif se reproduisent deux, trois ou quatre fois par jour, selon l'appétit, et surtout la tyrannie de l'habitude acquise. A propos de la soif, n'imitez pas certains Orientaux, et particulièrement les Musulmans, qui ne boivent qu'après le repas : buvez pendant et après, mais très-rarement entre les repas.

23. Combien faut-il faire de repas dans les vingt-quatre heures? Quelle quantité d'aliments doit-on prendre à chacun d'eux? Questions auxquelles on ne saurait répondre d'une manière positive, tant il y a de différence dans la capacité, dans l'énergie, dans l'exigence souvent capricieuse des divers estomacs. Le conseil le plus raisonnable qu'on puisse donner ici est encore la maxime triviale, mais aussi morale qu'hygiénique, de Molière et de Beaumarchais : « Il faut manger pour vivre, et non pas vivre pour manger. » Or, celui-là seul sait vivre, qui, habituellement, ne mange qu'autant qu'il y est stimulé par l'appétit, et qui sait s'abstenir dès que la satiété commence. Remèdes nécessaires à l'entretien de la vie, les aliments doivent donc être pris avec

modération, sinon, ils se changent en agents plus ou moins destructeurs : en effet, si un régime *surabondant* détermine la pléthore et de dangereuses congestions, un régime *insuffisant* produit bientôt une faiblesse générale, l'amaigrissement, la pâleur de la peau, enfin la pauvreté du sang avec toutes ses tristes conséquences.

24. Quant aux hommes de cabinet, si sujets à l'inappétence, ils se trouveront bien de faire précéder leur repas d'une promenade en plein air : car le défaut d'exercice musculaire paralyse l'appétit, tandis qu'en général on mange d'autant plus, et l'on digère d'autant mieux qu'on agit davantage.

25. Les adultes malades ou convalescents ne devant être considérés que comme de grands enfants, il faut, autant que possible, s'abstenir de manger en leur présence. Chez les convalescents surtout, le désir de prendre de certains aliments est souvent en désaccord avec les forces de l'estomac.

26. Le repas en commun, que nous défendons aux convalescents, nous le conseillons aux individus en santé : c'est que, réellement, l'homme seul à table mange moins, avec moins de plaisir, et il digère moins bien que dans les repas pris, soit en commun, soit dans la famille, et surtout que dans les petits festins présidés par l'amitié [1].

[1] Dans son excellente *Hygiène de la Digestion*, que nous avons déjà citée, le docteur Gaubert appelle *convivialité* ce besoin inné qui porte les hommes à manger réunis; c'est l'une des formes de la sociabilité, et une preuve de plus en sa faveur.

Comme complément des conseils précédents, *voir* les pages consacrées au bon goût dans ses rapports avec les usages de la bonne compagnie à table (*Théorie morale du Goût*, p. 268-280).

Terminons ces conseils par une citation empruntée au meilleur de tous les livres après la *Bible*, à l'*Imitation*, dont bien des littérateurs ignorent que nous possédons une bonne traduction en vers :

Le boire, le manger et nos autres besoins,
Font sur l'esprit fervent peser d'étranges soins.

De ces soulagements donnés à la nature
Faites, Seigneur, que j'use avec tant de mesure,
Que mon amour jamais, par leur chaîne arrêté,
Ne soit à les chercher trop vivement porté.

Les abandonner tous, nous ne le pouvons faire,
Il faut donner au corps le soutien nécessaire ;
Mais créer à ce corps des besoins superflus
Et les raffinements qui le flattent le plus,
Votre loi nous en fait la défense formelle :
Autrement, à l'esprit la chair serait rebelle.

Entre ces deux écueils, conduisez-moi, mon Dieu,
Afin qu'instruit par vous je garde le milieu.

(*L'Imitation*, l. III, c. 26, trad. de Victor Édan.)

CHAPITRE II.

DE L'ABSORPTION.

L'absorption est une fonction, imparfaitement connue, en vertu de laquelle notre corps pompe et mêle à ses humeurs les substances qui l'environnent, et celles qui sont déposées dans l'intérieur de ses organes.

« La Nature, dit Frank, a placé à l'extrémité des vaisseaux absorbants des sentinelles qui les ouvrent et les ferment selon ses ordres. »

Tous les points du corps peuvent être le siége d'une absorption plus ou moins rapide, témoin l'immersion dans l'eau, l'application de certains poisons sur l'œil, la morsure de la vipère ou d'un animal enragé; mais, nulle part, elle ne jouit d'une énergie aussi active que dans le canal intestinal.

L'absorption digestive, la seule dont nous nous occupons en ce moment, s'opère à l'aide de deux sortes de vaisseaux : les *lymphatiques* ou *absorbants*, et les *radicules veineuses*. Les premiers ne prennent guère que la partie grasse et succulente des aliments, tandis que les veines semblent plus spécialement chargées des boissons, ainsi que des substances colorantes et salines.

Pour plus de clarté, nous donnerons aux vaisseaux absorbants des intestins le double nom de *lymphatiques-chylifères,* parce que, pendant la digestion, ils servent à l'absorption et au trajet du chyle, et que, hors ce temps, ils continuent de charrier la lymphe [1], comme tous les autres vaisseaux absorbants.

Les lymphatiques-chylifères, à l'aide desquels s'opère la terminaison du travail digestif, s'ouvrent à la membrane muqueuse intestinale par des milliers de petits suçoirs, que l'on doit supposer doués de sensibilité et de contractilité pour recevoir ou pour rejeter les molécules alimentaires qui viennent leur demander une nouvelle transmutation.

Une fois admis dans l'intérieur de ces petits tubes, appelés aussi *vaisseaux lactés,* le chyle, pompé à la face interne du duodénum et du reste de l'intestin grêle, traverse les ganglions lymphatiques du mésentère, et va se déverser par quelques troncs dans les veines sous-clavières et jugulaires internes, où il commence à se mêler avec le sang. Deux de ces troncs, plus volumineux que les autres, sont désignés sous les noms de *canal thoracique,* et de *grande veine lymphatique droite.* Le canal thoracique reçoit les vaisseaux lymphatiques de l'abdomen, des membres inférieurs, du côté gauche du thorax, du membre supérieur gauche, et de la partie correspondante de la tête et du cou. La grande veine lymphatique est destinée à ceux du membre supérieur droit,

[1] La *lymphe* est un liquide transparent, légèrement alcalin, seulement visible après avoir franchi les radicules des vaisseaux qui le recueillent. Cheminant alors à travers de nombreux ganglions où elle s'élabore, elle va se rendre dans les mêmes vaisseaux que le chyle, avec lequel elle se mêle avant de devenir *sang.*

puis à ceux de la partie droite de la poitrine, du cou et de la tête.

Ainsi, dit M. Brachet, « la circulation lymphatique a pour but : 1° de transporter dans le torrent de la circulation veineuse, et sous le nom de lymphe, les matériaux nutritifs que l'absorption a puisés aux différentes surfaces, surtout à celle du canal digestif; 2° de transformer ces matériaux ou éléments primitifs en matériaux de plus en plus rapprochés de la composition du sang, par un travail connu sous le nom de *lymphose*, et qui s'opère successivement dans les ganglions lymphatiques à travers lesquels ils passent. De cette manière, les matériaux destinés à devenir sang y subissent des transformations successives et non subites. »

CHAPITRE III.

DE LA RESPIRATION.

La respiration est ce temps merveilleux de la NUTRITION, dans lequel le chyle, la lymphe et le sang veineux sont changés en sang artériel, liquide éminemment réparateur. Cette métamorphose digestive a lieu dans les poumons, sous l'influence de l'air atmosphérique, qui, revivifiant le sang, en fait instantanément une vraie *chair coulante*.

§ I. Appareil respiratoire, ou Anatomie de la fonction.

L'appareil de la respiration comprend des organes *extérieurs,* ce sont : les os, les cartilages et les muscles des parois de la poitrine ; puis des organes *intérieurs,* qui sont : la trachée-artère, les bronches, les poumons, et les plèvres ou membranes séreuses qui les revêtent.

Le *thorax* ou poitrine représente une espèce de cage osseuse et cartilagineuse, destinée à abriter les organes principaux de la respiration et de la circulation. On le compare à un cône, aplati en avant et en arrière, arrondi sur les côtés, et dont la base serait obliquement coupée de haut en bas et d'avant en arrière, tandis que son sommet tronqué aurait son obliquité en sens inverse.

Les os qui concourent à former le thorax sont en arrière, les *douze vertèbres dorsales;* en avant, le *sternum;* puis, sur chacune des parties latérales, *douze côtes,* distinguées en *sept vraies* ou *vertébro-sternales,* et en *cinq fausses* ou *asternales,* parce qu'elles ne s'articulent pas comme les autres avec le sternum au moyen d'un prolongement cartilagineux. Les deux dernières fausses-côtes sont quelquefois appelées *côtes flottantes,* à raison de leur grande mobilité.

Une erreur grossière, vulgairement répandue, consiste à croire que l'homme n'a que onze côtes à gauche, une de moins que la femme.

Eu égard à leurs usages, les muscles thoraciques ont été classés en INSPIRATEURS, tels sont les *scalènes,* les *sous-claviers,* les *grands dentelés,* les *pectoraux,* les *grands dorsaux,* les *dentelés-postérieurs-supérieurs,* les *intercostaux,* etc., et en EXPIRATEURS : les *petits dentelés postérieurs et inférieurs,* les *triangulaires du sternum,* ainsi que les muscles du bassin qui viennent s'insérer au sternum et aux côtes, tels que les *muscles droits* et *obliques* de l'abdomen, etc. Quant au *diaphragme,* le plus puissant moteur de la respiration, c'est un muscle impair, membraneux, très-large, inégalement recourbé dans ses divers points, et obliquement tendu à la partie inférieure du thorax, qu'il sépare à lui seul de la cavité abdominale. Ses parties latérales, charnues, sont courbées de manière que leur face supérieure offre une convexité, et leur face inférieure une concavité; elles s'insèrent à la face interne des six dernières côtes et à leurs cartilages. La partie moyenne, *centre phrénique* ou *aponévrotique* du diaphragme, ressemble à un trèfle nacré, dont le pédicule serait remplacé par une échancrure. De chaque côté de cette échancrure partent les deux *jambes* ou *piliers* du muscle, lesquels sont composés de faisceaux charnus et de quelques fibres tendineuses attachées aux premières vertèbres lombaires. Destiné à maintenir les viscères thoraciques et abdominaux dans leur cavité respective, le diaphragme se trouve naturellement recouvert en haut par la plèvre et le péricarde; en bas, par le péritoine. Il présente des ouvertures pour le passage de la veine-cave inférieure, de l'artère aorte et du canal thoracique, de l'œsophage et des nerfs pneumogastriques, enfin, des cordons nerveux qui mettent les ganglions de la poitrine en communication avec ceux du bas-ventre. Chaque fois que ce muscle, qui forme une large cloison cintrée, vient à se contracter, ses fibres se redressent et déterminent son abaissement; la poitrine est alors agrandie et l'abdomen diminué : il est donc éminemment *inspirateur*. Néanmoins, dans certains cas, diminuant la base de la poitrine, il change de rôle, et devient *expirateur*. On en verra plusieurs exemples à la physiologie de la respiration.

Du canal aérien. — La *bouche,* les *fosses nasales* et le *larynx* forment sans doute le commencement du canal qui conduit l'air dans les poumons; mais, comme ils ont d'autres usages spéciaux, nous avons cru devoir en transporter ailleurs la description.

Trachée-artère. — Ce tuyau, conducteur de l'air, fait suite au larynx; il se termine au niveau de la troisième vertèbre dorsale, où sa bifurcation vient former les deux *bronches*. La trachée-artère est un conduit cylindroïde, composé de cerceaux cartilagineux, incomplets en arrière, superposés les uns aux autres, et retenus par une membrane fibreuse. Le prolongement de la membrane buccale, qui les tapisse intérieurement, présente un grand nombre de follicules muqueux, destinés à les humecter et à faciliter la souplesse de leur jeu.

Les *bronches* (de βρογχος, *gosier*) désignent aujourd'hui les deux tuyaux fibro-cartilagineux résultant de la bifurcation de la trachée-artère. S'écartant l'une de l'autre à angle presque droit, elles vont s'enfoncer dans les poumons, où elles se subdivisent d'abord en deux ou trois branches qui se bifurquent à leur tour, et dont les dernières ramifications finissent par communiquer avec les vésicules pulmonaires.

Poumons. — On nomme ainsi deux organes spongieux, vasculaires, de peu de densité, remplissant la cavité de la poitrine, dont ils suivent les mouvements, et destinés à modifier continuellement l'air et le sang qui les pénètrent.

Un médecin du ɪvᵉ siècle, Némésius, caractérisait parfaitement le tissu pulmonaire, en l'appelant une *chair écumeuse*.

La forme générale des poumons est celle d'un cône irrégulier, dont la base est tournée en bas, et le sommet en haut. Plus court, mais plus large, le poumon droit se trouve divisé en trois lobes inégaux, par deux scissures obliques; le poumon gauche n'a que deux lobes et une seule scissure.

Ces organes sont séparés l'un de l'autre par une cloison membraneuse, appelée le *médiastin;* cependant ils se trouvent réunis par les bronches, qui s'enfoncent dans leur tissu en s'y ramifiant à l'infini. L'état spongieux et la légèreté de ce viscère tiennent à la présence d'innombrables cellules aérifères, qui communiquent les unes avec les autres. Ces cellules, dites *vésicules pulmonaires,* recevant les extrémités des ramifications bronchiques, vasculaires et nerveuses, concourent à former un magnifique réseau, protégé de tous côtés par une enveloppe diaphane.

Organes de la respiration, les poumons n'entrent en exercice qu'au moment de la naissance. Pendant les neuf mois de la vie intra-utérine, ils restent dans une complète inaction ; mais leur jeu, une fois commencé, ne s'arrête plus qu'à la mort.

Plèvres. — Les *plèvres* ou *pleures* sont deux membranes séreuses, minces, transparentes, perspirables, tapissant l'intérieur des parois thoraciques, d'où elles se réfléchissent sur chaque poumon. Chacune d'elles représente un sac sans ouverture, dont la face interne, en contact avec elle-même, exhale sans cesse de la sérosité, tandis que la face externe adhère aux côtes et aux poumons ; ce qui la fait distinguer en *plèvre costale,* et en *plèvre pulmonaire.*

De l'adossement des deux plèvres en avant et en arrière, sur la ligne médiane, résulte le *médiastin,* cloison membraneuse divisant la poitrine en deux parties, l'une droite, l'autre gauche. Le médiastin, ainsi formé d'un double feuillet, s'étend de la colonne vertébrale à la face postérieure du sternum.

L'espace triangulaire qu'il laisse près de cet os s'appelle le *médiastin antérieur ;* il loge en haut le thymus chez le fœtus, tandis qu'en bas il est rempli par du tissu cellulaire graisseux communiquant avec celui du bas-ventre. La partie moyenne du médiastin est occupée par le cœur, le péricarde et l'origine des gros vaisseaux. Un autre intervalle triangulaire laissé près de la colonne vertébrale est rempli par l'œsophage, la veine-azygos, le canal thoracique, la fin de la trachée-artère et l'origine des bronches ; il constitue le *médiastin postérieur.*

De l'Air atmosphérique. — La description des instruments de la respiration doit être immédiatement suivie de quelques notions sur l'air, l'aliment par excellence, l'aliment sans lequel la nutrition avorte et la vie s'éteint en quelques instants.

Entourant la terre d'une couche de plus de soixante kilomètres d'épaisseur, l'air constitue l'*atmosphère* qui nous environne. Cette *sphère de vapeurs* exerce continuellement sur tous les points de notre corps une pression d'autant plus considérable que nous sommes à une moindre hauteur. Le baromètre démontre en effet que la pression de l'air à la surface de la terre peut faire équilibre à une colonne de mercure de 76 centimètres, et que plus on gravit une montagne, plus cette pression diminue, les couches atmosphériques devenant moins denses et moins nombreuses. Le poids de l'air supporté par chaque homme a été évalué à plus de seize mille kilogrammes ; ce qui ne saurait gêner en rien les mouvements, les diverses parties du corps étant remplies de fluides élastiques qui contre-balancent cette pression, exercée d'ailleurs dans des sens diamétralement opposés.

L'air atmosphérique est un fluide invisible en petites masses, inodore, insipide, pesant, compressible et éminemment élastique. Il se compose de 79 parties de gaz azote et de 21 d'oxygène. On y découvre en outre quelques atomes de gaz acide carbonique, ainsi que des quantités variables de vapeur d'eau et de fluide électrique. Une foule de matières qui se volatilisent à la surface de la terre viennent encore compliquer sa composition, et cela, presque toujours aux dépens de l'acte respiratoire. Quant aux proportions d'azote et d'oxygène indiquées, elles sont essentielles : un excès d'oxygène, principe actif de l'air, consumerait bientôt la vie ; un excès d'azote, principe stupéfiant, ne tarderait pas à produire la suffocation.

§ II. Physiologie de la respiration.

Sous la double influence du nerf pneumogastrique et du grand sympathique, la *respiration*, ou *digestion pulmonaire*, s'effectue en deux temps fort courts, pendant lesquels s'opère, comme nous l'avons dit, la transmutation du chyle, de la lymphe et du sang veineux en sang artériel, si admirablement appelé par Bordeu une *chair coulante*. Dans le premier temps, l'air entre dans le poumon, laboratoire vivant qui s'approprie la partie réparatrice de ce fluide : c'est l'*inspiration ;* dans le second temps, l'organe expulse le résidu aérien impropre à la nutrition : c'est l'*expiration*.

Mécanisme de l'inspiration. — Pour que l'air extérieur, introduit par la bouche, les fosses nasales, le larynx, la trachée-artère et les bronches, puisse pénétrer plus facilement dans les vésicules pulmonaires, il faut que la cavité de la poitrine s'agrandisse et que les poumons se dilatent par un mouvement d'ensemble. C'est précisément ce qui a lieu pendant le premier temps de la respiration. En effet, par l'action combinée des muscles inspirateurs, on voit les côtes s'abaisser en s'éloignant de l'axe du corps, et le sternum exécuter un petit mouvement de bascule qui porte son extrémité inférieure en avant et en haut. D'autre part, les portions charnues du diaphragme s'abaissent en se contractant, ce qui refoule en avant et en bas les viscères abdominaux. La poitrine se trouvant ainsi développée dans tous les sens, les poumons, contigus à ses parois, suivent graduellement cette dilatation ; une colonne d'air se précipite alors dans le vide qui s'opère, s'échauffant et s'humectant dans les détours si bien ménagés de son mobile canal.

Parvenu dans les vésicules pulmonaires par des tubes et sous des volumes excessivement déliés, l'air y séjourne quelques secondes, et, aussitôt, le sang noir ou veineux, avec lequel il se trouve en contact, apparaît converti en sang artériel, vermeil et écumeux. Que s'est-il passé dans ces courts instants? L'air et le sang veineux se sont mutuellement décomposés : à son entrée dans le poumon, l'air atmosphérique, sur 100 parties, en contenait 79 d'azote, 20 à 21 d'oxygène avec quelques atomes de carbone ; à sa sortie, il conserve bien les 79 parties d'azote, mais il n'en a plus que 18 d'oxygène, et les trois parties qui ont disparu sont remplacées par une quantité équivalente d'acide carbonique, véritable *gaz excrémentitiel de la respiration*. C'est donc au mélange de l'oxygène avec le sang veineux qu'il faut attribuer la formation du sang artériel ou nutritif. Quant à la vapeur aqueuse qui se trouve dans l'air expulsé, elle provient, ainsi que l'acide carbonique, du sang qui traverse le poumon ; aussi, a-t-elle reçu le nom de *transpiration pulmonaire* : c'est l'humidité de notre *haleine* ternissant les corps froids sur lesquels on la dépose.

Les physiologistes attribuent cette métamorphose à l'exhalation des matières hétérogènes dont le sang s'est chargé dans le cours de la circulation, et à l'absorption de l'oxygène par les vaisseaux lymphatiques. Contrairement à cette hypothèse, qui compte en sa faveur Haller et Chaussier, l'opinion des chimistes est que le changement subi par le sang veineux est dû à la combustion instantanée de son carbone et de son hydrogène par l'oxygène contenu dans l'air inspiré : opération dont les poumons seraient en quelque sorte le laboratoire, et qu'ils regardent en même temps comme la cause productrice de la chaleur animale.

Toutefois, le plus célèbre chimiste dont s'honore l'Angleterre, Davy, n'a pas craint d'avouer à Lordat et à Anglada, « qu'après avoir employé deux années à rechercher la cause de la chaleur animale, il était arrivé à reconnaître que l'oxygénation du sang était une pure et gratuite hypothèse; que ce phénomène ne dépendait d'aucune loi physique ou chimique, mais qu'il démontrait l'intervention active de la vitalité. » Ainsi, malgré les travaux les plus consciencieux, la cause productrice de la chaleur reste encore ignorée ; tout ce que peut faire la science, c'est d'apprécier les causes diverses qui la modifient.

Mécanisme de l'expiration.—Aussitôt que les muscles inspirateurs, qui avaient dilaté la poitrine, cessent d'agir, les muscles expirateurs se contractent à leur tour. Alors les côtes s'abaissent, les espaces intercostaux se rétrécissent, le diaphragme remonte ; puis, les parois thoraciques, comprimant de toutes parts le poumon, aident ce viscère naturellement élastique à se débarrasser de l'excédant de l'air *consommé* et *consumé* pour l'entretien de la vie.

L'inspiration et l'expiration sont séparées par un intervalle équivalent à la durée de leurs deux temps. C'est pendant le repos du soufflet pulmonaire que se continuent l'élaboration et l'absorption de la petite quantité d'air échappée à l'action respiratoire, et restée en réserve dans les milliers de lobules qui composent son tissu.

Le mode de respiration est-il tout à fait semblable dans les deux sexes ? Non. M. Serres a démontré que l'homme respire surtout par les lobes *inférieurs*, ce qui se voit au mouvement des muscles abdominaux. La femme, au contraire, respire plutôt par les lobes *supérieurs*, ce que décèlent l'élévation et l'abaissement précipités de sa poitrine dans toute émotion violente. D'où le praticien, dans les fluxions de poitrine, pourrait tirer, en raison du siége de l'inflammation, un pronostic bien différent pour chacun des sexes. Ainsi, dans tel cas où l'homme serait en danger de mort, la femme n'aurait presque pas besoin de médecins ; dans tel autre où la femme devrait succomber, l'homme serait à peu près sûr de sa guérison.

Phénomènes dépendant de la respiration.—Nous ne ferons guère que définir certains phénomènes respiratoires, dont les uns se rattachent plutôt à l'inspiration, tels que le *reniflement*, le *bâillement*, le *soupir*, le *hoquet*; les autres à l'expiration, comme les *cris*, la *parole*, le *sifflement*, le *soufflement*, l'*éternument*, la *toux*, l'*expectoration* ; tandis que d'autres résultent à la fois de ces deux temps : le *ronflement* et le *rire*, par exemple, puis le *sanglot*, sorte de soupir spasmodique et involontaire.

Reniflement.—Veut-on attirer dans les fosses nasales les molécules odorantes d'un corps, la bouche se ferme, et, les muscles inspirateurs se contractant, déterminent par le nez une inspiration vive, parfois saccadée et bruyante, appelée *reniflement*.

— Le *bâillement*, ainsi nommé du latin *balare*, *bêler*, consiste dans une inspiration grande, forte, longue, involontaire, suivie d'une expiration bruyante et prolongée. Ce mouvement spasmodique, souvent accompagné d'un écartement démesuré des mâchoires et même de pandiculations, est pour l'ordinaire précédé d'une sensation de gêne dans la région de l'estomac ainsi que dans les muscles de la respiration et de la mastication. On pense que le bâillement est produit par un embarras dans la circulation pulmonaire, et on a cherché à expliquer son influence contagieuse, par le souvenir intime du bien-être qu'il produit en débarrassant la partie droite du cœur.

Les causes qui le produisent le plus fréquemment sont : l'ennui, la fatigue, la faim, le besoin de sommeil, les sons monotones, enfin l'imitation, surtout dans une réunion peu animée. Aussi, nonobstant le soulagement physique ou moral qui peut suivre le bâillement, la civilité, quand on se trouve en compagnie, exige-t-elle qu'on dissimule avec adresse cet acte physiologique, en général disgracieux et malséant.

— *Soupir*, inspiration longue et lente, due au besoin de faire pénétrer dans la poitrine une grande masse d'air, pour rétablir l'équilibre entre la circulation et la respiration. Si les soupirs qui se produisent dans les maladies fébriles annoncent d'ordinaire une gêne dangereuse dans les organes thoraciques, ceux qui ont lieu dans le cours habituel de la vie ne décèlent que l'inquiétude ou le chagrin; ils ont pour but providentiel de soulager le trop plein du cœur.

Hoquet. — C'est le bruit instantané produit par la contraction spasmodique du diaphragme et par le resserrement simultané de la glotte, au moment où l'air s'y introduit. La cause la plus fréquente de ce phénomène est une grande distension de l'estomac, après un repas copieux ou pris avec trop de précipitation.

Signe très-dangereux dans les inflammations violentes de l'abdomen et dans la hernie étranglée, le hoquet est souvent le sinistre avant-coureur de l'agonie.

Sifflement. — L'action de siffler est due le plus ordinairement à l'expiration. Les lèvres, portées en avant, étant froncées de manière à laisser entre elles une ouverture étroite, il n'y a plus qu'à pousser l'air, dont la vibration produit le sifflement. Veut-on siffler par inspiration, c'est-à-dire en attirant l'air à soi, on y parvient; mais on obtient un bruit moins net et moins intense.

— Le *soufflement* est encore un phénomène dû à l'expiration. Il diffère du *sifflement* en ce que les lèvres restant plus écartées, plus allongées en devant et plus molles, le passage de l'air ne saurait produire le même bruit. On peut à volonté souffler froid ou chaud ; dans ce dernier cas, le souffle prend le nom d'*haleine*.

— *Éternument,* mouvement convulsif des muscles expirateurs et des vésicules pulmonaires, par lequel l'air chassé rapidement va heurter avec bruit les parois anfractueuses des fosses nasales, entraînant les mucosités qui tapissent la membrane pituitaire. Compagnon du coryza ou catarrhe nasal, l'éternument précède d'ordinaire l'éruption de la rougeole. Il est considéré comme un signe de bon augure quand il survient au déclin des maladies aiguës : on dit alors que le malade demande à sortir de l'hôpital. L'habitude de dire *Dieu vous bénisse* ou *vous assiste* à une personne qui éternue doit son origine à une maladie épidémique dans laquelle l'éternument présageait une fin prochaine.

— *Toux,* suite d'expirations courtes et parfois saccadées, dans lesquelles l'air produit un bruit particulier dû à l'occlusion momentanée ou au simple rétrécissement de la glotte. L'air ainsi retardé s'échappe ensuite avec plus de rapidité, emportant au dehors les mucosités amassées sur les divers points qu'il parcourt. La toux du croup et celle de la coqueluche diffèrent assez des toux ordinaires pour qu'une oreille exercée les reconnaisse aisément. Les douleurs dans les flancs, qui surviennent après les forts accès de toux, dépendent de la secousse violente imprimée au diaphragme et aux muscles expirateurs de l'abdomen. La toux est constamment produite par l'irritation directe ou sympathique de la membrane muqueuse qui tapisse les voies aériennes; son but est l'expulsion des corps inutiles à l'entretien de la vie. On la distingue en sèche et en humide, selon qu'elle est accompagnée ou non de crachats.

Expectoration, *exspuition* et *crachement*. — Le nom d'*expectoration* ne doit pas s'appliquer à la *matière expectorée*, mais à l'action d'expulser de la poitrine (*ex pectore*) les matières qui y sont accumulées et qui gênent le jeu du soufflet pulmonaire. L'*exspuition* consiste uniquement à rejeter les matières amassées dans le pharynx et dans le larynx. Complément des deux actes précédents, le *crachement* est l'action par laquelle les joues, la langue et les lèvres concourent à rejeter plus ou moins loin les produits de l'expectoration et de l'exspuition, avec lesquelles il ne faut pas le confondre.

Ronflement. — Ce phénomène et le suivant sont produits par les deux temps de la respiration. Le ronflement consiste, en effet, dans le bruit rauque qui se fait entendre dans l'arrière-bouche et les fosses nasales du dormeur ou de l'apoplectique, pendant les mouvements d'inspiration et d'expiration.

— Le *rire* consiste dans un épanouissement des muscles de la face et des lèvres, accompagné d'un roulement d'expirations courtes, saccadées, incomplètes et plus ou moins bruyantes, succédant à une longue inspiration. Le rire est-il excessif, les muscles du basventre deviennent douloureux à leur insertion externe, ce qui oblige le rieur à *se tenir les côtes*. Ce rire excessif se prolonge-t-il, la stase du sang veineux détermine la turgescence du cerveau, la coloration violacée de la face, avec menace d'apoplexie, d'où est venue l'expression *rire à se pâmer*. Dans les exemples très-rares de *fous rires* qui ont déterminé la mort, elle était due soit à une apoplexie, soit à la rupture du cœur ou d'un gros vaisseau.

« Le rire de l'idiotisme n'a rien de dangereux, dit le professeur Rostan. Celui qui survient dans les maladies aiguës du cerveau ou des méninges est fâcheux; il l'est infiniment moins dans l'hystérie, l'hypochondrie, la manie. »

Symptôme fréquent de l'inflammation du diaphragme et des maladies ataxiques, le *rire sardonique* est une sorte de contraction spasmodique des lèvres et des joues; il a été ainsi appelé parce qu'on l'observait, disait-on, chez les individus qui mangeaient une espèce de renoncule commune en *Sardaigne*.

Le rire qui n'est que l'épanouissement du cœur revêt deux caractères : l'un de joie bienveillante, l'autre de satisfaction maligne, moqueuse; et, il faut bien l'avouer, ce dernier caractère est le plus fréquent.

Il y a des manières de rire si affectées ou si bruyantes qu'elles arrêtent la gaieté : le rire doit être franc et modéré, surtout en bonne compagnie.

Si le rire appartient seulement à l'homme, les larmes appartiennent à tout être qui a souffert, même à Dieu : le Sauveur n'a jamais ri ; on l'a vu pleurer.

Quant au *sourire*, tantôt il trahit une moquerie pleine de finesse, tantôt un dédain plus ou moins contenu par le savoir-vivre ; plus souvent encore, il annonce une douce satisfaction, une joie franche ou mélangée de tristesse ; il est surtout la touchante expression de la tendresse maternelle [1].

On a observé que, depuis le XVIe siècle, le rire de la franche gaieté s'était notablement ralenti en Europe. Il est certain qu'à dater des prédicateurs de Cromwell, la *joyeuse Albion* est devenue le séjour du spleen. En étendant sur ce pays un voile épais de tristesse, le puritanisme a réduit la plupart de ses poëtes à pleurer, à gémir ou à blasphémer. De son côté, l'ancienne gaieté germanique, étouffée par les prédications sataniques de la réforme, n'a certes pas été ranimée par les aperçus nuageux de la philosophie allemande.

En Suisse, M. de Haller a pu constater que, dans les cantons restés catholiques, les individus conservaient dans leur langage et sur leur figure une gaieté expansive qui avait disparu dans les cantons protestants.

Quant aux Français, bien qu'ils aient perdu beaucoup de leur native et folâtre gaieté, ils ne continuent pas moins de rire, de plaisanter de tout et sur tout, même en face de l'ennemi.

[1] *Voir*, à la fin du volume, la note D *sur le rire et le sourire*.

§ III. Hygiène de la respiration (*Circumfusa*).

De tous les aliments, l'air étant sans contredit le plus indispensable, quels soins ne devons-nous pas mettre à le conserver ou à le choisir de bonne qualité! Pour cela, nous l'étudierons sous le triple rapport de sa pureté, de sa température et de sa pesanteur.

Pureté de l'air. — Nous avons vu précédemment quelle était la composition de l'air : l'oxygène en constitue le principe vital, l'azote le principe mitigeant. Par une admirable prévoyance, ces deux gaz, de nature si différente, ne sont pas combinés chimiquement dans l'atmosphère, Dieu les y a déposés à un simple état de mélange, qui leur permet de se séparer chaque fois que l'acte respiratoire le demande.

Maintenant, voulons-nous conserver à l'air sa pureté, toutes ses propriétés réparatrices, un moyen fort simple s'offre à notre disposition : c'est de le renouveler souvent. Cette précaution hygiénique n'est pas seulement chose utile, mais chose indispensable, la respiration des animaux, la combustion des différents corps de la nature, ainsi que leur décomposition tendant sans cesse à changer l'air vivifiant en un mélange plus ou moins délétère.

A chacune de nos respirations, l'air atmosphérique cède une portion de son oxygène, et reçoit en retour une certaine quantité de gaz acide carbonique. Que doit-il arriver si cet échange a lieu longtemps dans une pièce fermée et remplie de monde? L'hématose, la sanguification, deviendra de plus en plus difficile; puis des phénomènes d'asphyxie seront produits par la diminution progressive de l'air vital et par l'augmentation continue du gaz excrémentitiel. Le renouvellement de l'air est donc de première nécessité, surtout dans les établissements où un grand nombre d'individus se trouvent réunis. Nous ajouterons ici que la pureté de l'air, jointe à la sérénité du ciel, ne saurait manquer de contribuer à la sérénité de l'âme.

Les végétaux en fleurs, altérant l'air de la même manière que les animaux, on s'abstiendra de les laisser séjourner dans les appartements, surtout pendant la nuit : un jeune homme de dix-huit ans, en se couchant dans un cabinet fermé, eut la malheureuse pensée d'effeuiller sur son lit un gros bouquet de roses; on le trouva mort le lendemain matin : l'asphyxie avait eu lieu dans la nuit.

Les corps en combustion vicient également l'air, en absorbant son oxygène et en donnant naissance à des produits plus ou moins malfaisants. De toutes ces combustions opérées sans renouvellement d'air, la plus fréquemment mortelle est, sans contredit, celle du charbon et de la braise[1].

L'acide carbonique, qui se dégage en abondance pendant la fermentation du vin, du cidre et de la bière, expose les vignerons et les brasseurs à une

[1] De 1836 à 1850, la moyenne annuelle des individus asphyxiés par le feu ou brûlés par accident est de 337, pour la France seulement.

Voir, à la fin du volume, la note E, sur les *premiers secours à donner aux individus asphyxiés.*

asphyxie souvent mortelle en moins de trois minutes. Les ouvriers occupés dans les cavités souterraines, les fours à chaux et les fosses d'aisances, peuvent courir le même danger : ils ne sauraient donc s'entourer de trop de précautions. On sait quelles fréquentes et effroyables détonations abrégeaient la vie des mineurs avant l'heureuse invention de la lampe de sûreté, due au grand chimiste anglais Davy.

Nous devons encore mentionner ici les *miasmes* ou émanations malfaisantes qui s'échappent parfois des corps organiques, mais dont la nature intime nous est inconnue. Les *miasmes végétaux* s'exhalent des eaux stagnantes, principalement de celles dont le limon est imprégné d'un abondant détritus de plantes. Ces émanations marécageuses produisent chaque année un grand nombre de fièvres intermittentes simples ou pernicieuses [1], suivant la température et d'autres circonstances atmosphériques, dont l'analyse chimique ne saurait rendre compte. Les desséchements opérés sur une grande échelle seraient le seul moyen efficace pour empêcher le retour de ces fièvres qui étiolent les habitants de plusieurs de nos départements. Les *miasmes animaux* sont d'autant plus dangereux, que les individus dont ils proviennent se trouvent réunis en plus grand nombre,

[1] Chose digne d'observation : les eaux stagnantes, qui produisent si souvent la fièvre intermittente chez l'homme, coïncident presque toujours avec des épizooties dont la marche est continue. Ce qui ferait penser que la périodicité des accès fébriles exige un certain développement des facultés intellectuelles, c'est que la fièvre intermittente ne s'observe que très-rarement dans la première enfance et chez les nègres, plus rarement encore chez les idiots, et presque jamais chez la brute. (*Voir l'Étude sur la Périodicité*, par le docteur Théodore Perrin ; Lyon, 1851.)

et que les constitutions sont plus altérées par la misère, la malpropreté ainsi que par les affections morales tristes. Quant aux émanations cadavériques elles donnent souvent lieu à des affections promptement mortelles ; aussi doit-on éviter, autant que possible, le voisinage des lieux d'où elles se dégagent

En ce qui concerne les individus exposés à l'actio des vapeurs minérales plus ou moins malfaisantes ils s'efforceront de contre-balancer les effets de cett absorption, par de grands soins de propreté, un alimentation saine et tonique, et par les précautions réclamées pour chaque profession.

Pesanteur de l'air. — La pression atmosphériqu ne laisse pas d'exercer un grande influence sur l fonction qui nous occupe. Le baromètre se soutient-il au beau fixe, à 28 pouces, maximum de l pesanteur de l'air, la respiration s'exécute avec un facilité qui rend le corps plus agile, la pensée plu active, l'âme plus gaie. La colonne de mercure vient elle à baisser beaucoup et subitement, la gêne de l respiration ne tarde pas à faire éprouver un malais général porté quelquefois jusqu'à l'anxiété. C'es surtout en été, par le vent du midi et à l'approch des orages, que le défaut de pesanteur de l'air laiss affluer à la périphérie du corps une exubérance d fluides qui, distendant par trop les vaisseaux, le muscles et la peau, jettent à la fois les membres dan le relâchement, et l'esprit dans la nonchalance[1]

[1] C'est à tort que, dans ces circonstances, nous accusons le temps d'ét *lourd* : c'est nous seuls qui devenons lourds, parce que la pression atmo phérique se trouve trop légère.

plus raréfié, et, conséquemment, moins lourd sur les montagnes que dans les plaines, l'air, plus sec et plus froid, y active la respiration d'une manière notable : aussi les individus prédisposés aux maladies de poitrine et aux congestions cérébrales doivent-ils se garder d'habiter les lieux très-élevés, si favorables aux constitutions lymphatiques et languissantes.

Au sommet des plus hautes montagnes, l'anhélation ou essoufflement, ainsi que la lassitude des voyageurs, ne tarde pas à être portée à un tel point, que le péril le plus imminent ne leur ferait pas faire quelques pas de plus sans s'être reposés. Dans une Note intéressante sur ces sortes d'ascensions, le docteur Brachet a démontré : 1° que l'anhélation produite par le mouvement sur les montagnes élevées dépend du sang plus noir qui arrive aux poumons, et qui ne trouve pas, dans l'air raréfié qui y pénètre, une quantité d'oxygène suffisante pour se revivifier promptement ; 2° que la lassitude dépend de ce que le sang, ainsi bien moins hématosé, ne porte plus aux muscles l'incitation normale dont ils ont besoin pour se contracter.

Température de l'air. — Personne n'ignore que le froid et la chaleur sont promptement mortels dès qu'ils se trouvent portés à un degré excessif. Dans nos climats, l'air tempéré du printemps et de l'automne est celui qui maintient le mieux l'équilibre de la respiration : au thermomètre centigrade, il fait osciller la colonne de mercure entre 10 et 20 degrés au-dessus de zéro.

Le froid de l'hiver est fatal aux deux extrémités de la vie, tandis que, favorisant la respiration de l'adulte, il augmente son activité digestive, et, par suite, sa puissance musculaire. Plus dilaté, plus raréfié, l'air chaud de l'été contient par cela même moins de principes vivifiants; aussi, les poumons fonctionnent-ils alors avec plus de vitesse, comme pour regagner, par la fréquence des respirations, ce qui manque à la qualité assimilatrice de l'air absorbé.

Si le climat des pays méridionaux est peu favorable aux constitutions nerveuses et bilieuses, il est très-avantageux aux individus lymphatiques : il contribue puissamment à la guérison de certaines affections scrofuleuses, et peut retarder les progrès de la phthisie pulmonaire.

En parlant de l'air atmosphérique, nous ne saurions passer sous silence les *habitations* destinées à nous abriter contre ses intempéries. Lorsqu'on choisit une demeure, la première précaution à prendre est de l'établir loin de tous les lieux susceptibles de répandre l'infection, tels que les marécages, les égouts, les voiries, les abattoirs, les hôpitaux, les amphithéâtres d'anatomie. En second lieu, pour éviter l'humidité, cause d'un si grand nombre de maladies dans les villes aussi bien que dans les villages, on préférera une maison bâtie sur cave, depuis quelques années, et dont les fenêtres, en nombre convenable, sont exposées au midi.

Pourquoi, dans les grandes cités, la population aisée a-t-elle une tendance constante à se porter vers l'*ouest*, abandonnant le côté opposé aux diverses industries? Cela tient à ce que, de tous les vents, celui qui fait le plus monter la colonne barometrique étant le vent d'*est*, et celui qui l'abaisse le plus étant le vent d'*ouest*, ce dernier, quand il souffle, a l'inconvénient d'entraîner avec lui, sur les quartiers situés à l'*est*, tous les gaz délétères qu'il a rencontrés dans son parcours. Aussi, dans d'utiles *Considérations sur la Salubrité des différents quartiers d'une ville,* M. Junot conclut-il :

1° Que les personnes qui ont la liberté du choix, surtout celles d'une santé délicate, doivent habiter à l'*ouest* des villes ;

2° Par la même raison, on doit concentrer à l'*est* tous les établissements d'où se dégagent des vapeurs ou des gaz nuisibles ;

3° En élevant une habitation en ville et même à la campagne, on doit encore reléguer à l'*est* la cuisine et toutes les dépendances, d'où peuvent se répandre, dans les appartements, des émanations nuisibles ou simplement désagréables.

Nous ne terminerons pas ce qui a rapport aux habitations sans recommander d'y faire régner l'ordre et la propreté. Cette dernière surtout, si utile dans les temps ordinaires, devient d'une nécessité indispensable aux époques d'épidémie [1]. « Pour prévenir les funestes ravages que produit le choléra, il faut recommander dans tous les villages de renoncer à ce système d'incurie et de malpropreté qu'on a de tout temps reproché aux campagnards. Dans l'intérêt général de la salubrité, pour eux comme pour

[1] *Voir,* à la fin du volume, note F, l'Instruction du Conseil d'hygiène du département de la Seine, concernant les moyens d'assurer la salubrité des habitations.

leurs bestiaux, il faut nettoyer plus souvent les étables, en laver le pavé et les mangeoires, les aérer plus qu'on ne le fait ordinairement, augmenter les litières; retrousser et dresser les fumiers, faire écouler les eaux stagnantes, dessécher les cloaques, assainir tous les foyers d'infection, entretenir avec soin les mares et les fontaines publiques.

« Il faut, à plus forte raison, tenir propre l'intérieur des habitations, régler sa vie, renoncer à l'excès du vin et des liqueurs spiritueuses dans les occasions où l'on a la mauvaise habitude de s'y laisser entraîner; éviter de se jeter imprudemment sur de mauvais fruits, souvent même avant leur maturité; observer les moindres symptômes de dérangement dans les fonctions de la vie; appeler à temps les médecins, dont on ne peut trop louer le zèle; et, là, où l'on est assez heureux pour avoir des *Sœurs de charité*, invoquer le secours de ces femmes admirables, qui toujours et partout justifient si bien le nom qu'elles portent : nom sacré qui, devant Dieu, comme aux yeux des hommes, renferme tout un éloge et devient le plus beau titre à la reconnaissance publique.

« Il faut surtout relever le moral des campagnes. On a vu quelques habitants (en petit nombre, il est vrai) quitter leur domicile, délaisser leurs moissons, oser à peine toucher à leurs malades, et s'éloigner de leur pays natal pour aller camper au loin et porter avec eux la terreur d'un mal qui, cependant, il faut le dire, atteint plus sûrement encore ceux qui s'anéantissent devant lui que ceux qui ont l'énergie de le combattre. » (*Discours de M. Dupin pour le Comice agricole de l'arrondissement de Clamecy, en 1854.)*

Au point de vue hygiénique, le séjour à la campagne est bien préférable à celui des grandes cités, où la hauteur des maisons, l'étroitesse relative des rues, et la petitesse des appartements sont des causes incessantes d'étiolement pour les populations qui s'y entassent. Le voisinage d'une forêt est un lieu d'élection, à cause du dégagement d'oxygène qui y a lieu, et parce que les massifs viennent former un rideau sanitaire qui met à l'abri des grands vents et des émanations malfaisantes, apportées aussi par ces invisibles balais de l'atmosphère [1]. Certes, si les gens instruits voulaient bien se rappeler que l'on respire, terme moyen, 15 fois par minute, ce qui forme un total de 21,600 respirations dans une seule journée, ils comprendraient toute l'importance qu'attache le médecin à la salubrité de l'air, et pourquoi il envoie beaucoup d'enfants et d'adultes convalescents respirer l'air pur des champs, de préférence à l'atmosphère plus ou moins viciée des grandes villes.

La vie des champs, si favorable au développement du corps et à la durée de l'existence, ne l'est pas moins au calme de l'âme ou au traitement des passions.

Les *Comptes généraux de la justice* attestent que les habitants des campagnes commettent, porpor-

[1] On sait que l'emploi ordinaire des vents est de tempérer la chaleur extérieure et de purifier l'atmosphère, en balayant au loin les miasmes qui la corrompent. D'après les données de la science, la vitesse du vent, qui est de 20 à 25 mètres par seconde dans une tempête ordinaire, est de 30 à 35 mètres dans les violents ouragans.

tionnellement, moins de crimes de toute nature que les habitants des villes. Toutefois, on ne parviendra à préciser la criminalité relative des uns et des autres que quand le recensement quinquennal les aura divisés en *population rurale* et en *population urbaine*, pendant un certain nombre d'années.

En attendant, honneur aux gouvernements qui ne négligeront rien pour arrêter la fatale corruption qu'on a laissée se répandre jusque dans les hameaux les plus reculés. Dans les grandes villes, dans la capitale surtout, dit M. l'abbé Methivier, « la corruption, si profonde qu'elle soit, peut être comparée à ces maux de tête périodiques et inévitables qui accablent et ne tuent pas. Dans les campagnes, la corruption, c'est la plaie purulente envahissant la poitrine; c'est le cancer s'attachant à l'estomac et dévorant ce précieux organe de la nutrition et de la vie. » (*Voir* dans les *Études rurales*, 1854, in-12, la défense des intérêts matériels, moraux et religieux des campagnes.)

Du chauffage artificiel. — Pendant un bon tiers de l'année, les habitations ne suffisant plus pour nous garantir du froid, force a été de recourir aux poêles, aux cheminées, aux calorifères, voire au chauffage à la vapeur d'eau et au gaz d'éclairage.

Sans doute les *poêles* répandent beaucoup de chaleur; mais, comme ils ne renouvellent pas l'air, qu'ils le dessèchent trop, et qu'ils échauffent beaucoup plus les parties moyennes et élevées que les parties basses de la pièce où ils se trouvent, ils produisent souvent des vertiges, de la somnolence, de la sécheresse dans les voies respiratoires et même des suffocations portées jusqu'à l'asphyxie. Ils ont en outre le grave inconvénient de prédisposer aux affections catarrhales, en rendant par trop impressionnable à l'air extérieur.

Placés en dehors et au-dessous des pièces qu'ils doivent chauffer, les *calorifères* méritent leur nom, par une distribution savante et plus égale du calorique. L'appareil de chauffage et de ventilation conseillé par M. Péclet semble réunir tous les avantages désirables dans les colléges.

Quant aux *cheminées,* quoique les mieux construites ne chauffent ni autant, ni d'une manière aussi égale, elles auront toujours pour elles le précieux avantage de renouveler continuellement l'air; sans oublier de dire qu'avec sa gaieté expansive, la chaleur du foyer nous *acoquine* moins, et nous *ravigote* davantage.

En terminant ce qui est relatif à l'hygiène de la respiration, nous signalerons l'avantage, trop méconnu, que nous offre la double ouverture de la bouche et du nez, et le parti qu'on en peut tirer dans l'inflammation légère de l'un de ces conduits aériens. Sommes-nous affectés d'un commencement d'angine et forcés de vaquer au dehors à nos occupations, prenons la précaution de serrer les lèvres et de ne respirer que par les fosses nasales. Est-ce un coryza qui provoque une succession fatigante d'éternuments, bouchons l'entrée des narines avec un peu de coton, en évitant d'avoir le front découvert; ou, plus simplement encore, pinçons-nous les narines pendant deux ou trois minutes, et ne respirons que par la bouche. Cette pratique, indiquée par le bon sens, produira presque toujours un heureux résultat, parce que, à défaut du repos absolu de l'organe malade, on lui aura apporté un air attiédi dans son parcours, et dont l'action est, par cela même, devenue moins irritante.

CHAPITRE IV.

DE LA CIRCULATION.

La *circulation* est la fonction qui a pour objet d'imprimer au sang revivifié un mouvement continu en vertu duquel ce liquide, d'un rouge éclatant, lancé dans les artères par le cœur, y est ramené noirâtre par les veines, pour être purifié de nouveau par l'appareil respiratoire.

Dans sa tournée *circulaire,* dont le poumon peut être regardé comme le point de départ, le sang réparateur ne se borne pas à distribuer aux organes les matériaux propres à les nourrir, il entretient encore l'excitabilité du système nerveux, réseau mystérieux placé entre l'âme et le corps, dont il forme ici-bas l'imperceptible lien.

§ I. Anatomie de la circulation.

L'*appareil circulatoire sanguin* comprend : le *cœur,* les *artères* et les *veines*. Nous allons les décrire successivement, puis nous donnerons quelques notions indispensables sur le *sang,* dont ils charrient les éléments nombreux.

Du *Cœur* et du *Péricarde*. — Organe central de l'impulsion du sang et, en quelque sorte, foyer de la vie ganglionnaire, le cœur est un muscle creux, fixé par une enveloppe séro-fibreuse, et situé dans la poitrine entre les deux poumons, au-dessus du diaphragme, sur lequel on le trouve obliquement couché. Il a la forme d'un cône aplati, dont la pointe, dirigée en bas, en avant et à gauche, correspond à l'intervalle des cartilages de la cinquième et de la sixième côte. Plusieurs sillons, logeant des vaisseaux sanguins et des nerfs, apparaissent sur sa face externe, dont l'aspect est lisse et luisant.

L'intérieur de ce double muscle présente quatre cavités : inférieurement, deux *ventricules*, distingués en *droit* ou *pulmonaire*, et en *gauche* ou *aortique*; supérieurement, deux *oreillettes*, distinguées aussi en *droite* et en *gauche*. L'oreillette et le ventricule de la partie droite du cœur communiquent ensemble, mais ne communiquent pas avec l'oreillette et le ventricule de sa partie gauche. Ces deux parties, ces deux *cœurs*, comme on s'exprime quelquefois, ont pour intermédiaire le poumon. L'ouverture arrondie par laquelle chaque oreillette communique avec le ventricule correspondant est garnie d'une valvule ou repli membraneux : celle du côté droit porte le nom de *tricuspide*, parce qu'elle a trois appendices pointus; celle du côté gauche s'appelle *mitrale*, parce qu'elle a quelque ressemblance avec une mitre épiscopale. La cloison qui sépare les oreillettes offre à droite un enfoncement nommé *fosse ovale*, c'est, chez le fœtus, une ouverture (*trou de Botal*) qui joue un rôle spécial avant la naissance [1].

[1] D'après les recherches faites tout récemment par M. Flourens, le *trou de Botal* se trouve complétement fermé sur le cochon d'Inde, à douze jours;

L'intérieur du cœur est tapissé par une membrane lisse, qui se continue avec la tunique interne des artères pour les cavités ventriculaires, et avec celle des veines pour les cavités auriculaires.

A l'extérieur, le cœur est recouvert par le feuillet séreux du péricarde, auquel il doit l'aspect brillant dont nous avons parlé.

Entre ces deux membranes, existe un parenchyme musculeux, beaucoup plus épais aux ventricules qu'aux oreillettes. Les faisceaux nombreux et diversement dirigés que forment ses fibres constituent les *colonnes charnues du cœur*. Ces colonnes adhérentes, devenant de plus en plus délicates, forment dans l'intérieur du cœur un tissu dont la disposition celluleuse est bien moins tranchée dans le cœur droit que dans le cœur gauche, dont la puissance musculaire est beaucoup plus considérable.

Le cœur, qui se contracte avant que le cerveau et la moelle épinière existent, reçoit ses nerfs de deux sources : du grand sympathique, par les nerfs cardiaques; et du cerveau, par les pneumogastriques.

Selon la remarque de l'anatomiste Riolan, les poltrons, que l'on a coutume d'appeler *gens sans cœur,* ont en général le cœur très-développé : c'est que l'hypertrophie de cet organe est quelquefois cause et fort souvent effet de la peur. Le cœur du

sur le lapin, à seize jours; sur le chien, à vingt-trois jours; sur le veau, entre un an et deux ans; sur l'homme, il ne l'est pas encore à dix-huit mois, non plus que le *canal artériel,* qui déverse le sang de l'artère pulmonaire dans l'aorte.

valeureux Turenne fut trouvé, au contraire, d'une très-petite dimension.

Le *péricarde* est un sac triangulaire, enveloppant le cœur ainsi que les troncs artériels et veineux qui en sortent ou qui s'y rendent. Il est composé de deux membranes : l'une externe ou *fibreuse*, l'autre interne ou *séreuse*. Celle-ci, après avoir tapissé sa compagne, se réfléchit sur le cœur, et le recouvre en entier, sans cependant le contenir dans son intérieur. Logé dans l'écartement du médiastin, et fortement uni à l'aponévrose centrale du diaphragme, le péricarde protége le cœur, l'empêche de suivre complétement les diverses inclinaisons du corps, enfin il contribue à rendre ses mouvements plus faciles, au moyen de la sérosité qu'il renferme.

Des Artères.

Ce sont des vaisseaux cylindriques, élastiques, mais peu extensibles, destinés à porter dans toutes les parties du corps le sang chassé du cœur. Leur ensemble, constituant le système artériel, représente en quelque sorte un arbre prodigieusement ramifié, dont le double tronc commencerait au ventricule droit pour l'artère pulmonaire, et au ventricule gauche pour l'aorte.

Les artères, nous l'avons déjà dit, sont accompagnées d'un lacis de nerfs ganglionnaires qui leur imprime l'action si nécessaire pour porter dans les organes leur vie nutritive et leur action fonctionnelle.

Artère pulmonaire. — Exceptionnellement destinée à charrier le sang *noir* qui doit être soumis à l'acte revivifiant de la respiration, l'*artère pulmonaire* naît de la partie supérieure du ventricule droit du cœur. Se dirigeant obliquement en haut et à gauche, elle croise l'aorte, et, parvenue au niveau de la seconde vertèbre dorsale, elle se divise en deux branches, qui s'écartent transversalement, et vont pénétrer dans chaque poumon, où elles se ramifient à l'infini. A son origine, l'artère pulmonaire est munie, en dedans, de trois replis membraneux, dont le bord libre est toujours dirigé vers le chemin que doit suivre le sang : ce sont les *valvules sigmoïdes,* sortes de soupapes dont nous indiquerons bientôt l'usage important.

Aorte ou *grande artère.* — Elle sort de la base du ventricule gauche du cœur, auquel elle ne tient que par sa membrane interne, formant ici trois autres valvules sigmoïdes. A son origine, l'aorte se trouve cachée par l'artère pulmonaire; elle se dégage bientôt de ce vaisseau, et décrit deux courbures, dont la seconde est appelée *crosse de l'aorte.* Au côté gauche de la troisième vertèbre dorsale, on la voit changer de direction, descendre verticalement, s'engager entre les deux piliers du diaphragme, puis s'introduire dans le bas-ventre, où elle se termine, en se bifurquant, au-devant de la quatrième ou de la cinquième vertèbre lombaire. Depuis la fin de sa crosse jusqu'à sa division, l'aorte, dite *descendante,* se distingue en *aorte pectorale* et en *aorte abdominale.*

Divisions de l'aorte. La grande artère fournit :

1° Près de sa racine, les deux *coronaires* ou *car-*

diaques, l'antérieure et la postérieure, qui vont se perdre dans la substance du cœur.

2° De la convexité de sa courbure, sortent trois troncs secondaires, compris sous la dénomination d'*aorte ascendante :* ce sont l'*artère innominée* ou *brachio-céphalique,* divisée bientôt en carotide primitive et en sous-clavière droites, l'*artère carotide primitive,* et la *sous-clavière gauches.*

Les *carotides primitives* montent un peu obliquement en dehors de chaque côté du cou. Arrivées à la partie supérieure du larynx, elles se divisent en *carotide externe* ou *faciale,* et en *carotide interne* ou *cérébrale :* la première se ramifie au cou et aux parties extérieures de la tête; la seconde pénètre dans la cavité du crâne par le canal carotidien de l'os temporal, et se distribue principalement au cerveau.

Les *sous-clavières* occupent la partie supérieure de la poitrine, vers les parties inférieures et latérales du cou. Elles décrivent une courbe, depuis leur naissance jusque sous la clavicule et vers la face supérieure de la première côte, sur laquelle elles sont appuyées. La sous-clavière *droite,* sortie du tronc brachio-céphalique, se trouve un peu plus grosse et plus superficielle que la *gauche,* qui provient directement de la crosse de l'aorte.

Faisant suite à la sous-clavière, l'*artère axillaire* descend dans le creux de l'aisselle, au milieu du plexus brachial. Vers le bord inférieur du tendon du muscle grand-pectoral, elle perd son nom, et prend celui d'*artère humérale* ou *brachiale.*

Née, au bas de l'aisselle, de l'axillaire qu'elle continue, l'*artère brachiale* descend le long de la partie interne et antérieure du bras, à côté du nerf médian. Parvenue au milieu du pli du bras, plus près cependant de la tubérosité interne de l'humérus que de l'externe, elle se divise en *radiale* et en *cubitale*. Chaque branche suit la direction de l'os dont elle tire son nom, et va se terminer dans la paume de la main, où ses nombreuses anastomoses concourent à former les *arcades palmaires*.

3° Dans sa portion pectorale, l'aorte fournit les artères *bronchiques*, *œsophagiennes*, *médiastines postérieures* et les *intercostales inférieures*.

4° Dans sa portion abdominale, elle donne les *diaphragmatiques inférieures*, le *tronc cœliaque*, dont la division forme la *coronaire stomachique* pour l'estomac, l'*hépatique* pour le foie, et la *splénique* pour la rate; les deux *mésentériques*, les *capsulaires*, les *émulgentes*, les *spermatiques*, les *lombaires* et la *sacrée moyenne*.

5° Les *iliaques primitives* résultent de la bifurcation de l'aorte abdominale au niveau du corps de la quatrième vertèbre lombaire. S'écartant l'une de l'autre à angle aigu, elles descendent vers le bassin, et y envoient l'*iliaque interne* ou *hypogastrique*, qui donne un grand nombre de branches destinées aux organes environnants : le rectum, la vessie, etc. Elles se dirigent ensuite, sous le nom d'*iliaques externes*, vers les arcades crurales par lesquelles elles s'échappent, pour constituer successivement l'*épigastrique*, remontant verticalement vers le péritoine; la *fémorale* ou *crurale*, qui se distribue à la cuisse; la *poplitée* ou artère du jarret, dont les trois branches (*tibiale antérieure*, *péronière* et *tibiale postérieure*) se partagent à la jambe et au pied, sous lequel l'artère plantaire forme par ses nombreuses anastomoses une arcade analogue à celle de la main.

Des Veines.

Les veines sont des vaisseaux cylindriques, élastiques, très-extensibles, destinés à ramener au cœur le sang distribué par les artères dans toutes les parties du corps. A l'encontre des artères, qui sont accompagnées d'un abondant plexus de nerfs ganglionnaires, les veines ne reçoivent qu'un très-petit nombre de ces filets pour diriger leur faible nutrition : parce que, par une admirable disposition providentielle, le nombre des filets nerveux se trouve en rapport avec la multiplicité des actes à l'exécution desquels ils concourent. Leur ensemble, constituant le *système veineux*, peut être considéré comme formé de deux systèmes secondaires : l'un, *général*, commence dans tous les organes par des radicules très-fines, et aboutit au cœur par les deux veines caves supérieure et inférieure; l'autre, borné à la cavité de l'abdomen, représente un arbre vasculaire, dont les radicules sont dans les intestins, et les petits rameaux dans le foie : c'est le *système veineux abdominal* ou système de la *veine porte*.

Plus grosses, bien plus nombreuses, et d'ordinaire situées plus superficiellement que les artères, toutes les veines se réunissent en trois troncs principaux que nous allons successivement étudier : ce sont la *veine cave supérieure*, la *veine cave inférieure* et la *veine porte*.

1° La *veine cave supérieure, thoracique* ou *descendante*, est formée par la réunion des deux sous-clavières, qui rapportent le sang, de la tête, des membres supérieurs et de la poitrine. Commençant au niveau du cartilage de la première côte, elle descend jusqu'à la base du péricarde, dans lequel elle s'introduit pour s'ouvrir dans l'oreillette droite du cœur. Outre les deux veines qui lui donnent naissance, ce tronc reçoit la *mammaire interne*, la *thyroïdienne inférieure droite*, l'*azygos*, et plusieurs branches, du thymus, du médiastin, du péricarde et de la partie supérieure du diaphragme.

2° Bien plus étendue que la précédente, la *veine cave inférieure, ascendante* ou *abdominale*, règne depuis l'articulation de la quatrième et de la cinquième vertèbre lombaire jusqu'au cœur.

Montant à droite et un peu en arrière de l'aorte abdominale, elle traverse le bord postérieur du foie, puis le centre aponévrotique du diaphragme, pour aller se déboucher dans la partie inférieure et postérieure de l'oreillette droite du cœur.

Outre les deux *iliaques primitives*, qui forment son origine et qui ramènent le sang des membres inférieurs et du bassin par les *iliaques externes* et l'*hypogastrique*, la veine cave inférieure reçoit les veines *sacrée moyenne*, *lombaires*, *spermatiques*, *rénales*, *capsulaires*, *hépatiques* et *diaphragmatiques inférieures*.

3° *Veine porte*. — On appelle *système veineux abdominal* ou de la *veine porte* un petit appareil vasculaire à sang noir, situé dans le bas-ventre, et résultant de deux ordres de vaisseaux distincts, dépourvus de valvules et réunis par un tronc commun, d'environ 4 pouces de longueur.

De ces deux ordres de vaisseaux, l'un a reçu le nom de *veine porte abdominale,* parce qu'il prend naissance de la plupart des organes renfermés dans l'abdomen. Cette veine offre deux racines principales : ce sont la veine *splénique* et la *mésentérique supérieure* ou *grande mésaraïque,* lesquelles ont leurs radicules dans tous les viscères de la digestion. L'autre ordre de vaisseaux, destiné au foie seul, a reçu le nom de *veine porte hépatique.* Paraissant continuer la veine porte abdominale, la veine porte hépatique se dirige vers la face inférieure du foie; au niveau du sillon transversal de cet organe, elle se divise en deux branches, qui forment une sorte de canal appelé *sinus de la veine porte,* et qui vont se ramifier dans l'épaisseur du foie, accompagnées d'un prolongement de sa capsule fibreuse (*capsule de Glisson*). C'est en s'abouchant avec la veine cave inférieure que les veines hépatiques établissent une communication entre le système veineux général et le système particulier de la veine porte.

Du Sang.

Admirable produit de l'élaboration de la lymphe et du chyle vivifiés par l'acte respiratoire, le sang est le liquide destiné à fournir aux organes les matériaux nécessaires à la nutrition et aux sécrétions.

Ses propriétés physiques diffèrent selon qu'il circule dans les artères ou dans les veines. Le *sang artériel* est d'un rouge vermeil et d'une odeur forte; sa température est de 38 à 40 degrés centigrades;

sa pesanteur spécifique est de 1,049; il se coagule avec la plus grande facilité.

Plus lentement coagulable, le *sang veineux* est d'un rouge brun et d'une odeur faible; sa température ne s'élève qu'à 36 ou 38, tandis qu'il pèse 1,051.

Tiré des vaisseaux, pendant la vie, et abandonné à lui-même, le sang se prend en une masse de consistance gélatineuse, puis il se sépare peu à peu en deux parties : l'une, liquide, jaunâtre et transparente, c'est le *sérum*; l'autre, plus ou moins consistante, tout à fait opaque, et d'une couleur rouge, c'est le *coagulum* ou *caillot*. La portion séreuse est formée d'eau tenant en dissolution de l'albumine avec des sels de différente nature, et, en suspension, un nombre infini de globules, *corpuscules lenticulaires*, composés eux-mêmes d'une enveloppe rouge à laquelle on a donné le nom d'*hématosine* et d'une matière qui semble fibro-albumineuse.

Le caillot est constitué par de la fibrine, des globules et une certaine quantité de sérum.

D'après les recherches de MM. Andral et Gavaret, 1,000 parties de sang donnent à l'analyse : fibrine, 3 parties; globules, 127; matériaux solides du sérum, 80; eau, 790.

La proportion d'eau est généralement plus forte chez la femme que chez l'homme, et chez les individus lymphatiques que chez les sanguins; c'est le contraire pour les globules. On appelle *sang pauvre* celui dans lequel le sérum domine d'une manière anormale, et *sang riche* celui qui offre relativement beaucoup de globules, un fort caillot.

A l'encontre des Hébreux, qui plaçaient l'âme

dans le sang, les physiologistes modernes la mettraient plutôt dans le système nerveux, si toutefois l'âme peut avoir un domicile de prédilection!

De la transfusion. — Agent spécial de la nutrition, le sang ne se borne pas à réparer les pertes que subissent les organes, il leur communique encore une excitation sans laquelle la vie ne saurait s'y maintenir. Ainsi, qu'on abandonne à lui-même un individu complétement épuisé par une violente hémorrhagie, il ne tarde pas à succomber. Si, au contraire, on s'empresse d'injecter du sang humain dans ses veines, on verra quelquefois ce corps exsangue, cette espèce de cadavre, reprendre une teinte de vie, se ranimer, respirer librement, puis se mouvoir avec facilité, et bientôt exécuter toutes ses fonctions comme dans l'état normal.

Pour que cette opération délicate, désignée sous le nom de *transfusion,* soit couronnée de succès, il faut que l'injection ait lieu avec le sang d'un animal sain et robuste, de même espèce que celui sur lequel on opère; il faut surtout bien éviter l'introduction de l'air dans les veines. En arrivant dans les cavités du cœur, ce gaz atmosphérique s'y dilaterait, et mettrait à leur resserrement un obstacle mécanique qui ferait totalement cesser la circulation.

Quelques physiologistes pensent qu'à la suite d'une grande perte de sang, la circulation trouve dans l'absorption capillaire un réservoir providentiel, venant à son aide, sans attendre une digestion tardive qui laisserait succomber l'individu exsangue, avant de lui apporter les matériaux réparateurs dont il a besoin. Aussi, à leurs yeux, la transfusion étant pour le moins inutile, ils la rejettent comme une opération dont les succès ne justifient pas la témérité, et que les revers condamnent.

§ II. Physiologie de la circulation.

Où commence le cercle circulatoire, et où finit-il? On l'ignore. Toutefois, pour jeter quelque clarté sur l'étude du cours du sang, on est convenu de le faire commencer à l'endroit où ont lieu les plus grands efforts d'impulsion. Ainsi, bien que ce soit dans les poumons que le chyle est définitivement converti en liquide nutritif, ce n'est pas de cet organe que l'on part pour suivre le sang dans son trajet, mais du cœur, dont les contractions, faisant l'effet de coups de piston, le lancent avec régularité dans tous nos organes.

Mécanisme de la fonction. — Ramené des différents points du corps par le système veineux, le sang est versé par les veines caves supérieure et inférieure dans l'*oreillette droite du cœur*. Dès que les mouvements oscillatoires des colonnes charnues ont suffisamment agité ce fluide coagulable, la cavité se contracte sur lui, et le pousse dans le *ventricule droit*. Stimulé par la présence du sang, ce ventricule se contracte à son tour, et le chasse dans l'*artère pulmonaire,* qui le distribue *noirâtre* dans les *vaisseaux capillaires du poumon*. Après avoir traversé l'organe de la respiration, et s'y être revivifié au contact de l'oxygène de l'air, le sang revient au cœur par les *veines pulmonaires,* qui, par privilége, le versent d'un *rouge rutilant* dans l'*oreillette gauche*. Celle-ci, irritée et dilatée aussi par l'abord du liquide, le pousse dans le *ventricule gauche*, dont l'énergique contraction le lance dans l'*artère aorte*, et, par ce canal, dans les diverses branches chargées de le distribuer à toutes les parties du corps. Là, ainsi que nous l'avons dit en commençant, le sang est repris par les radicules veineuses, et ramené *impur*, par les deux veines caves, dans l'oreillette droite, pour en partir de nouveau.

Dans ce trajet, qui se renouvelle, en moyenne, 70 fois par minute, c'est-à-dire 36,816,360 fois dans une vie de cinquante années, le sang décrit évidemment un double cercle; aussi a-t-on appelé *petite circulation*, le cercle étroit qu'il parcourt dans les poumons, et *grande circulation*, sa course dans tout le corps. Quant à la *circulation* dite *capillaire*, c'est celle qui a lieu dans les petits vaisseaux de ce nom, servant d'intermédiaires entre les radicules artérielles et les radicules veineuses.

Admirons maintenant quelques-uns des merveilleux moyens pris par le suprême Ingénieur dans la construction de cette machine circulatoire. Et d'abord, outre la magnificence de leur distribution, combien les vaisseaux qui chassent le sang ne sont-ils pas remarquables par le poli de leur paroi interne! C'est ce poli, qui, en diminuant le frottement, conspire avec l'impulsion du cœur et les autres mouvements musculaires pour favoriser le cours du liquide. Mais, ce qui constitue la suprématie de nos canaux vivants sur tous les tuyaux dus à la science de la mécanique, c'est la double élasticité dans le sens de leur longueur comme dans celui de leur largeur, avec ce caractère distinctif que les artères, moins extensibles que les veines, reviennent bien plus vivement sur elles-mêmes.

N'oublions pas non plus le rôle important que jouent les valvules tricuspides, sigmoïdes et mitrales, dont le redressement s'oppose avec tant de précision au retour du sang dans chacune des cavités qui viennent de s'en débarrasser en se contractant.

Le scalpel a-t-il ouvert l'un des ventricules du cœur, de quelle admiration n'est-on pas saisi à la vue des milliers de colonnes charnues, dont l'entre-croisement en tous sens compose ses parois ! Ce sont elles qui, lors de la dilatation de l'organe, forment les cloisons d'une multitude de cellules communiquant entre elles, et que le sang vient remplir en s'y subdivisant en globules imperceptibles. Puis, quand à la dilatation du cœur succède le resserrement de ses parois, c'est encore par ces colonnes que le fluide sanguin, ainsi tamisé, est soumis dans ses moindres particules à une agitation rapide qui prévient et sa coagulation et la précipitation de ses matériaux solides.

Il n'est pas jusqu'au mouvement et au bruit circulatoires qui n'aient été calculés pour notre plus grand avantage. Quel système admirable dans les contractions des quatre cavités du cœur! Les deux oreillettes se contractent et se dilatent ensemble; il en est de même pour les deux ventricules. Ainsi, en même temps que l'oreillette droite se dilate pour recevoir le sang noirâtre que lui apportent les veines caves, l'oreillette gauche est dilatée par le sang *revivifié* que lui versent les artères pulmonaires, et toutes deux poussent simultanément le sang qu'elles contiennent dans le ventricule correspondant. Même accord de la part des ventricules : pendant que le droit envoie le sang veineux aux poumons, le gauche lance dans l'aorte le sang nutritif que cette grande artère doit porter à tous nos organes par ses innombrables subdivisions.

De ces mouvements réguliers du cœur, résultent des battements et des bruits marqués par trois temps.

Premier temps ou *systole* : bruit sourd et profond, plus sensible à gauche qu'à droite, et coïncidant avec la contraction des ventricules. C'est en ce moment que le cœur, raccourci, se déplace, et va frapper de sa pointe la poitrine, entre la sixième et la septième côte.

Deuxième temps ou *diastole* : bruit plus clair, plus superficiel, provenant de la dilatation des ventricules et de la contraction des oreillettes.

Troisième temps : silence, ou temps de repos, pendant lequel ni la main ni l'oreille appliquées ne perçoivent rien.

On ne saurait comprendre l'énorme force dont la Providence a dû disposer pour l'accomplissement de cette fonction, si l'on ne se représentait la grandeur du cercle que le sang est destiné à parcourir. C'est, du reste, à la forte impulsion donnée au sang par le ventricule gauche, et communiquée par l'aorte à toutes les artères, qu'il faut rapporter le *pouls*, cette pulsation artérielle traduisant l'état du cœur.

Certes, quand on a considéré le réseau vasculaire

sanguin charriant les matériaux de la vie sous l'unique impulsion du cœur; quand on a essayé de compter les milliers de collonnettes mobiles qui divisent et fouettent le sang; les soupapes vasculaires qui s'opposent à son reflux; les battements et les bruits du cœur annonçant au médecin l'état normal ou anormal du corps; la coloration ou la pâleur de la face venant refléter les diverses émotions de l'âme, il est impossible de ne pas se surprendre confondu d'admiration devant notre appareil circulatoire, en comparaison duquel toutes les machines hydrauliques de l'industrie ne sont que de bien pauvres jouets d'enfants !

§ III. Hygiène de la circulation.

Cette fonction n'a pas, à proprement parler, d'hygiène spéciale : d'une part, étant liée d'une manière intime à la respiration, elle ne reçoit guère d'influences que celles qui s'exercent sur sa compagne ; puis, la peau, considérée comme enveloppe externe ou comme organe de sécrétion, a droit de revendiquer les agents hygiéniques connus sous le nom d'*applicata*, agents dont nous parlerons dans un des chapitres suivants. Toutefois, si nous n'avions craint de scinder l'article consacré aux *vêtements*, nous nous serions attaché à stigmatiser ici la sotte et funeste manie d'enrayer la circulation et la respiration dans le but vaniteux et coupable de se donner une taille plus svelte, et soi-disant plus avantageuse.

Nous croyons encore à propos de rappeler que le cœur, ce pendule de l'organisme, n'ayant pas une minute de repos pendant toute notre existence, nous devons veiller à ne pas lui faire gagner en vitesse ce qu'il ne manquerait guère de perdre en durée. N'oublions pas qu'en nous donnant la vie, le Créateur en coordonne les limites avec le calme ou l'agitation de nos désirs. Aussi, le jeune homme qui accélère les battements de son cœur par la colère, l'intempérance ou toute autre passion, devient-il l'artisan de sa fin prématurée : il est comme la montre qu'une trop grande précipitation a fait bientôt arriver au bout de sa chaîne, tandis que, mieux réglée, elle ne se fût arrêtée qu'après en avoir plus lentement déroulé les anneaux. Oui,

Quand le cœur reste pur, le cœur bat plus longtemps [1].

[1] Ce beau vers est de M. de Montherot, poëte septuagénaire ; il termine sa pièce sur la *Longévité humaine*, lue à l'Académie des sciences de Lyon, dans la séance du 3 juillet 1855.

CHAPITRE V.

DES SÉCRÉTIONS.

On désigne, en général, par *sécrétion* la confection d'un fluide dont les matériaux sont fournis par le sang, notamment par le sang artériel.

Le mot *sécrétion* dérive du latin *secernere*, *séparer*, parce que les appareils sécréteurs séparent, extraient du sang les matériaux de certaines humeurs qu'ils fabriquent, et dont les noms sont aussi variés que les usages.

Chose surprenante, et dont l'explication fera toujours le désespoir de la science! les humeurs sécrétées sont autant de produits différant du sang par leurs propriétés chimiques, contenant des substances dont le liquide n'offrait aucune trace avant d'avoir traversé les organes sécréteurs; d'un autre côté, l'urée, le lait et la bile ayant été trouvés dans le sang après l'ablation des reins, de la glande mammaire et du foie, les expérimentateurs ont cru pouvoir avancer que le sang contient tout formés les éléments des fluides qui doivent être sécrétés par des organes spéciaux. Les savantes disputes qui ont eu lieu à ce sujet n'aboutissant à prouver qu'une seule chose, notre ignorance, nous nous bornerons à dire que le triple but des fonctions sécrétoires paraît être de produire certaines humeurs nécessaires au jeu des organes et de débarrasser le corps des molécules organiques éliminées par le mouvement de décomposition nutritive; puis, de dépurer les humeurs, et particulièrement le sang, des substances nuisibles qui peuvent y avoir été importées par l'absorption.

Parmi les humeurs sécrétées, les unes sont versées dans des cavités qui ne communiquent pas au dehors, et sont ensuite reportées dans le torrent de la circulation; tels sont les fluides qui lubrifient les membranes séreuses et synoviales : on les nommait autrefois fluides *récrémentitiels*. Les autres, matériaux déjà exploités et devenus impropres à l'assimilation, sont expulsés du corps, comme l'urine et la sueur : ce sont les fluides dits *excrémentitiels*. Enfin, on donnait le nom barbare de fluides *récrémento-excrémentitiels* ou *excrémento-récrémentitiels* à ceux qui se trouvent en partie résorbés, en partie expulsés, tels que la salive, la bile, etc. A ces dénominations horriblement savantes et peu exactes, nous substituerons la classification basée sur les appareils, qui divise toutes les sécrétions en *perspiratoires* ou *exhalations*, en *sécrétions folliculaires*, et en *sécrétions glandulaires*.

§ I. Sécrétions perspiratoires ou Exhalations.

On nomme ainsi des fonctions encore peu connues, par lesquelles des fluides sont versés, sous forme de rosée, à la surface de la peau et des diverses membranes, ainsi que dans les mailles du tissu cellulaire. Les exhalations paraissent se faire par une sorte de transsudation vitale des fluides à travers les parois des vaisseaux capillaires artériels. Les exhalations *séreuse, synoviale* et *cellulaire* sont dites *internes*, parce qu'elles ont lieu dans des cavités closes de toutes parts ; l'exhalation cutanée est qualifiée *externe*, ainsi que l'exhalation muqueuse, qui communique avec l'extérieur.

Exhalation séreuse. — Les membranes séreuses produisent à leur surface une abondante exhalation de sérosité. Cette sérosité, partout identique et analogue au sérum du sang, constitue la partie la plus aqueuse des matières animales. Elle a pour usage d'entretenir le poli des membranes séreuses et, par là, de faciliter leur glissement ainsi que le mouvement des organes sur lesquels elles se déploient en les enveloppant de toutes parts. C'est l'épanchement anormal de ce fluide qui constitue les *hydropisies*, ainsi que les *phlyctènes* ou vésicules produites, soit par les brûlures, soit par l'action des vésicatoires.

Exhalation synoviale. — Les capsules ou enveloppes synoviales ont la plus grande analogie avec les membranes séreuses proprement dites. Elles tapissent les articulations mobiles, forment des gaînes à quelques tendons, et se rencontrent sous certaines aponévroses où elles reçoivent le nom de *bourses synoviales*. On pense à tort que les franges seules qui flottent dans ces capsules ont pour usage de sécréter la *synovie*, humeur offrant de la ressemblance avec le blanc d'œuf, et dont la viscosité favorise le jeu des parties en les rendant plus glissantes, comme l'huile favorise la rotation d'une porte sur ses gonds.

Exhalation cellulaire. — Les physiologistes divisent cette exhalation en *séreuse* et en *adipeuse*, selon qu'elle s'opère dans les mailles du tissu cellulaire lamelleux, répandu dans tout l'organisme, ou dans les vésicules du tissu adipeux, ainsi nommé, du latin *adeps* (graisse), parce qu'il produit cette substance longtemps regardée comme un principe immédiat des animaux. L'*exhalation cellulaire séreuse,* analogue à la lymphe et à la sérosité du sang, a pour destination d'humecter la trame du tissu cellulaire et d'en entretenir ainsi l'élasticité et la souplesse. De l'*exhalation adipeuse* résulte la graisse, matière molle, constamment composée de deux principes : l'un solidifiable ou *stéarine ;* l'autre liquide, analogue à l'huile, et, pour cette raison, appelé *élaïne*. Généralement abondante chez l'enfant et la femme, dans les constitutions lymphatiques et sanguines, ainsi que chez les peuples du Nord, la graisse a de nombreux usages : elle sert à la nutrition ; elle entretient la température du corps ; elle émousse la susceptibilité nerveuse ; elle garantit nos organes contre la violence des chocs, en formant une sorte de coussin ; enfin, joignant l'agrément à l'utilité, elle embellit les formes par les contours gracieux qu'elle produit.

Qu'on nous permette ici une courte digression sur la maigreur et l'obésité.

Ne confondons pas la *maigreur* avec l'*amaigrissement*. La *maigreur* est l'état d'un individu ne jouissant pas du degré d'embonpoint que présentent la plupart de ceux qui se trouvent dans les mêmes conditions; elle n'est pas incompatible avec la santé; tandis que l'*amaigrissement* tient presque toujours à un état maladif; son dernier degré constitue le *marasme*, l'*étisie*[1].

Le nom d'*obésité* se donne à un excès d'embonpoint, qui rend l'individu lourd et disgracieux. L'*obésité* diffère essentiellement de la *pléthore* ou constitution pléthorique, dont les principaux symptômes portent sur l'appareil circulatoire sanguin.

Entre les individus *maigres* et les individus *obèses*, se trouvent les personnes suffisamment *grasses*; ici, un juste milieu est chose généralement désirable. Est-on par trop maigre, le meilleur moyen pour engraisser consiste d'abord dans un régime alimentaire approprié. Ainsi, à déjeuner : potages aux pâtes, côtelettes, bifteck aux pommes de terre, œufs, purées de légumes, chocolat. A dîner : soupe ou potage, pain frais, viandes rôties, mets aux riz, macaroni, pâtisserie, crèmes, charlotte; on évitera tous les acides, on sucrera les fruits cuits, on pourra manger une assez grande quantité de raisin, en ayant soin de jeter les pellicules. La bière mérite la préférence pour boisson habituelle. A ces moyens, il faut joindre l'air pur de la campagne, le calme de l'âme, de courtes promenades, le sommeil assez prolongé (de dix heures du soir à sept heures du matin), des vêtements aisés mettant suffisamment à l'abri des variations atmosphériques.

[1] Une diarrhée continue peut, en trois jours, enlever à un individu les deux-dixièmes de son poids. En fait d'amaigrissement par abstinence, la perte des quatre-dixièmes du poids total du corps est la limite au delà de laquelle tout animal trouve inévitablement la mort.

Dans le cas où l'on aurait atteint une obésité incommode, le bon sens réclamerait un régime tout différent : il consisterait à diminuer peu à peu l'alimentation et le sommeil, tandis que l'on augmenterait l'exercice musculaire (gymnastique, équitation, natation, chasse). Quant au choix des aliments, on ferait usage d'un peu de pain de seigle, qui est moins nourrissant et plus laxatif que celui de froment; les potages seraient préparés à la julienne, aux légumes verts, à l'oseille surtout. Parmi les viandes, on donnerait la préférence au bouilli, au veau et à la volaille. Point de fécule, ni d'œufs, ni pâtisserie d'aucune sorte. Pour boisson habituelle : un mélange d'eau et de vins blancs légèrement acidulés, tels que ceux de l'Anjou, et encore mieux du cidre. Brillat-Savarin recommande aux personnes obèses de fuir la bière comme la peste, et en même temps le vinaigre pur comme un poison. Pour plus amples détails sur le traitement préservatif ou curatif de la maigreur et de l'obésité, consulter le *dictionnaire des substances alimentaires*, inséré ci-dessus, au chapitre DIGESTION.

Exhalation muqueuse. — Toutes les membranes dites *muqueuses* sont le siége où se confectionne le *mucus*, humeur visqueuse, analogue au mucilage végétal, mais dont elle diffère par l'azote qu'elle renferme. Nous avons dit que les produits de l'exhalation séreuse sont partout identiques; ici, c'est le contraire : le mucus, en effet, présente certaines différences, selon qu'il est fourni par la bouche, par les narines, par les oreilles, par la trachée-artère ou par les intestins. Cette couche visqueuse, enduisant la surface des membranes, diminue le contact nuisible des corps étrangers aussi bien que leur frottement réciproque. Nous avons vu précédemment l'utilité de ce fluide dans les différents points du canal digestif.

Exhalation cutanée. — Une exhalation aqueuse, acide, salée et odorante a lieu à travers les pores de la peau, dont nous renvoyons la description à l'*Appareil du Toucher*. Ce fluide est-il vaporisé à mesure qu'il se forme, on l'appelle *transpiration insensible;* se condense-t-il en gouttelettes, on lui donne le nom de *sueur*. La chaleur, les boissons excitantes et diaphorétiques, l'exercice, ainsi que la gaieté, favorisent ce dernier effet, qui coïncide avec l'activité de la circulation.

L'exhalation cutanée se produit en raison inverse des autres sécrétions, particulièrement de la sécrétion des reins : plus on sue, moins on urine, et *vice versa*. Cela explique pourquoi la quantité de liquide urinaire excrétée en hiver est bien plus abondante qu'en été. Par une disposition analogue et toute providentielle, la perspiration pulmonaire augmente précisément sous l'influence du froid, afin de venir suppléer à la diminution de la perspiration de la peau.

On concevra bien l'utilité de la sécrétion qui nous occupe, en songeant qu'elle est un grand moyen de dépuration ; qu'elle sert à maintenir la température propre du corps, et qu'elle favorise la guérison d'un grand nombre de maladies. C'est grâce à la matière odorante de la sueur que le chien peut suivre la trace du gibier et retrouver son maître longtemps même après l'avoir perdu. Quelques physiologistes ont avancé qu'on peut, dans certains cas, attribuer la sympathie à la qualité de la transpiration.

—On a donné le nom de *suette* à une maladie épidémique, d'apparence pestilentielle, qui débuta en Angleterre vers la fin du xve siècle, et qui, pendant quarante ans, parcourut plusieurs autres États de l'Europe. Une sueur continue, excessive et d'une odeur fétide, en était le principal symptôme. Cette terrible affection ne durait guère que vingt-quatre heures, et se terminait presque toujours par la mort. De nos jours, la suette simple ou miliaire n'exerce plus les mêmes ravages.

§ II. Sécrétions folliculaires.

Ce sont celles qui s'opèrent dans un nombre infini de petites ampoules, cachées dans l'épaisseur des membranes muqueuses et de la peau, à la surface desquelles leur orifice verse le fluide sécrété. Nous avons vu précédemment que les papilles fongueuses de la langue, ainsi que les amygdales et quelques autres parties, sont considérées comme des amas de *follicules* ou *cryptes*.

La sécrétion des follicules muqueux est analogue à l'exhalation muqueuse : aussi, ces deux produits étaient-ils confondus par les anciens sous le nom de *phlegme*, de *pituite*, de *glaires*, comme ils le sont de nos jours sous celui de *mucus*.

La sécrétion folliculaire de la peau présente des différences notables : tantôt c'est une *humeur huileuse*, très-abondante chez certains individus ; tantôt c'est le *cérumen*, matière grasse et jaune, dont l'accumulation dans le conduit auditif externe peut produire une surdité facilement curable; parfois, c'est une matière concrète qui forme sur la figure ces points noirs appelés *tannes*, lesquels sont tout simplement des follicules distendus par une sécrétion anormale, et non des *vers de peau*, comme l'affirme le vulgaire ignorant.

§ III. Sécrétions glandulaires.

Les sécrétions glandulaires, au nombre de huit, ont lieu dans des organes parenchymateux, pourvus, au moins, d'un canal excréteur. Ces organes lobuleux, appelés *glandes*, sont une masse compacte et mollasse, composée de granulations d'où naissent des conduits qui se réunissent, comme les racines d'un arbre, pour former un tronc par lequel le produit de la sécrétion est versé au dehors, soit immédiatement, soit après avoir séjourné dans un réservoir.

Les glandes reçoivent des vaisseaux sanguins qui les traversent et les matériaux de leur nutrition, et ceux qu'elles élaborent afin d'en former le produit animal qu'elles ont pour destination de fabriquer. Comment agissent-elles? On l'ignore : leur élaboration moléculaire échappe aux plus savantes investigations. Toutefois, il est rationnel d'admettre que les phénomènes qui ont lieu dans leur tissu inextricable appartiennent à la fois à l'ordre chimique et à l'ordre vital. C'est, du reste, l'unique moyen de concilier l'école matérialiste et l'école spiritualiste, dont les prétentions exclusives nous sembleraient hors de la vérité.

Parmi les sécrétions glandulaires, quatre appartiennent à des appareils spéciaux : ce sont les sécrétions *lacrymale*, *spermatique*, *ovarique* et *laiteuse*; les quatre autres sont affectées au seul appareil digestif : ce sont les sécrétions *salivaire*, *pancréatique*, *biliaire* et *urinaire*. Consacrons quelques pages à l'étude de cette dernière, que nous avons à peine mentionnée jusqu'à présent.

Appareil sécréteur de l'urine.

Les *reins*, les *uretères*, la *vessie* et le *canal de l'urèthre* constituent l'appareil destiné à la sécrétion urinaire. Ici nous allons trouver six pièces essentielles : *deux organes sécréteurs*, *deux canaux afférents*, *un réservoir* et *un canal excréteur*.

Reins. — Ces deux glandes, vulgairement appelées *rognons* chez les animaux, sont l'usine vivante où se confectionne l'urine. Situés profondément dans la région lombaire, sur les côtés de la colonne vertébrale, derrière le péritoine, l'un à droite, l'autre à gauche, les reins se trouvent enveloppés d'un tissu cellulaire graisseux très-consistant. Leur forme est celle d'un ovoïde, comprimé sur deux faces et échancré sur son bord interne, ce qui la rapproche de celle d'un haricot.

Cette échancrure, ou *scissure des reins*, reçoit les vaisseaux et les nerfs qui vont porter la vie dans l'organe.

Plus consistant que celui des autres glandes, le parenchyme rénal apparaît composé de deux substances distinctes : l'une, extérieure et brunâtre, appelée *corticale*, parce qu'elle enveloppe la glande comme une écorce; l'autre, d'un rouge pâle, dite *substance tubuleuse* ou *mamelonnée*. Cette dernière, dont le tissu est plus compacte, semble formée d'une multitude de canaux déliés, réunis en faisceaux conoïdes, nés de la *substance corticale*. Ces faisceaux se terminent par des mamelons qui font saillie dans les *calices*, petits entonnoirs continus avec le *bassinet*, ou partie évasée de l'uretère.

Uretères. — On nomme ainsi deux longs canaux membraneux, cylindroïdes, recevant l'urine de chaque bassinet ou infundibulum, et la portant dans la vessie, réservoir commun des glandes rénales. Ces conduits *afférents* et non pas *excréteurs*, comme les appellent à tort quelques anatomistes, descendent l'un à droite, l'autre à gauche de la colonne vertébrale, entre le muscle psoas et le péritoine, dont ils sont recouverts; puis, parvenus dans l'excavation du bassin, ils gagnent les côtés de la vessie, traversent obliquement l'épaisseur de ses parois, et s'ouvrent dans son bas-fond, aux angles postérieurs du trigone vésical.

Vessie. — Ce réservoir de l'urine est une poche musculo-membraneuse, située dans l'excavation du bassin, derrière le pubis, au-dessus duquel elle fait saillie quand elle est pleine. En devant, une expansion fibro-celluleuse (*ligament antérieur*) fixe la vessie à la symphyse pubienne; des replis du péritoine (*ligament postérieur*) l'unissent en arrière au rectum chez l'homme, à l'utérus chez la femme.

La cavité de cet organe présente inférieurement

et postérieurement une dilatation appelée *bas-fond*, où se trouve l'orifice des uretères, et, en avant, l'ouverture du *col*, lequel se continue avec le canal de l'urèthre. C'est à l'espace triangulaire compris entre ces trois ouvertures qu'on a donné le nom de *trigone vésical*.

Comme le tube intestinal, la vessie est composée de trois membranes superposées : une séreuse ou péritonéale, qui est externe ; une musculeuse ou moyenne ; une interne ou muqueuse.

Urèthre. — Le canal excréteur de l'urine a chez l'homme une longueur de neuf à douze pouces ; pendant le repos, sa direction figure une sorte d'S. On lui distingue trois portions : la *portion prostatique*, voisine de la vessie, longue de quinze lignes, et traversant la glande prostate ; la *portion membraneuse*, rétrécie, longue d'une dizaine de lignes, et séparée du rectum par du tissu cellulaire seulement ; puis la *portion spongieuse*, étendue de la symphyse pubienne jusqu'à l'extrémité du gland.

Chez la femme, le canal de l'urèthre n'a qu'un pouce de longueur, et n'offre qu'une légère courbure. Sa largeur et la dilatation dont il est susceptible rendent pour ce sexe l'opération de la lithotritie bien plus facile et moins grave.

De l'Urine.

L'urine est le produit de la sécrétion des glandes rénales, transmis par les uretères dans la vessie, d'où il est expulsé par le canal de l'urèthre. D'ordinaire, l'*urine de la digestion* se présente sous l'aspect d'un liquide transparent et d'un jaune citrin. Elle a une saveur salée, un peu âcre, et une odeur particulière qui devient ammoniacale par la putréfaction; elle rougit l'infusum de tournesol. Chez l'adulte, d'après Berzélius, l'urine est composée en grande partie d'eau, contenant de l'urée, de l'acide urique, de l'acide lactique, du mucus, du lactate d'ammoniaque uni à des matières acides, des sulfates de potasse et de soude, des phosphates de soude et d'ammoniaque, des phosphates terreux avec un atome de chaux, de silice, d'hydrochlorate de soude et d'ammoniaque. Enfin, d'après les expériences d'autres savants chimistes, ce liquide renfermerait encore des acides phosphorique et carbonique à l'état libre. Abandonné à lui-même, il dépose de l'acide urique au bout de quelques heures; plus tard, l'urée se décomposant, il devient alcalin et forme un nouveau dépôt composé d'urate d'ammoniaque, de phosphate de chaux et de phosphate ammoniaco-magnésien. On conçoit, du reste, que les propriétés physiques et chimiques de cette sécrétion si complexe doivent varier selon la nature et la quantité des boissons ingérées, et suivant l'état dans lequel se trouve le corps, soit en santé, soit en maladie.

Dans diverses maladies, l'urine rendue se trouble promptement, et elle offre des phénomènes variés : tantôt il apparaît à sa surface une *pellicule*, formée de mucus et de différents sels; tantôt elle présente à sa partie supérieure un *nuage*, qu'on appelle *énéorème* quand il reste en suspension au milieu du vase; tantôt enfin elle forme un *sédiment*, un dépôt plus ou moins considérable, ce qui a lieu aussi en santé, quand on est resté longtemps sans boire, ou qu'on a eu une abondante transpiration. Par opposition, l'*urine de la boisson,* c'est-à-dire l'urine rendue peu de temps après que l'on a bu, est pâle et limpide, offrant de la ressemblance avec l'urine *crue* expulsée après une crise nerveuse.

Ajoutons que la térébenthine, prise à l'intérieur, communique aux urines l'odeur de la violette, tandis que les asperges lui en donnent une des plus désagréables.

C'est à tort que le vulgaire affirme avoir vu de l'urine *laiteuse,* c'est-à-dire contenant du lait : l'aspect blanchâtre qu'elle offre parfois n'est dû qu'à une proportion plus grande de phosphate, ou de son mélange avec du mucus ou du pus.

— Les pathologistes appellent *diurèse* la sécrétion abondante de l'urine; *dysurie,* son émission douloureuse ; *strangurie,* celle qui ne se fait que goutte à goutte; *ischurie*, celle qui est impossible; *énurésie,* celle qui a lieu involontairement. Eu égard à l'altération de ce produit excrémentitiel, ils ont désigné par *albuminurie* une modification particulière des reins, dans laquelle ces glandes sécrètent, contre l'ordinaire, de l'albumine; et, par *hématurie,* l'altération de l'urine entremêlée d'une certaine quantité de sang, lequel peut provenir du canal de l'urèthre, de la vessie ou des reins.

Parmi les nombreuses affections des voies urinaires, il en est une, heureusement assez rare, dont le siége et les causes sont obscures, les symptômes irréguliers, la marche lente et la terminaison le plus souvent funeste; on lui a donné le nom de *diabète,* d'un mot grec qui signifie *passer à travers.*

Cette singulière affection est caractérisée par une augmentation excessive de l'urine, laquelle se trouve plus ou moins chargée d'une matière sucrée, analogue au sucre de raisin. La faim et la soif extrêmes jointes à l'amaigrissement qui se manifeste d'ordinaire dans le diabète sucré, ont fait présumer que ce sucre se forme dans l'estomac aux dépens des substances alimentaires, et que les reins se bornent à l'éliminer du sang. Quoi qu'il en soit de cette transformation organique et vitale, dont la cause nous échappe, le traitement des diabétiques, bien simplifié depuis quelques années, consiste dans l'administration des opiacés, et principalement dans la privation des substances alimentaires susceptibles de produire du sucre. Ainsi, pas de pain ordinaire, pas de laitage; rien de sucré ni de féculent; au contraire, viandes fortes et toniques associées aux légumes herbacés et au pain de gluten. Ce régime devra être exactement suivi pendant plusieurs mois, jusqu'à entière guérison, et repris du moment où l'affection semblerait reparaître. (*Voir* l'article PAIN.)

Quant à la *néphrite* ou inflammation des reins, elle est le plus souvent produite par la présence de calculs, soit dans l'uretère, qu'ils obstruent, soit dans le rein lui-même. Les chirurgiens qui embaumèrent le corps du maréchal de Turenne, ne lui trouvèrent qu'*un seul rein,* anomalie assez rare.

Mécanisme de la sécrétion urinaire.

Nous avons vu que les reins sont les laboratoires vivants où se fabrique l'urine. Sécrété par la substance corticale de ces deux glandes, le liquide excrémentitiel est filtré par la substance tubuleuse; puis, versé goutte à goutte dans les bassinets, qui le transmettent aux uretères. Ici, favorisée dans son cours par la direction presque verticale des canaux afférents, par l'action tonique de leurs parois, par le battement des artères voisines, enfin par les mouvements du diaphragme et des intestins, l'urine descend peu à peu, et arrive dans la vessie par un suintement continuel. Quelle admirable perfection n'offre pas ce réservoir, qui peut se replier, se distendre même, sans que le liquide contenu soit exposé à refluer dans les deux uretères ou à s'échapper par le canal de l'urèthre! Toutefois, dès que la vessie contient une certaine quantité d'urine, une sensation désagréable vient nous avertir du besoin de l'expulser. Aussitôt, la volonté intervenant, les releveurs de l'anus se relâchent, tandis que les muscles abdominaux se contractent avec force. Les premiers, laissant alors le passage libre, et les seconds exerçant une pression sur le réservoir dont la tunique musculaire se contracte aussi, le produit excrémentitiel se trouve chassé au dehors. Vers la fin de l'émission, les muscles du périnée viennent donner une sorte de coup de piston, afin d'expulser ce qui reste dans le conduit uréthral, et tous ces organes auxiliaires rentrent dans le repos.

Nous avons vu aussi que l'exhalation cutanée était l'antagoniste de la sécrétion urinaire; cela explique pourquoi, pendant les grandes chaleurs, l'on transpire parfois d'autant plus que l'on boit davantage. Toutefois, l'on peut dire, en thèse générale, que les boissons froides provoquent d'autant plus vite et plus souvent le besoin d'uriner qu'elles sont prises en plus grande quantité.

Maintenant, comment les boissons passent-elles si rapidement de l'estomac dans les reins? C'est qu'à peine tombées dans le réservoir digestif, elles sont absorbées par les veines mésentériques qui, par la veine porte, les conduit dans le foie. Là, elles sont en partie employées à l'élaboration de la bile, et le reste se rend à l'oreillette droite du cœur, par les veines hépatiques et la veine cave inférieure. Entraînées dans le torrent de la circulation, elles ne tardent pas à être conduites, par les artères rénales, dans les reins qui s'en rafraîchissent, puis en rejettent l'excédant avec les matériaux nuisibles dont elles se sont chargées pendant leur cours.

Conseils hygiéniques relatifs à la Sécrétion cutanée et à la Sécrétion urinaire.

Sécrétion cutanée. — 1. Nous ne saurions trop le répéter, évitons autant que possible le froid humide, la plus défavorable de toutes les conditions pour l'exhalation cutanée. Cette humidité détermine mainte affection catarrhale et rachitique, en paralysant les vaisseaux exhalants de la peau, et en surexcitant ceux des membranes muqueuses, ainsi que les ganglions lymphatiques.

2. Évitons aussi les brusques passages du chaud au froid et les forts courants d'air : la suppression de transpiration qui en résulte est la cause la plus ordinaire des pleurésies et des pneumonies confondues sous le nom de *fluxions de poitrine*.

3. Un excellent moyen d'entretenir la sécrétion cutanée dans son état normal, c'est la *propreté*, qui est à l'égard du corps ce qu'est la décence dans les mœurs. Les lotions partielles ou générales pratiquées au moins une fois par jour, et les grands bains tièdes pris à des intervalles convenables, y contribuent puissamment. C'est surtout chez certaines constitutions irritables que ces bains produisent les effets les plus salutaires : on conçoit que, par le contact immédiat de l'eau avec les extrémités des nerfs épanouis à la peau, et par l'absorption d'une certaine quantité de ce liquide, ils doivent, pour l'ordinaire, rafraîchir le corps et détendre l'éréthisme général [1].

[1] Les purifications, les lotions prescrites par la loi de Moïse avaient pour but hygiénique d'arrêter les ravages de certaines maladies, notamment ceux de la lèpre. Si le législateur des Juifs rendit la propreté obligatoire, en en faisant un précepte de religion, c'est qu'il connaissait le peu d'inclination de son peuple pour cette vertu domestique, non moins utile à la santé qu'aux bonnes mœurs.

— C'est à la généreuse initiative de M. de Cormenin qu'est due la formation d'une société charitable qui, depuis 1853, fait administrer des bains aux enfants des asiles et écoles communales des douze arrondissements de Paris. En annonçant un crédit de 12,000 francs pour l'œuvre des bains et ablutions d'eau chaude, M. le Préfet ajoutait qu'il s'estimait heureux d'encourager une œuvre qui allait contribuer à répandre dans la population des habitudes de propreté, et même à améliorer les mœurs des classes ouvrières.

— Considérant qu'un moyen efficace d'obtenir l'assainissement des logements insalubres était de récompenser les habitants pauvres qui se feraient remarquer par des habitudes d'ordre et de propreté dans leur intérieur, l'administration municipale et le Bureau de bienfaisance de Valenciennes ont voté une somme de 900 francs, distribuée chaque année, comme prime d'encouragement, aux ménages les mieux tenus et les plus propres. Ce bon exemple, nous l'espérons, ne manquera pas d'être suivi ; car la propreté n'est pas seulement la parure du pauvre, elle est encore pour lui l'auxiliaire de bonnes mœurs et le préservatif d'une foule de maladies dartreuses.

Que d'avantages ne retire-t-on pas de la propreté ! Outre que cette compagne de l'ordre est indispensable pour la conservation de la santé, elle mé-

4. En fait de cosmétiques, l'eau pure ou légèrement parfumée, le lait, les savons onctueux et la poudre d'amande sont, sans contredit, les meilleurs; on aura soin d'éviter les préparations qui contiennent du plomb, du bismuth, du mercure, notamment les différentes espèces de fard, sous l'éclat emprunté duquel se décèlent des rides précoces.

5. La science, qui ne s'abaisse jamais en descendant à des détails utiles, ne craint pas de rappeler ici que, pour conserver une belle chevelure, il faut, avant tout, ne rien négliger pour conserver une bonne santé.

6. Afin de nettoyer la crasse que la transpiration, la poussière du dehors et les pellicules épidermiques ne manquent pas de laisser sur la peau du crâne et sur les cheveux, l'hygiène prescrit l'usage journalier du peigne ou de la brosse, sans secousse, sans tiraillement, et, de temps à autre, en dépit des préjugés, des lotions simples ou légèrement aromatiques sur la tête.

7. L'hygiène nous conseille encore de ne pas nous habituer à garder la tête couverte dans un appartement; et, pour le dehors, de faire usage d'une coiffure qui ne prive pas entièrement les cheveux de l'air atmosphérique, si nécessaire à leur végétation.

8. Pour retarder le plus possible la *calvitie* ou chute générale des cheveux, n'attendez pas que leur racine devienne douloureuse, ni que leur extrémité se bifurque; mais qu'une coupe intelligente

nage les choses, diminue les dépenses, et rend l'esprit plus sain, en flattant doucement la vue.

vienne de temps en temps les rafraîchir et les fortifier.

9. On évitera de se faire tailler les cheveux après un repas copieux, pendant le cours d'une maladie et par un temps trop froid ou trop humide.

10. Une chevelure par trop luxuriante entretient-elle chez un individu un état de faiblesse ou des maux de tête continuels, il faut en faire le sacrifice, ne coupant toutefois les cheveux que peu à peu.

11. Si une chevelure qui se casse par trop de sécheresse demande à être assouplie par des corps huileux, une chevelure trop grasse réclame particulièrement quelques lavages avec un peu d'eau légèrement acidulée.

12. Quant aux femmes, que l'usage oblige à une coiffure liée et plus ou moins torturée, elles feront bien de changer, plusieurs fois par an, la place de ce qu'elles appellent leurs *râies*. C'est par la négligence de cette précaution que beaucoup de têtes féminines, encore jeunes, offrent trois ou quatre sillons disgracieusement larges et tout à fait dépourvus de cheveux.

13. Ajoutons ici qu'au moment d'une couche, qu'au début d'une maladie qui doit avoir une certaine durée, les femmes auront tout profit à faire de grosses nattes à leur chevelure; c'est un moyen fort simple de la conserver et d'éviter de douloureux tiraillements.

14. Arrive-t-il que les cheveux tombent en masse après une convalescence, il est avantageux de faire raser tout ce qui en reste; pour l'ordinaire, ils repoussent plus serrés et plus beaux.

15. L'usage modéré d'une huile ou d'une pommade peu odorante, appliquée sur le cuir chevelu même, assouplira les cheveux que le peigne ou une brosse de poils aura doucement débarrassés des pellicules ou des ignobles insectes, dont la présence n'est nullement indispensable à la santé des enfants, comme le croit le vulgaire.

16. Ces mêmes insectes pullulent-ils malgré les soins de propreté, on fera pendant quelques jours des lotions sur la tête avec une forte décoction d'absinthe ou de petite centaurée, de préférence à la coque du Levant et à l'onguent mercuriel, dont les effets plus sûrs, parfois même trop prompts, ne sont pas sans quelque danger quand l'infection est très-ancienne.

Quant à la *plique*, naguère si commune chez les serfs et les Juifs polonais, cette affection cutanée avec feutrage des cheveux est encore l'un des tristes résultats du manque de soin et de propreté : ce qui faisait dire au professeur Desgenettes que, « dans cette maladie, le vrai médecin, c'était le perruquier. »

17. Les vêtements, destinés à servir de barrière entre la température propre de notre corps et la température extérieure, ne doivent pas être choisis au hasard ni d'après les caprices de la mode : la matière qui les compose, leur couleur, leur forme sont autant de points qui méritent de fixer l'attention.

18. Dans nos climats, la température du corps humain étant supérieure à celle de l'air extérieur, préférons en été les vêtements de lin ou de chanvre, qui nous rafraîchissent parce qu'ils laissent échapper

facilement le calorique ; en hiver, au contraire, adoptons des vêtements de laine ou de soie, lesquels, conduisant mal le calorique, conservent d'autant mieux celui qui nous est propre.

19. Dans les tissus immédiatement appliqués sur la peau, il est un choix important à faire. Est-on sujet aux affections catarrhales, rhumatismales ou goutteuses, on évitera les chemises de toile, pour en prendre de coton, matière tout aussi saine, et qui conserve beaucoup mieux la chaleur.

20. Les gilets et les caleçons de flanelle, fréquemment lavés, sont néanmoins favorables aux individus faibles et lymphatiques, en ce qu'ils empêchent le refroidissement trop prompt de leur sueur, et qu'ils stimulent les principales fonctions par l'excitation qu'ils exercent sur la peau.

21. Cette même excitation produite par les villosités des tissus de laine doit en faire interdire l'usage aux personnes atteintes d'affections dartreuses et exanthémateuses, à moins que la continuation ou la réapparition de ces maladies ne soit jugée nécessaire par le médecin.

22. En général, l'usage de la flanelle sur la peau, sans un puissant motif, est une habitude dangereuse, en ce qu'elle rend le corps plus accessible aux causes de maladies, surtout quand on vient à la quitter.

23. La flanelle a-t-elle été conseillée par le médecin, on prolongera, on augmentera même ses bons effets, en prenant soin de la quitter en se couchant, et de la remettre chaque matin, parfaitement sèche.

24. Pour ce qui est relatif à la couleur des vêtements, on sait qu'en général les tissus *noirs* sont les plus chauds, parce qu'ils absorbent mieux les rayons lumineux, et que les *blancs* sont les moins chauds, parce que, au contraire, ils ont la propriété de réfléchir ces mêmes rayons chargés de calorique.

25. Donnons surtout la plus grande attention à la forme et à l'aisance de nos vêtements : selon leur largeur ou leur étroitesse, les diverses pièces qui les composent peuvent arrêter le libre développement de la circulation. Ainsi, les chaussures étroites engourdissent et déforment le pied ; la coiffure et la cravate trop serrées congestionnent le cerveau ; les bretelles trop peu élastiques ou trop courtes gênent la respiration ; placées au-dessous du genou, les jarretières peu aisées déterminent parfois des varices [1] ; quant au corset trop serré, nous avons vu plus d'une coquette et d'un Adonis redevables d'une fin prématurée à leur ridicule taille de guêpe, si laborieusement obtenue par l'étranglement et la déformation de la poitrine [2].

[1] Mal placées ou trop serrées, les jarretières entravent la circulation du sang, produisent le refroidissement habituel des pieds, et peuvent amener l'amaigrissement de la jambe ainsi que la dilatation permanente des veines, connue sous le nom de *varices*. Pour éviter ces suites fâcheuses, signalées par le docteur Massé dans son *Cours d'Hygiène populaire*, on quittera la mauvaise habitude de mettre des jarretières au-dessous du genou ; on les attachera au-dessus de cette jointure, sans exercer trop de constriction. Mieux vaut encore, surtout pour les enfants et les femmes enceintes, retenir les bas à l'aide de rubans fixés sur les côtés.

[2] Dans une de ses belles leçons, M. Serres a cru devoir décrire les accidents produits par l'abus si commun du corset. Il en a dépeint tous les ravages, depuis la dépression du foie où s'établit une rainure forcée, depuis le refoulement des appareils respiratoire et digestif, jusqu'aux périls plus grands encore dont il menace les organes contenus dans le bassin. Il a sup-

26. D'accord avec la religion et la morale, l'hygiène réclame donc des vêtements propres [1], aisés, décents, suffisamment protecteurs ; mais voilà tout : le fat se pare, le sage s'habille.

Sécrétion urinaire. — Ayant indiqué les propriétés des principales boissons, dans le *Dictionnaire des substances alimentaires* (p. 92-151), nous y renvoyons le lecteur, et nous nous bornerons à donner ici quelques conseils dont l'observance diminuerait de beaucoup les tristes maladies qui font le tourment d'un si grand nombre de vieillards.

1. Dociles à la voix du simple bon sens, ne buvons pas quand nous n'avons pas soif, et cessons de boire dès que le besoin est satisfait.

2. Quelques personnes ont l'habitude de ne boire qu'à la fin de leur repas; il est bien plus sage d'entremêler les boissons avec les aliments solides : la digestion stomacale en devient beaucoup plus facile.

3. D'autres ne sauraient avaler deux bouchées sans boire : c'est encore un extrême qui a l'inconvénient de surcharger l'estomac, tout en lui fournissant des matériaux moins nutritifs.

plié ses auditeurs de répéter son anathème dans leurs familles ; il a invoqué la tendresse que chacun d'eux devait à sa sœur, à sa femme, à sa fille. Il a déclaré en termes précis que cet instrument de torture dans lequel on cadenasse les jeunes personnes dès l'âge le plus tendre, amènerait bientôt l'insuffisance du personnel médical. « Mieux valaient mille fois, s'est-il écrié, les immenses paniers de nos bisaïeules : ils faisaient paraître la taille aussi fine, et ne déformaient rien. »

[1] Comme l'auteur de l'*Hygiène des Collèges*, j'aimerais à voir revivre les inspections d'habillement et de tenue, pratiquées jadis dans les lycées impériaux. Faites avec une sévérité toute militaire, ces inspections donneraient aux élèves des lycées et des séminaires des habitudes d'ordre et de propreté, qu'ils conserveraient toute la vie ; en outre, elles exerceraient une influence favorable sur leur santé aussi bien que sur leur caractère.

4. N'usons du vin que comme d'un médicament précieux, dont la dose doit varier selon l'âge, le sexe, la constitution, le climat, la profession et la fatigue accidentelle du corps.

5. Ne nous faisons pas une nécessité des liqueurs fortes, ni même des *liqueurs de table* : rarement nécessaires, elles sont trop souvent nuisibles par l'irritation qu'elles transmettent aux voies urinaires.

6. Défions-nous aussi de l'agréable stimulation des vins blancs mousseux ; et, quant aux eaux gazeuses plus ou moins digestives et diurétiques, ne les employons que d'après l'avis des médecins, ayant soin de n'en pas trop prolonger l'usage.

7. Éprouve-t-on une chaleur désagréable en urinant, qu'on se hâte de diminuer la tonicité et la quantité des boissons : l'usage de l'eau pure pendant quelques jours suffira pour faire disparaître cet accident et même d'autres plus graves.

8. S'il ne faut pas contracter l'habitude d'uriner à chaque instant, il faut surtout éviter de se retenir lorsqu'on en éprouve vivement le besoin.

9. C'est pour avoir résisté à cet appel physiologique, particulièrement au confessionnal, qu'un si grand nombre d'ecclésiastiques se trouvent affectés de maladies des voies urinaires.

10. Les littérateurs, les hommes de cabinet, et en général les individus livrés à une profession et à un genre de vie sédentaires, étant prédisposés aux congestions des organes abdominaux, ils ne sauraient être trop attentifs à la sollicitation du besoin qui nous occupe.

11. A défaut d'exercice, la station sur les jambes

alternée avec la position assise, diminuera chez ces mêmes individus la fréquence de la gravelle, des calculs et des affections catarrhales de la vessie.

12. Est-il besoin de dire que la pureté des mœurs contribue, autant que la tempérance dans les boissons, à entretenir l'état physiologique ou normal d'une fonction dont les moindres dérangements peuvent avoir les suites les plus funestes?

CHAPITRE VI.

DE LA NUTRITION[1] CONSIDÉRÉE COMME COMPLÉMENT ET COMME BUT DES FONCTIONS DIGESTIVES.

Voilà donc le grand acte de la NUTRITION accompli par le concours des cinq belles scènes physiologiques dont nous venons d'admirer le jeu : la *Digestion*, l'*Absorption*, la *Respiration*, la *Circulation* et les *Sécrétions*. Aussi, commençons-nous à voir le but et le mécanisme des fonctions nutritives, depuis la digestion, qui prépare le chyle, jusqu'aux sécrétions, qui extraient du sang réparateur les matériaux encore propres à servir, et qui en rejettent les résidus inutiles ou nuisibles. Mais ici s'éteint le flambeau de la physiologie ; rien ne peut plus nous éclairer sur l'action moléculaire qui se passe dans la profondeur des organes, en incorporant le fluide nourricier à leur structure pour en renouveler les parties vieillies ou usées qui auraient fait indéfiniment accroître le corps. Toutefois, que doit-il résulter des deux mou-

[1] « La nutrition, envisagée d'une manière générale, consiste dans la série des transformations successives qu'éprouvent les substances nutritives, depuis le moment de leur entrée dans l'organisme jusqu'à celui de leur sortie.

« Le sang est le milieu de tous les phénomènes de nutrition : c'est lui qui fournit les matériaux de réparation que la digestion renouvelle sans cesse ; c'est lui qui reçoit les matériaux usés par le mouvement de la vie, pour les conduire vers les glandes, organes d'expulsion. » (J. BÉCLARD, *Traité élémentaire de Physiologie*.)

vements opposés d'*assimilation* et de *désassimilation*, d'*absorption* et d'*exhalation nutritives*, dans lesquels se résume tout le travail des cinq fonctions coopératrices que nous venons d'étudier? C'est que ce travail renouvelant sans cesse nos organes, la totalité de notre corps se trouvera nécessairement changée après un temps plus ou moins long. Des savants ont fixé cette rénovation matérielle à trois ans; d'autres l'ont portée à une période de sept années; mais il est probable que l'époque en doit varier pour chaque organe, en raison de sa vitalité particulière, comme, pour l'ensemble de l'organisme, selon l'âge, le sexe, la constitution, enfin selon l'atmosphère physique et morale dans laquelle il se trouve. Du reste, l'accroissement de la taille chez l'enfant, l'adolescent et le jeune homme; l'embonpoint du corps chez les adultes; la prompte consolidation des plaies et des fractures chez ces derniers, annoncent assez qu'il existe en eux une prédominance marquée du mouvement de composition sur celui de décomposition. L'effet opposé a lieu dans la vieillesse aussi bien que dans l'amaigrissement, dans l'atrophie et dans l'ulcération lente et spontanée des organes. Une expérience, facile à répéter, démontre clairement la mobilité progressive de la matière organisée. Si l'on nourrit un animal avec de la garance, ses os se colorent en rouge; que l'on cesse l'usage de cette plante tinctoriale, les os reprennent leur teinte naturelle. On peut lire les travaux consciencieux de M. Flourens sur ce sujet intéressant.

J'ai dit que nous ne faisions qu'entrevoir le but et le mécanisme des fonctions nutritives : les théories les plus ingénieuses ont en effet été imaginées pour en donner une explication complète ; mais, après un règne plus ou moins long, elles se sont vues renversées par de nouvelles hypothèses qui, elles-mêmes, ont fini par éprouver un sort semblable [1]. Les efforts de la science n'ont guère été plus heureux quand elle a voulu rendre compte d'un phénomène lié à la nutrition, en vertu duquel le corps se maintient dans la température qui lui est propre. Sans doute, les physiologistes nous démontrent le dégagement de calorique, et, par suite, l'élévation de la température de notre corps, dus à la combinaison chimique qui s'opère à chaque respiration entre le carbone du sang et l'oxygène de l'air ; mais cela satisfait-il parfaitement l'esprit ? Et, d'ailleurs, qui nous expliquera le changement survenu dans la couleur du sang, dans son odeur, dans sa plasticité ou puissance formatrice, ainsi que dans son influence vivifiante sur le système nerveux, et, par lui, sur l'activité de la pensée ? Devant de semblables merveilles, nous commencerons par baisser humblement la tête ; puis, la

[1] Ecoutons l'aveu d'un savant physiologiste : « Il y a dans la transformation des aliments un travail intime que les physiologistes chimistes n'ont jamais pu expliquer. On a tenté beaucoup pour avoir le secret de cette métamorphose. On a cherché surtout à prendre en quelque sorte la Nature sur le fait, en profitant des cas rares dans lesquels l'estomac communique avec l'extérieur de l'abdomen, au moyen d'une ouverture fistuleuse. MM. Richerand, Lallemant, Bourdon, etc., ont eu l'occasion d'observer des cas pareils et de faire de nombreuses recherches. Chose singulière ! avec la digestion pour ainsi dire sous les yeux, ils n'ont pu constater que les changements progressifs des aliments. Le mode et l'essence de ces changements leur sont restés cachés, tellement la Nature est avare de ses communications dans les mystères qu'elle veut nous voiler. » (BRACHET, *Physiologie élémentaire*, 2e édition, Paris, 1855, 2 vol. in-8.)

relevant bientôt vers le ciel, nous nous écrierons avec le philosophe de Ferney, ici plein de verve et de raison :

. . . .
Demandez à Silva[1] par quel secret mystère
Ce pain, cet aliment dans mon corps digéré,
Se transforme en un lait doucement préparé ;
Comment, toujours filtré dans ses routes certaines,
En longs ruisseaux de pourpre il court enfler mes veines,
A mon corps languissant rend un pouvoir nouveau,
Fait palpiter mon cœur et penser mon cerveau,
Il lève au ciel les yeux, il s'incline, il s'écrie :
Demandez à ce Dieu qui nous donna la vie !

[1] Médecin de Louis XV.

DEUXIÈME PARTIE.

DES FONCTIONS DE RELATION.

Perfectionner l'intelligence de l'homme, tout en établissant ses rapports avec ce qui l'entoure, voilà le but immense des *fonctions de relation.* Or, l'homme n'étant exclusivement ni matière, ni intelligence, mais bien une intelligence unie à la matière, *une intelligence servie par des organes* (DE BONALD), nous allons voir intervenir ici de nombreux appareils mystérieusement associés à une substance immatérielle, c'est-à-dire qui ne tombe pas sous les sens. Cette substance *à jamais vivante,* dont la négation ferait de la physiologie une science sans fondements solides, c'est l'*âme,* souffle divin répandu dans l'organisme, et dont la présence peut seule établir et faire entrevoir notre relation avec le monde extérieur, comme avec le Dieu qui a tout créé.

Les fonctions de relation comprennent : 1° les *sensations;* — 2° les *fonctions* dites *cérébrales* ou *in-*

tellectuelles, que nous préférons nommer *cérébro-intellectuelles* et *affectives ;* — 3° la *locomotion* (mouvements, attitudes, gestes); — 4° la *voix* et la *parole.*

Le *sommeil*, les *rêves,* le *somnambulisme naturel* et le *magnétisme animal* seront étudiés immédiatement après ces fonctions, auxquelles ils se rattachent.

CHAPITRE PREMIER.

DES SENSATIONS.

L'homme étant une intelligence unie à des organes, se trouve pourvu d'excellents conducteurs, qui transmettent à l'âme toutes les impressions que le corps reçoit de la matière : ces conducteurs sont les *sens*.

Les impressions qui arrivent à l'âme par des agents intermédiaires constituent les *sensations ;* les impressions susceptibles d'être produites en l'absence des objets sensibles constituent les *sentiments*. Le dirai-je ici? le contre-coup nerveux résultant des sensations, m'a semblé retentir davantage dans le cerveau ; et celui des sentiments, dans les entrailles, dans le cœur.

Le *plaisir* et la *douleur* accompagnent le plus souvent les opérations des sens, qui sont, comme on le sait, au nombre de cinq.

La *joie* et la *tristesse* sont aussi les compagnes inséparables des sentiments, moins passagers, moins circonscrits, moins grossiers enfin que les sensations : on éprouve donc une *sensation* plus ou moins agréable en goûtant un mets bien préparé, tandis qu'on éprouve un *sentiment* plus ou moins vif à la vue d'un beau tableau, au récit ou au souvenir seul d'une belle action. Voilà pourquoi nous avons défini ailleurs le goût physique un *sens*, et le goût intellectuel un *sentiment* [1].

Les sensations et les sentiments exercent entre eux une réaction réciproque, qu'il ne faut jamais perdre de vue. En général, on est triste quand on ressent de la douleur, et joyeux quand on éprouve du plaisir; puis, par une harmonie toute physiologique, la joie accourt doubler le plaisir, de même que la tristesse vient accroître et entretenir la douleur.

Dans l'analyse si difficile, si hasardeuse de nos sensations et de nos sentiments, n'oublions donc jamais que leur influence mutuelle et leur intime union tiennent à celles de l'âme et du corps, conservant jusque dans leurs combats une mystérieuse solidarité. Permis sans doute à notre faible nature de séparer ces deux éléments pour les mieux étudier; mais reconnaissons bien, et ne cessons pas d'admirer l'harmonieux concours qui atteste l'unité divine qu'ils avaient dans le plan primitif de la création.

Les appareils des sensations, servant particulièrement à la perception des objets du dehors, vont nous présenter une série de pièces du travail le mieux fini, reliées par des conducteurs spéciaux à un centre commun, qui est à la fois le siége principal de la faculté de sentir et l'instrument visible des déterminations, de la volonté. Ces cordons conducteurs, nous l'avons dit, ce sont les *nerfs sensoriaux* chargés de transporter les impressions de l'extérieur;

[1] *Voir* notre *Théorie morale du Goût*, à laquelle nous empruntons ici quelques passages.

cet organe central, c'est le *cerveau*, dont l'office est de recueillir l'excitation produite par la matière, et de la communiquer à l'âme, à qui seule est départie la puissance de *percevoir*. Les théologiens, aussi bien que les physiologistes, peuvent donc considérer le cerveau comme une sorte de foyer où viennent s'unir la vie de l'âme et la vie du corps.

Instruments de nos sensations, ou plutôt serviteurs dévoués, puisque ce sont des organes vivants, les cinq sens se concertent pour notre conservation en nous signalant, à l'envi, ce qui nous est utile et ce qui peut nous nuire. Ainsi, le *toucher* proprement dit nous avertit du contact immédiat des corps; toucher avant-coureur, l'*odorat* nous transmet les particules gazeuses qui s'en échappent; toucher interne, toucher de nutrition, le *goût* nous fait connaître la saveur des aliments destinés à entretenir la vie; enfin, deux sortes de touchers à distance, l'*ouïe* et la *vue*, comme des sentinelles avancées, nous signalent, l'une les diverses vibrations des corps, l'autre leur volume, leur distance, leur situation, leur forme avec les couleurs qui les distinguent.

Remarquons aussi avec quelle admirable prévoyance les organes des sens se trouvent placés dans l'ordre de leur destination, de leur importance, de leur dignité, de leur beauté : les yeux, au poste le plus élevé, pour mieux avertir l'âme de ce qui se passe, même au loin; les oreilles, pour rassembler les sons qui nous frappent; le nez, pour recueillir les particules odorantes émanées des corps; la langue et le palais, précieux dégustateurs, occupant la cavité qui donne entrée aux aliments ; la peau enfin, organe du toucher, déployée sur tout le corps avec une sensibilité plus exquise encore vers l'extrémité des mains.

Si rien ne nous venait que par l'entremise des sens, comme on l'a souvent répété d'après l'autorité d'Aristote, les animaux, qui ont des sens plus exquis que ceux de l'homme, devraient par cela même avoir une intelligence pour le moins aussi développée que la sienne. Et pourtant, quelle différence ! Qu'on détruise les sens de l'homme, dit Buffon, il perdra la connaissance des qualités des corps ; l'âme n'en subsistera pas moins, les fonctions intérieures subsisteront, et la pensée se manifestera toujours en dedans de nous-mêmes ; oui, le plus stupide des hommes suffit pour conduire le plus spirituel des animaux. La parole ou voix intelligente, la puissance d'induction, la volonté libre, l'amour du vrai, le désir des sciences, l'idée de la mort et celle de Dieu n'appartiennent qu'à l'homme [1].

§ I. Du Toucher.

Si l'on nous demande pourquoi nous commençons l'étude des sens par celle du toucher, nous répondrons : parce qu'il est réellement la base de tous les actes de l'organisation, parce que les quatre autres sens ne sont en définitive que des *touchers*

[1] *Voy.* la *Physiologie élémentaire de l'homme*, par M. Brachet, le savant ouvrage de Bérard de Montpellier, et les diverses publications du professeur Lordat, l'une des illustrations de cette École célèbre.

médiats ou *immédiats*, dont il rectifie souvent les illusions; enfin, parce que c'est lui qui nous fait distinguer dans les divers corps de la nature le plus grand nombre de propriétés, telles que la température, la pesanteur, la dimension, la forme, la consistance, le mouvement ou le repos.

Le toucher, dont aucun animal n'est privé, comprend le *tact* et la *palpation*, qu'il ne faut pas confondre. Le tact, en quelque sorte passif, résulte de l'application d'un corps sur un point de la peau ou des membranes muqueuses; la palpation, au contraire, est un tact dirigé et intelligent, qui a pour instrument spécial la main, véritable chef-d'œuvre anatomique, dont nos fourches, nos fourchettes, nos pinces et le compas ne sont que de bien pauvres copies.

Appareil du Toucher.

La peau, que nous avons déjà signalée comme organe de sécrétion et d'absorption, se présente ici comme organe du toucher. Étudiée sous ce dernier point de vue, l'enveloppe extérieure du corps va nous offrir deux parties principales : le *derme*, composé de trois couches; et l'*épiderme*, d'une seule.

Le *derme* ou *chorion*, partie la plus profonde et la plus épaisse de la peau, est une membrane blanche, d'une force considérable, formée de fibres et de lamelles entrelacées d'une manière inextricable, avec des orifices nombreux livrant passage à une artériole, à une veine, à des vaisseaux lymphatiques et à des nerfs. Les anatomistes modernes appellent *corps muqueux* la couche molle et grisâtre, d'une organisation peu connue, qui recouvre le derme et renferme le *pigment* ou matière colorante de la peau, si différente dans les races humaines [1]. Ils ont encore distingué, sous le nom de *corps papillaire*, la troisième couche formée par l'épanouissement des filets nerveux, et en rapport avec la face interne de l'épiderme.

L'*épiderme* est une sorte de vernis protecteur, tombant sans cesse, et sans cesse renouvelé par la sécrétion du derme, sur lequel il se moule sans lui rien ôter de sa souplesse. Production inorganique, c'est-à-dire dont la structure écailleuse ne laisse apercevoir ni nerfs ni vaisseaux, il se trouve jeté sur les papilles nerveuses comme une gaze demi-transparente et insensible, au travers de laquelle passent les poils ainsi que les fluides de la transpiration et de l'absorption.

Terminons ce qui est relatif à l'appareil du toucher par quelques notions sur les ongles et sur les poils, dont l'organisation délicate embarrasse encore les plus habiles anatomistes.

Les *ongles* sont de petites lames cornées, demi-transparentes, placées à l'extrémité des doigts et des orteils, du côté de leur face dorsale. On distin-

[1] *Voir*, à la fin du volume, la note G, *sur les différentes races de l'espèce humaine.*

On a donné le nom d'*albinos*, du mot latin *albus* (blanc), à des individus qui, plus ou moins dépourvus de ce pigment, ont la peau d'un blanc fade, les cheveux et les poils blancs, et dont les yeux sont tellement sensibles qu'ils ne peuvent supporter la lumière du jour. Les nègres sont sujets à cette maladie comme les Indiens et la race caucasique; on aurait tort toutefois de croire que les albinos existent en peuplades.

gue dans chacun d'eux : une *racine*, qui s'enfonce dans un pli particulier de la peau ; un *corps*, dont la face interne adhère fortement à la superficie du derme ; une *extrémité* libre, qu'on est dans l'usage de couper à mesure qu'elle croît. Les fonctions des ongles sont de soutenir la pulpe des doigts, de la garantir contre l'impression des corps durs, d'aider la main à saisir les corps très-petits et à diviser ceux qui n'offrent que peu de consistance. Quant aux ongles des orteils, ils contribuent à affermir la marche, par leur texture en général plus dense et moins élastique.

Les *poils*, filaments flexibles sortis de la peau, recouvrent spécialement quelques parties du corps qu'ils semblent destinés à protéger. Selon la région sur laquelle ils croissent, on les appelle *cheveux*, *sourcils*, *cils*, *barbe*.

Un *cheveu*, ainsi que tout autre poil, offre à considérer : 1° une extrémité terminale, appelée *pointe*, dont la bifurcation annonce le dépérissement ; 2° une partie moyenne ou *corps* ; 3° une extrémité adhérente, sorte de *racine bulbeuse*, renfermée elle-même dans une petite gaîne ou *follicule*, constituant la poche génératrice du cheveu. Cet isolement du bulbe et du follicule explique comment, jusqu'à un certain âge, les cheveux peuvent repousser quand ils ont été arrachés ou qu'ils sont tombés après une maladie. Considérés relativement à leur structure, ces petits organes se composent d'une *couche extérieure* ou *épidermique*, de nature cornée, exhalant par la combustion une odeur désagréable ; et d'une *substance propre* ou *pileuse*, sorte de canal séparé par de nombreux compartiments dans lesquels se trouve contenue la *moelle*. C'est cette matière huileuse qui donne aux cheveux leur diversité de coloration. En soumettant la moelle à l'analyse, Vauquelin a reconnu que sa couleur brune verdâtre est due à la présence du fer et du manganèse; que sa couleur blonde provient du soufre uni aux composés ferrugineux; que sa couleur rousse est déterminée par une grande proportion d'oxyde rouge de fer : analyse chimique, remarque le docteur Massé, confirmée par la pratique des Chinois, qui, à l'aide de préparations ferrugineuses administrées à l'intérieur, parviennent à faire redevenir noires les chevelures déjà notablement blanchies.

Les cheveux ne servent pas uniquement à orner la tête; faisant encore l'office de palissade, d'ombrelle, de coussin, de bouclier, ils amortissent la violence des chocs qu'elle peut éprouver, et l'abritent un peu contre les variations de l'atmosphère et l'intempérie des saisons; enfin, ce sont probablement autant de petites pointes servant de dégagement à l'électricité vitale qui tend sans cesse à s'accumuler vers le cerveau. On ne devra donc rien négliger pour la conservation de ces précieux organes, qui réclament surtout de l'air et de la propreté.

Mécanisme de la fonction.

Le *tact*, ainsi que nous l'avons dit, résulte de la simple application d'une substance matérielle sur la peau ou sur les membranes muqueuses, lesquelles ne sont qu'une peau interne plus délicate, plus irritable. Aussi, bien autrement rapide que l'éclair, l'impression reçue par les papilles nerveuses est renvoyée au cerveau par ses conducteurs, et, de cet organe central, est transmise à l'âme, seule capable de sentir et d'apprécier la nature de la sensation.

Dans la *palpation*, qui ne saurait avoir lieu, comme le tact, sans l'entière participation de l'individu, la main se met à parcourir la surface des corps, pour que l'âme attentive en saisisse mieux les diverses propriétés. A défaut des membres supérieurs, la nécessité, qui tire parti de tout, ne dédaigne pas de demander aux pieds, à des organes de support, de devenir organes spéciaux du toucher proprement dit. C'est ainsi que l'artiste Ducornet, auteur de plusieurs tableaux de mérite, n'est guère plus embarrassé qu'un autre pour peindre ou pour écrire avec ses orteils. Je conserve dans ma collection d'autographes une lettre précieuse de ce peintre, non pas seulement manchot, mais privé des deux mains. Toutefois, cet exemple, qui atteste ce que peut une volonté persévérante, est loin de prouver que le pied puisse remplacer la main, le plus admirable, le plus parfait des outils.

Organe de *sustentation*, le pied de l'homme est destiné à fouler la terre. Organe de *préhension*, la main lui sert d'abord pour manger, s'habiller, s'abriter, se défendre; puis, s'élevant à d'autres fonctions, elle devient l'auxiliaire ou le suppléant de la voix et du langage, soit qu'elle tire des instruments les sons les plus propres à charmer l'oreille, soit que, fixant la pensée sur le papier, sur la pierre, sur le métal ou sur la toile, elle se charge de la transmettre aux générations les plus éloignées [1].

La raison physiologique de ces diverses destinations, nous la trouvons dans les grandes variétés de formes que peut prendre la main, grâce à sa division en doigts plus longs que les orteils, et surtout à la *faculté d'opposer le pouce à tous les autres doigts* : ce privilége exclusif de l'homme établit l'un des caractères distinctifs de sa main, et en fait comme le sceptre de la création.

Les singes sont dénués d'un aussi précieux avantage : ces hideux porteurs du masque humain ont tous le pouce séparé aux pieds de derrière ainsi qu'à ceux de devant [2].

On sait que chez l'éléphant le sens du toucher réside d'une manière exquise dans la trompe ; mais qu'il est loin d'y avoir dans cette espèce de *main* les ressources industrielles qui se trouvent dans la main de l'homme !

[1] Galien a beau s'évertuer à trouver dans le pied un organe de *préhension*, comme, par exemple, quand on monte à une échelle, le pied est avant tout un organe de *support*, de *sustentation*. En effet, moins longs que les doigts, les orteils se trouvent disposés sur un même plan à la suite les uns des autres, de telle sorte que le gros orteil, au lieu de servir à l'opposition, contribue seulement à élargir et à consolider le pied, base de l'édifice humain.

[2] Malgré les efforts tentés pour rapprocher l'intervalle qui sépare les dernières races humaines des premières familles des quadrumanes, cet intervalle restera toujours immense : l'homme peut bien s'abrutir, mais la brute ne s'élèvera jamais jusqu'à l'humanité.

Dans son beau traité *sur l'Utilité des Parties du Corps Humain*, traduit récemment par le docteur Daremberg, Galien consacre le premier livre tout entier à la main ; nous citerons les chapitres v, vi et vii, où il s'attache à démontrer les avantages qui résultent de la division de la main en doigts, de l'opposition du pouce avec les autres, puis de la conformation des ongles. (*Voir*, à la fin du volume, la note complémentaire H.)

Remarquez en outre la finesse de la peau des mains; tâchez d'y apercevoir les corpuscules électriques de Paccini [1], la quantité de papilles nerveuses épanouies à l'extrémité ainsi qu'à la partie interne des doigts; puis comptez chez ces derniers les trente-huit articulations dont la mobilité leur permet d'occuper une grande ou une petite surface, selon qu'ils s'étendent, se raccourcissent, se plient, se séparent, se joignent, soit pour les besoins, soit pour les agréments de la vie. C'est surtout par sa prodigieuse mobilité que la main se rend l'interprète de nos pensées et de nos sentiments : il semble en effet que chacun de ses mouvements parle; aussi, est-elle la langue usuelle des sourds-muets, et ses gestes accompagnent-ils tout naturellement nos paroles.

« Avec la main, dit Montaigne, nous requerons, nous promettons, appelons, congedions, menaceons, prions, supplions, nions, refusons, interrogeons, admirons, nombrons, confessons, repentons, craignons, vergoignons, doubtons, instruisons, commandons, incitons, encourageons, iurons, tesmoignons, accusons, condemnons, absolvons, iniurions, mesprisons, desfions, despitons, flattons, applaudissons, benissons, humilions, mocquons, reconcilions, recommendons, exaltons, festoyons, resiouïssons, complaignons, attristons, desconfortons, desesperons, estonnons, escrions, taisons, et quoy non?

[1] *Voir*, à la fin du volume, la note I sur ces corpuscules, regardés par M. Andral comme les *ganglions du tact*, et par Paccini, comme autant de petites *batteries électriques* analogues à celles de la torpille et d'autres poissons.

d'une variation et multiplication à l'envy de la langue. » (*Essais*, l. II, ch. 12.)

Mais, prenant l'effet pour la cause, n'allez pas attribuer à la perfection de la main la supériorité de l'intelligence humaine; pensez plutôt, avec Anaxagore, Aristote et Galien, que si l'instrument est aussi parfait, c'est qu'il doit obéir à une intelligence infiniment supérieure à celle de l'animal le plus intelligent.

Le toucher, le plus essentiel de tous nos sens, paraît acquérir d'autant plus de précision que les autres ont moins de développement : ce qui a fait penser que les polypes palperaient en quelque sorte l'air et la lumière. On sait, du reste, à quel degré de perfection les aveugles parviennent à porter la palpation : il en est qui peuvent distinguer la forme des plus petits objets, certains caractères d'imprimerie et même jusqu'aux couleurs des étoffes, par l'impression que produisent à la pulpe des doigts les inégalités différentes de chacun de ces corps. Les biographes rapportent que l'artiste Ganivasius étant devenu aveugle, ne continua pas moins de pratiquer la sculpture avec succès, en se guidant par le toucher seul, et que l'antiquaire Saunderson, presque aveugle de naissance, reconnaissait une médaille contrefaite, parmi une suite de ces témoignages historiques[1].

[1] *Voir*, à la fin du volume, la note J, sur un sculpteur aveugle et d'une grande dextérité, mort en 1853, près d'Inspruck.

Conseils hygiéniques sur le Toucher.

1. Le *tact*, réparti, comme nous l'avons vu, à la surface des deux enveloppes externe et interne du corps, n'a guère besoin de perfectionnement; on peut même dire que sa délicatesse est d'ordinaire plus nuisible qu'utile.

2. La délicatesse du tact se trouvant en rapport avec la finesse de la peau, nous l'augmentons par tout ce qui contribue à entretenir la souplesse de celle-ci : les bains tièdes, les onctions, les vêtements doux.

3. Veut-on, au contraire, émousser la sensibilité générale trop éveillée par le tact, il suffit d'épaissir l'épiderme par des frottements répétés, par le contact des poussières et des corps durs, par l'usage habituel de la grosse toile ou d'une laine rugueuse, comme celle qui sert à confectionner les chemises des carmélites; enfin, par des travaux corporels, des exercices et des voyages poussés jusqu'à la fatigue.

4. La meilleure des complexions étant celle qui résiste le mieux aux causes morbifiques, habituons de bonne heure et graduellement les enfants aux intempéries des saisons : nous les rendons d'autant plus impressionnables, d'autant plus faibles, que nous les accoutumons à des précautions plus minutieuses.

5. N'oublions pas toutefois que l'enfant nouveau-né et le vieillard doivent être vêtus chaudement, et qu'un froid prolongé leur devient souvent fatal.

6. Quant au toucher manuel, à la *palpation*, les individus non assujettis à de rudes travaux ne de-

vront rien négliger pour lui conserver sa délicatesse naturelle, et, au besoin, pour la perfectionner; l'usage des gants peut leur être fort utile [1].

7. C'est par une grande propreté, et par un long et intelligent exercice, que les aveugles parviennent à porter ce sens à un degré de perfection qui étonne.

8. Le toucher étant d'autant plus sûr que l'épiderme est moins épais, on a pu conseiller à ces infortunés de ne tenter publiquement certaines épreuves difficiles, qu'après avoir un peu usé avec une pierre-ponce cette enveloppe insensible.

§ II. Du Goût.

Le *goût* est le sens chargé de nous faire connaître la saveur des corps, notamment celle des substances alimentaires. C'est à bon droit qu'on l'a surnommé *sens chimique,* ainsi que l'odorat, son voisin et son auxiliaire : tous les deux, en effet, ne s'exercent que sur des molécules détachées des corps, avec cette différence que le goût procède par *voie humide;* et l'odorat, par *voie gazeuse*. Ce sont, du reste, deux sentinelles placées aux avant-postes de l'estomac pour reconnaître les matériaux de la nutrition.

Fidèle à notre plan, nous allons nous occuper successivement des *saveurs,* de l'*appareil du goût,* de

[1] « L'usage des gants doit être recommandé, dit le docteur Pointe; les gants préviennent le développement des engelures, ils donnent des habitudes de propreté, enfin ils contribuent à la conservation de la sensibilité du derme, conditions indispensables au parfait exercice du toucher. » (*Hygiène des Colléges.*)

son *mécanisme,* enfin des *moyens hygiéniques* les plus propres à conserver ou à parfaire ce sens, lié à l'appétit d'une manière si intime.

Des Saveurs.

Les saveurs résultent uniquement des impressions faites par les corps solubles sur l'organe du goût. Que l'impression soit agréable ou désagréable, pourvu qu'elle soit franche, distincte, les corps sont dits *sapides;* l'impression est-elle purement mécanique, nous qualifions les corps d'*insipides.* Tout corps insoluble mis en rapport avec l'appareil dégustateur produira sans doute un *contact* quelconque, mais il ne saurait jamais déterminer une *saveur.* Nous le répétons : *pas de sapidité sans solubilité.* En dehors même des aliments, en général d'autant plus digestibles qu'ils ont plus de saveur, la sapidité est un caractère important sur lequel les chimistes interrogent souvent le goût, avant de déterminer par l'analyse la nature d'une substance soumise à leur examen. Le nombre des saveurs est infini : on a essayé de les classer en *douces, amères, acerbes, acidules, sucrées,* etc. ; qualifications qui se résument par les deux suivantes, *agréables* ou *désagréables,* selon l'attrait ou la répugnance éprouvée par le contrôleur des aliments.

Appareil et Mécanisme du Goût.

Cet appareil sensitif a pour organe spécial la *langue,* si richement pourvue de nerfs, tels que le lingual, l'hypoglosse, le glosso-pharyngien et des filets ganglionnaires. En seconde ligne, viennent les lèvres, les gencives, les joues, le palais, avec leurs dépendances glandulaires ou folliculaires, dont l'office est de sécréter des fluides doués de propriétés dissolvantes.

A peine un corps sapide, introduit dans la cavité buccale, est-il dissous par le mucus et la salive accourus à sa rencontre, qu'il est mis en rapport avec les papilles nerveuses de la langue. Au même instant, l'impression reçue par cet organe est envoyée au cerveau, et, par lui, transmise à l'âme, seule appréciatrice de la qualité de la saveur. D'ordinaire, l'appréciation du juge se montre d'autant plus sûre que son attention a été plus soutenue, plus concentrée : aussi est-il assez difficile de distraire un gourmet pendant qu'il déguste un vin fin, ou qu'il est occupé à *raisonner un bon morceau*.

En s'épanouissant à la face supérieure de la langue, pour la doter de nombreuses papilles coniques, la branche linguale de la cinquième paire semble être le nerf spécial de la gustation. Toutefois, d'autres branches nerveuses, ses voisines, lui viennent en aide, et, au besoin, s'efforcent de la suppléer. C'est ainsi que, dans la mutilation de la langue, ou en l'absence congéniale de cet organe, le sens du goût n'est pas détruit, seulement il n'a plus la même perfection. Pour que ce sens continue à s'exercer d'une manière normale, il ne suffit pas que le nerf lingual soit sain, il faut qu'il n'existe aucune altération des organes auxiliaires, ni des liquides servant à la dissolution des corps sapides. Personne n'ignore que, dans les maladies de la bouche et du canal intestinal, le goût se trouve d'ordinaire diminué, altéré, parfois même aboli. Dans le coryza ou catarrhe nasal, si improprement appelé *rhume de cerveau,* la gustation se montre aussi notablement modifiée par l'irritation de la muqueuse olfactive. On sait, du reste, qu'il suffit de se serrer le nez en mangeant pour ôter aux aliments une partie de leur saveur, et rendre même la sensation tout à fait obscure.

A l'encontre de l'odorat, le goût est beaucoup plus développé chez l'homme que chez les animaux, et il ne perçoit guère qu'une saveur à la fois; comme le toucher, il peut acquérir par l'exercice une délicatesse remarquable. Il n'est pas rare, dans la haute Bourgogne, de rencontrer des dégustateurs qui, non-seulement reconnaissent le terroir de chacun des produits composant un vin mélangé, mais qui vont jusqu'à désigner l'année de la récolte et, parfois, les vignobles particuliers ayant fourni chaque sorte de vin. D'autre part, certains buveurs d'eau distinguent une saveur spéciale à telle ou telle eau généralement trouvée *insipide* : à l'appui de leur assertion, ils indiquent, sans le contrôle de la vue, à quelle source on a réellement été la puiser. Ces exemples suffisent pour démontrer à quel degré de finesse l'homme pourrait porter ce sens, s'il employait à le perfectionner le temps qu'il consume et l'argent qu'il perd si souvent à le blaser.

Conseils hygiéniques sur le Goût.

1. L'appétit étant judicieusement reconnu comme le meilleur des cuisiniers, et le goût se trouvant in-

timement lié à l'appétit, la nutrition réclame que nous les conservions tous deux dans l'entente cordiale la plus parfaite.

2. Le sens du goût, dont le nouveau-né est tout prêt à faire usage, se montre très-impressionnable pendant les premières années de la vie : c'est une raison pour ne pas accoutumer les enfants à des saveurs fortes, qui d'ailleurs leur inspirent naturellement de la répugnance.

3. Ne perdons pas de vue que les corps légèrement sapides développent le goût, tout en le ménageant, tandis que les aliments et les boissons d'une saveur fortement prononcée l'usent et l'émoussent bientôt.

4. C'est une loi physiologique que l'usage continu des mets recherchés en fasse désirer d'autres encore plus savoureux; et voilà comment le goût se blase à force d'être imprudemment flatté.

5. Conservons les mets relevés et les boissons toniques pour les vieillards, chez lesquels le sens qui nous occupe a souvent besoin d'un peu de stimulation.

6. Ne contractons pas l'habitude de boire ni de manger très-froid : ces extrêmes sont on ne peut plus nuisibles aux dents, et, par suite, au goût.

7. Ce n'est pas seulement chose utile, mais chose nécessaire que d'entretenir la propreté des dents : rien n'altère la pureté du goût comme la mauvaise odeur de la bouche.

8. Laissons la chique, le cigare et la pipe aux marins, aux prisonniers, aux individus asthmatiques, scorbutiques ou scrofuleux, en un mot, à ceux qui

se trouvent dans la malheureuse nécessité d'avoir recours à des excitants aussi fétides que dispendieux [1].

§ III. De l'Odorat.

Avant-coureur du goût, l'*odorat* ou *olfaction* est le sens à l'aide duquel nous distinguons certaines molécules invisibles détachées des corps et tenues en suspension dans l'atmosphère.

Nous l'avons vu précédemment, sans la participation de l'odorat, point de dégustation complète. Le savant et spirituel auteur de la *Physiologie du Goût* va plus loin : il est tenté de croire que l'odorat et le goût ne forment qu'un seul sens, dont la bouche est le laboratoire et le nez la cheminée : l'un servant à la dégustation des corps tactiles ; l'autre, à la dégustation des gaz. Ce système semble d'autant plus admissible qu'on peut réduire les cinq sens à un seul, le *toucher*. Quoi qu'il en soit, l'odorat, aussi bien que le goût, a pour fonction spéciale de pressentir les qualités salutaires ou nuisibles des aliments et de l'air au milieu duquel nous nous trouvons. Quant au plaisir attaché à l'exercice de ces deux sens, il paraît se concentrer dans leurs appareils ; l'âme n'en conserve qu'un bien faible souvenir ; de là, l'attrait toujours nouveau qu'ont pour nous les odeurs et les saveurs agréables : si nous les

[1] *Voir* la note complémentaire K, sur l'origine du tabac et sur sa consommation en France, depuis 1814, jusqu'au 1er janvier 1854.

recherchons avec tant d'empressement, c'est encore plus pour les sensations délicieuses qu'elles nous promettent que pour celles qu'elles nous ont procurées.

Des Odeurs.

On a donné le nom d'*odeurs* à des particules subtiles qui se dégagent sans cesse de la surface des corps, et qui se dissolvent dans l'air, comme les substances sapides dans le mucus et la salive.

L'évaporation plus ou moins active de ces corpuscules dépend du degré de chaleur auquel sont soumis les corps odorants. Ce morceau d'ambre jaune, par exemple, vous semble inodore; frottez-le seulement pendant une demi-minute, et, grâce au calorique développé, il répand une odeur des plus suaves.

Voici un *infusum* de café, préparé avec du moka de première qualité; le grain était récemment torréfié et d'une belle couleur; l'*infusion* a eu lieu d'une manière lente, et pourtant la liqueur n'a pas encore acquis tout l'arome désirable. Mais faites-la *mijoter* dans une cafetière bien close, c'est-à-dire laissez-la frémir légèrement sur des cendres chaudes, ou à quelque distance du feu; le *mijotage*, qu'il faut bien se garder de confondre avec l'*ébullition*, va marier les principes encore un peu isolés de votre café, dégager son huile volatile, et donner le fini à son bouquet. Ainsi, selon la nature des corps, les odeurs se dégagent sous des influences diverses, telles que le frottement, l'humidité et surtout la chaleur.

Ces corpuscules odorants se répandent, se fondent dans l'air à un tel état de ténuité que leur dégagement prolongé, même pendant des années, ne diminue pas d'une manière appréciable le volume de certaines substances. Quelques centigrammes de musc, déposés dans une pièce inhabitée, suffiront pour répéter cette expérience sur la prodigieuse divisibilité de la matière.

Tous les essais tentés jusqu'à ce jour n'ont pu parvenir à donner une classification exacte des odeurs ; leurs variétés sont par trop nombreuses, pour ne pas dire infinies, chaque créature ayant son odeur spéciale, laquelle est encore susceptible de mainte modification. Les minéraux ne donnent guère que des odeurs désagréables et irritantes ; les animaux fournissent un petit nombre de parfums ; mais les végétaux en exhalent beaucoup et de très-suaves, surtout à l'époque de la fécondation. Enfants de la chaleur, les aromates sont d'autant plus pénétrants qu'ils naissent plus près du ciel ardent des tropiques. Vers les pôles, la nature est presque sans odeurs ; aussi, les peuples voisins de ces contrées, indifférents aux parfums les plus recherchés par les voluptueux Orientaux, flairent et avalent avec délice le poisson pourri, l'huile et le lard rances des phoques ou des baleines.

Appareil olfactif.

Cet appareil, assez compliqué, se trouve placé sur les voies de la respiration et au-dessus de l'organe du goût ; il comprend le *nez* et les *fosses nasales*.

— Le *nez*, partie extérieure de l'appareil, est une éminence pyramidale, formée par *les deux os propres*, qui s'articulent ensemble et avec le frontal par *deux petits cartilages* réunis à celui de la *cloison* qui sépare les fosses nasales ; par *quatre fibro-cartilages*, servant à limiter l'ouverture des *narines* et à constituer les *aîles du nez ;* par *quatre muscles*, que nous avons déjà signalés (p. 29) ; par la *peau*, qui la revêt au dehors ; enfin, par la *membrane pituitaire*, qui la tapisse en dedans.

En se réunissant, les faces latérales de cette éminence dessinent une ligne plus ou moins saillante, appelée le *dos du nez ;* et elles se terminent par la portion molle connue sous le nom de *lobe*.

La direction normale du nez est celle de la ligne médiane du corps ; toutefois, chez un très-grand nombre d'individus, l'organe est manifestement déjeté à droite, ce qui tient à l'habitude qu'on a de se moucher de la main droite plutôt que de la main gauche.

Les diverses configurations du nez peuvent être rapportées à trois, savoir : le *nez aquilin*, allongé, un peu pointu et incliné en bas, comme le bec de l'aigle (*aquila*) ; le *nez camard* ou épaté, qui semble avoir été écrasé, et dont les ouvertures sont tournées plus ou moins en avant ; le *nez retroussé*, dont le lobe se relève avec un certain air d'enjouement et de malice.

C'est principalement la configuration du nez qui fait la physionomie. Aussi, de tout temps, les nez trop grands, trop courts ou de travers, ont-ils été un objet de dérision. C'est pourquoi le législateur des Hébreux avait cru devoir exclure du sacerdoce tout porteur d'une de ces malencontreuses difformités. (*Levit.*, XXI, 18.)

On sait que les anciens regardaient le nez comme le siége de la colère; ils l'appelaient aussi *la partie la plus honnête du visage,* parce que sa tuméfaction et sa rougeur trahissent habituellement les écarts de régime [1].

— Les *fosses nasales* sont deux grandes cavités, d'une forme irrégulière, creusées dans l'épaisseur des os de la face. Elles communiquent au dehors par les *narines,* et, au dedans, par les *arrière-narines,* qui s'ouvrent dans le pharynx. L'amplitude de ces fosses est augmentée par plusieurs sinus ou cavités anfractueuses et évasées, ainsi que par des lames osseuses roulées en *cornets*: ingénieux artifice, qui permet à l'organe de présenter aux molécules odorantes de nombreux points de contact dans l'espace le plus resserré possible.

La membrane fibro-muqueuse, connue sous le nom de *pituitaire,* tapisse complétement l'étendue des fosses nasales, s'appliquant sur les divers feuillets osseux, dont elle augmente l'épaisseur. Rouge et comme fongueuse sur les parois des cavités, elle devient blanchâtre et très-mince dans les sinus. Une multitude de vaisseaux sanguins et de filets nerveux d'origine différente rampent dans la pituitaire ou *membrane de Schneider*. Mais c'est surtout par les expansions du nerf olfactif ou ethmoïdal et du filet

[1] *Voir* la *Médecine des Passions,* notamment les chapitres consacrés à leur *Séméiologie* et à l'*Ivrognerie.*

de la cinquième paire qu'elle est constituée le siége de l'odorat. Quant à ses nombreux follicules muqueux, ils sont la source de l'humeur abondante qui réclame l'emploi du mouchoir chez tout homme civilisé.

Mécanisme de l'Olfaction ou Odoration.

Attirées par l'inspiration avec l'air qui leur sert de véhicule, les molécules odorantes gagnent la partie supérieure du nez, et tendent à se précipiter vers les voies pulmonaires. Mais, pendant leur court trajet, ces corpuscules raréfiés, *sublimés* par notre chaleur animale, sont contraints de stationner à la voûte nasale, où le mucus de la pituitaire les fixe sur l'épanouissement des nerfs olfactifs. C'est alors que l'impression reçue par le réseau nerveux est instantanément communiquée au cerveau, et, par l'intermédiaire de cet organe, transmise à l'âme, qui perçoit la sensation, comme *principe immatériel;* le juge, comme *intelligence;* la recherche ou la fuit, comme *volonté.*

Les odeurs flattent-elles la pituitaire, la bouche se ferme, et l'on *inspire* par le nez en y faisant entrer l'air par des inspirations courtes, mais répétées; quant à l'*expiration,* elle a lieu par la bouche, afin de ne pas troubler le plaisir de la sensation. Sommes-nous placés dans une atmosphère altérée par une odeur fétide, le contraire a lieu, c'est-à-dire qu'après avoir suspendu la respiration le plus longtemps possible, nous *inspirons* instinctivement par la bouche, et *expirons* par le nez.

Les individus qui ont perdu le nez sont privés de

l'olfaction, ce qui prouve la nécessité de ce conduit pour diriger les corpuscules odorants vers la voûte nasale. D'un autre côté, ce qui démontre que les odeurs ne peuvent être senties qu'en traversant les narines de dehors en dedans, c'est que les punais ne s'aperçoivent pas combien ils sentent mauvais.

Le rôle important que joue le mucus nasal est journellement constaté par la suppression ou l'altération de l'odorat, qui survient chaque fois qu'un coryza aigu supprime ce fluide ou en altère la qualité. L'anatomie comparée semble prouver que la perfection de ce sens est en raison du développement relatif des cavités nasales et des sinus qui en dépendent. La longueur du groin chez le cochon et l'ampleur des sinus frontaux chez le chien, correspondent en effet à la subtilité d'odoration dont sont doués ces animaux domestiques. Quelle que soit l'importance attachée à l'étendue des surfaces impressionnables, il faut toujours mettre en première ligne le développement normal des nerfs olfactifs, spécialement chargés de la transmission des odeurs avec le concours du nerf trifacial ou de la cinquième paire.

On sait combien l'odorat des animaux est en général supérieur à celui de l'homme : c'est que, pour choisir leur nourriture ou poursuivre leur proie, les brutes avaient besoin d'une perfection organique que le favori de la création peut remplacer par les ressources de son intelligence. Toutefois, dans l'admirable répartition de ses dons, la Providence, si libérale envers le corbeau et le vautour, ces grands flaireurs de cadavres, n'a donné qu'un odorat très-faible aux oiseaux granivores; aussi, ne jugent-ils guère des aliments que par la forme ou la couleur. « Une poule, dit Bernardin de Saint-Pierre, ne flaire pas son grain; mais, s'il lui est étranger, elle l'éparpille avec son bec et ses pattes, et le considère de tous côtés avant de l'avaler : c'est peut-être pour cette raison qu'elle ne mange pas pendant la nuit. Le cheval, au contraire, se repaît dans l'obscurité comme à la lumière; mais, lorsqu'on lui présente son avoine, il ne manque pas de la flairer; et, si l'odeur lui en déplaît, il s'en abstient. Le chat, dont l'odorat est bien plus subtil, comme celui de tous les animaux carnassiers, parce qu'ils ne cherchent leur proie que la nuit, ne reçoit pas même la nourriture immédiatement de la main de son maître : il semble qu'il craigne de confondre les odeurs de l'une et de l'autre; il faut la lui mettre à terre, afin qu'il puisse odorer à part et juger de ses convenances avec son estomac. » (*Harmonies de la nature.*) La finesse de l'odorat se rencontre unie à la délicatesse du toucher dans la trompe de l'éléphant; ce qui a fait dire à Buffon que ce volumineux et intelligent quadrupède *a le nez dans la main.*

Les cavités nasales existant à peine chez l'enfant nouveau-né, son olfaction ne s'exerce que d'une manière très-incomplète. Mais, à mesure que l'homme avance dans la vie, le développement de ce sens suit le développement des sinus maxillaires et frontaux, et se perfectionne jusque dans la vieillesse, à cet âge de décadence où la gourmandise le fait parfois redevenir enfant : on a vu des vieillards aveugles et fins gourmets reconnaître les vins, sans avoir besoin de les *siroter*, et préciser même leur terroir et leur âge, rien qu'en les flairant.

Conseils hygiéniques sur l'Odorat.

1. N'oublions pas que si l'odorat se perfectionne par l'exercice, il ne tarde pas à s'émousser par l'abus.

2. Voulons-nous conserver à ce sens toute son intégrité, fuyons, autant que possible, les odeurs pénétrantes : elles irritent la membrane pituitaire, l'enflamment, et finissent souvent par paralyser les nerfs olfactifs. On sait que les parfumeurs et les droguistes ont presque tous l'odorat blasé.

3. Méfions-nous en général d'une substance dont l'odeur est désagréable, aussi bien que de celles que nous savons jeter le trouble dans notre économie.

4. Une preuve de l'insalubrité des odeurs, même de celle des fleurs renfermées dans un appartement, c'est la perturbation qu'elles apportent dans le système nerveux, particulièrement chez les femmes : elles énervent le corps, en même temps qu'elles amollissent l'âme, elles donnent des vertiges, et produisent parfois d'effrayantes syncopes qui cessent seulement au grand air.

5. Gardons-nous surtout d'employer, dans un but coupable, les parfums à exalter l'imagination et les désirs érotiques : la religion et la morale assimilent cette pratique à une sorte d'empoisonnement.

6. Laissons au médecin expérimenté, qui connaît notre constitution et nos idiosyncrasies, le soin de nous prescrire les vapeurs agréables ou fétides pro-

près à ramener le calme dans les affections spasmodiques, hystériques ou hypochondriaques auxquelles nous pouvons être sujets.

7. N'usons des parfums qu'avec la plus grande discrétion : si leurs émanations annoncent *une personne de la société*, elles sont loin d'annoncer un individu parfaitement sain[1].

8. Quant à vous, priseurs ou fumeurs de tabac, dans un triple intérêt d'économie, de propreté et de jouissance (puisque jouissance il y a), laissez du moins votre odorat se reposer pendant la nuit, si vous tenez à ce qu'il retrouve chaque matin un peu de la délicatesse primitive que vous lui enlevez tous les jours.

§ IV. De l'Ouïe ou Audition.

L'*ouïe* est le sens chargé de nous faire connaître les sons, c'est-à-dire de transmettre à l'âme l'impression produite sur le nerf auditif par les diverses vibrations des corps.

Dans ce toucher intermédiaire, le *son* est l'avant-coureur, l'excitant de la sensation ; l'*air* est le véhi-

[1] Les personnes toujours parfumées ne sont pas seulement incommodes pour celles qui les approchent, elles sont encore, et à bon droit, suspectes d'exhaler quelque mauvaise odeur provenant de leur transpiration ou d'une plaie cachée, ce qui a fait dire à Martial :

Posthume, non bene olet, qui bene semper olet !

Plaute vante ainsi les femmes qui n'ont pas d'odeur :

Æcastor, mulier bene olet, ubi nihil olet.

J'ai connu un vieux chirurgien major, fort peu lettré, qui disait, plus crûment que le poëte comique latin : « Tu sens trop bon, camarade, donc tu pues ! »

cule du son; l'*oreille*, l'organe qui met le son en rapport avec le cerveau d'abord, puis avec l'*âme*, qui le perçoit, l'apprécie, l'évite ou le recherche.

L'absence complète du son constitue le *silence*, lequel ne saurait être *entendu*, bien que l'auteur du poëme de l'*Imagination* se soit hasardé à dire :

Il ne voit que la nuit, n'*entend* que le *silence*.

Du Son.

Pour les physiciens, le *son* est le mouvement vibratoire que tout corps élastique heurté communique à la couche d'air immédiatement en rapport avec lui : mouvement qui se succède de proche en proche, tout en s'affaiblissant, jusqu'à l'oreille où il vient faire impression. La preuve que l'air est le véhicule du son, c'est que si l'on suspend une sonnette dans le vide, on n'entend rien, quelle que soit la force avec laquelle on l'agite ; tandis que le son devient de plus en plus distinct, à mesure qu'on laisse pénétrer l'air dans la machine pneumatique.

La percussion ou le frottement subit des corps élastiques entourés d'air est donc nécessaire pour produire le son. En vertu de l'élasticité, les molécules d'air en rapport avec les divers points du corps heurté reçoivent une impulsion semblable à celle de ces points ; elles vont et reviennent avec eux : chaque molécule communique son mouvement oscillatoire à celle qui est derrière elle ; celle-ci à une troisième, la troisième à une quatrième, et ainsi de suite, de manière à former une multitude de petits flots sonores ou *ondulations*.

Si le son s'affaiblit à mesure qu'il s'éloigne du corps qui le produit, cela tient à l'augmentation et à la non-interruption de la surface d'ébranlement; car, si la masse d'air dans laquelle le son se propage se trouve hermétiquement contenue dans une longue série de tuyaux, il conserve presque toute sa force. Dans un des aqueducs de Paris, notre savant Biot, placé à l'extrémité d'un cylindre creux en fonte de 951 mètres de long, entendait distinctement tous les mots prononcés à voix basse à l'autre bout de ce conducteur métallique.

Les sons diffèrent entre eux par la *force*, le *ton* et le *timbre*. La force dépend de l'étendue des vibrations; le ton, de leur nombre dans un temps donné; le timbre, de la nature du corps qui les produit. Ainsi, plus les vibrations seront étendues, plus le son sera intense; plus il y aura de vibrations dans un temps déterminé, plus le son sera aigu, et réciproquement. Le son le plus grave est formé de 32 vibrations par seconde; le plus aigu, de 70,000. Les vibrations sont-elles confuses, insaisissables, le son perd son nom, et prend celui de *bruit*. Il n'y a pas un son perceptible, *notable*, qui ne puisse se rapporter à une des sept notes de la musique, si bien définie par saint Jean de Damas, *une suite de sons qui s'appellent*. Tout son se composant du double de vibrations d'un autre son est dit à l'*octave* de ce dernier.

Quant au timbre, lequel résulte non de l'étendue ou du nombre des vibrations, mais de la nature du corps sonore, on distingue en lui : le son fondamental, qui en est la base; et des sons harmoniques, qui l'entourent et se marient avec lui. On a dit que le timbre était *la physionomie du son* et comme le reflet de l'âme; cette définition est surtout applicable à la voix humaine, le plus beau, sans contredit, de tous les instruments.

Le son se propage en ligne droite et avec une vitesse égale à 173 toises par seconde; l'air en est le véhicule ordinaire, bien que les corps solides et même les liquides servent aussi à sa transmission en raison de leur élasticité. Rencontre-t-il sur son passage quelque surface solide, le son se réfléchit, comme le calorique et la lumière, sous un angle égal à celui d'incidence. Dans le cas de réflexion confuse, il ne produit qu'une simple résonnance, tandis que la réflexion distincte donne lieu au phénomène appelé *écho*. Monosyllabiques ou polysyllabiques, les échos se rencontrent assez fréquemment, surtout dans les bois et les pays de montagnes. On mentionne l'écho du parc anglais de Woodstock, qui répète vingt syllabes pendant le jour et dix-sept pendant la nuit, moment où l'air plus froid est moins élastique. On citait aussi celui du château Simonetta, en Italie, qui répétait le son jusqu'à quarante fois : il était produit par deux murs parallèles, dans l'un desquels était une fenêtre d'où celui qui parlait entendait clairement les nombreux rebondissements de sa voix.

On démontre en physique que si, de deux cordes d'instruments très-voisines et à l'unisson, l'une entre en vibration, l'autre vibre aussitôt par communication. Cet effet, plus ou moins manifeste dans toutes les substances élastiques, est très-sensible dans les membranes, lesquelles se mettent à l'unisson des corps environnants, bien que le degré de tension, d'épaisseur, de longueur et d'humidité influe sur leur résonnance. Ces notions d'acoustique rappelées, nous comprendrons moins difficilement le mécanisme d'un sens dont l'appareil se trouve en grande partie composé de membranes et de lames pourvues d'une grande élasticité.

Appareil de l'Ouïe.

Organe multiple et spécial de l'audition, l'oreille humaine consiste en une suite de parties molles et de cavités anfractueuses, dans lesquelles les ondes sonores sont successivement reçues et renvoyées pour aller faire impression sur la pulpe du nerf auditif. On la divise en trois parties principales : l'*oreille externe*; l'*oreille moyenne* ou *caisse du tympan*; l'*oreille interne* ou *labyrinthe*.

1° L'*oreille externe* comprend tout ce qui paraît au dehors, c'est-à-dire le *pavillon* et le *conduit auditif*.

L'*auricule* ou *pavillon* présente plusieurs saillies et enfoncements dus au plissement de la lame cartilagineuse qui entre dans sa composition. En examinant son extérieur d'arrière en avant et de haut en bas, on trouve en effet : l'*hélix* et sa *rainure*, l'*anthélix* et la *fosse naviculaire*, l'*antitragus* et la *conque*; au-devant de la conque est le *tragus*, et, au-dessous, le *lobule*, qui termine inférieurement l'oreille externe. — Trois muscles extrinsèques et cinq intrinsèques servent aux légers mouvements de l'auricule, laquelle se trouve recouverte par la peau.

Le *conduit auditif* ou *auriculaire* est ce canal mi-osseux, mi-cartilagineux, faisant suite à la conque, et dont le fond est formé par la *membrane du tympan*. Ce conduit, long d'environ 10 à 12 lignes chez l'adulte, se dirige obliquement d'arrière en avant et de dehors en dedans. La peau qui le tapisse est très-fine et parsemée de follicules sébacés, sécrétant l'humeur épaisse et jaunâtre désignée sous le nom de *cérumen*.

2° L'*oreille moyenne* comprend la *caisse du tympan* et la *trompe d'Eustache*.

La *caisse du tympan* est une cavité hémisphérique, creusée à la face externe du *rocher* de l'os temporal, entre le conduit auditif et l'oreille interne. Petite cloison circulaire, mince, nacrée et transparente, la *membrane du tympan* en forme la paroi externe, empêchant ainsi que l'air n'entre plus avant de ce côté.

La cavité tympanique offre à considérer plusieurs trous, dont les plus importants sont : en arrière, l'*orifice des cellules mastoïdiennes*; en avant, l'*orifice de la trompe d'Eustache*; en dedans, la *fenêtre ovale* et la *fenêtre ronde*. Elle contient aussi quatre petits osselets, articulés entre eux et mus par trois muscles d'une extrême ténuité. Cette chaînette osseuse est formée par le *marteau*, l'*enclume*, l'*étrier* et l'*os lenticulaire*.

L'intérieur de la caisse est tapissé par une membrane muqueuse exhalant un fluide dont l'écoulement a lieu de chaque côté du pharynx par les deux trompes d'Eustache ou plutôt d'Eustachi.

Décrite, pour la première fois, par Eustachi,

célèbre médecin et anatomiste du XVIe siècle, la *trompe d'Eustache*, ou *conduit guttural de l'oreille*, se dirige obliquement en avant, en dedans et en bas; sa longueur est d'environ 2 pouces. Sa portion osseuse, longue de 8 à 10 lignes, appartient au temporal; sa portion fibro-cartilagineuse, implantée sur la précédente, augmente progressivement de diamètre, et se termine près de l'aile interne de l'apophyse ptérygoïde de l'os sphénoïde, par un petit pavillon, libre, évasé, renflé. Le conduit guttural de l'oreille est constamment ouvert; il établit une communication indispensable entre le fond de la gorge et la caisse du tympan, dont l'air a besoin d'être continuellement renouvelé.

3° L'*oreille interne* ou *labyrinthe* est formée par trois espèces de cavités qui existent dans l'épaisseur du rocher de l'os temporal, savoir : les *canaux demi-circulaires*, situés en arrière; le *limaçon*, en avant; le *vestibule*, au milieu. Ces trois cavités, dont les deux dernières ont un *aqueduc*, communiquent entre elles, et sont remplies d'un fluide visqueux nommé *lymphe de Cotugno*, où baignent en filets pulpeux les membranes subdivisées du *nerf auditif*. L'anatomie comparée démontre que le vestibule est la pièce essentielle de l'appareil de l'ouïe; c'est la seule en effet qui existe constamment chez tous les animaux doués de la faculté d'entendre. Les autres pièces ne sont que d'utiles accessoires, propres à modifier la sensation; aussi, ne les rencontre-t-on pas dans toutes les oreilles, mais les voit-on s'ajouter, dans l'échelle des animaux, à mesure que le sens arrive à sa perfection.

Mécanisme de l'Audition.

Nous venons de signaler les pièces anatomiques dont la réunion compose l'oreille : un pavillon cartilagineux en forme de conque marine ; — des conduits aériens, l'un externe, l'autre interne ; — un petit tambour ; — une chaînette osseuse ; — un labyrinthe renfermant trois canaux demi-circulaires, une rampe en limaçon, un vestibule, enfin deux aqueducs en miniature. Depuis des siècles, ces pièces, d'un fini admirable, ont été préparées, étudiées avec le plus grand soin ; la sculpture et la peinture ont pris à tâche de les reproduire avec un grossissement de quinze fois leur volume naturel, et pourtant, combien nous sommes loin de pouvoir préciser les usages de la plupart d'entre elles ! Force sera donc de nous en tenir aux hypothèses les plus probables sur le jeu d'un appareil aussi délicat que compliqué.

Chez certains animaux, tels que le cheval et l'âne, le pavillon de l'oreille présente une longueur et une mobilité qui lui permettent de se porter à la rencontre des sons : disgracieux avantage, bien compensé chez l'homme par la forme élégante de cette partie, dont les courbures paraissent géométriquement disposées pour réfléchir le mieux possible les ondes sonores. L'immobilité de notre auricule est encore rachetée par la facilité que nous avons de tourner la tête en arrière, et de nous faire une sorte de cornet acoustique en portant la main derrière l'oreille.

Une fois rassemblées, les ondes sonores affluent

dans le *conduit auditif*, dont les parois se mettent en vibration, ainsi que l'air qui s'y trouve déjà. Remarquons en passant que ce conduit a une longueur et une obliquité des plus favorables, et qu'il est en outre muni de cérumen et de poils, afin que la membrane du tympan qui en forme le fond soit garantie de l'action trop directe de l'air froid et des corpuscules étrangers.

A peine les oscillations sonores sont-elles arrivées à la *membrane du tympan*, que celle-ci les partage en raison de sa nature sèche et vibratile. Propagées alors à travers la *caisse*, par la chaîne des osselets de l'ouïe, par ses propres parois et par l'air chaud qu'elle contient, ces oscillations sont transmises à l'*oreille interne*, par les membranes de la *fenêtre ronde* et de la *fenêtre ovale* qui communiquent dans les canaux demi-circulaires et le limaçon. Enfin, les vibrations arrivent au fluide visqueux où plongent les filaments du nerf auditif, sur lequel elles produisent l'impression.

Ainsi que nous l'avons vu plus haut, à l'occasion du toucher, du goût et de l'odorat, le nerf sensorial transmet immédiatement l'impression au cerveau, et ce viscère, agent fidèle, en fait part à l'âme, qui perçoit le son.

— Le sens de l'ouïe, si souvent amorti pendant la fièvre typhoïde, acquiert quelquefois un surcroît de sensibilité passager dans le cours de certaines affections cérébrales.

La membrane du tympan est-elle devenue tellement épaisse qu'elle amortisse les vibrations, qui ne sont plus transmises au nerf auditif, on a la ressource de la faire perforer; les personnes opérées recouvrent souvent la faculté d'entendre. Du reste, il suffit du progrès de l'âge pour donner au tympan une épaisseur qui l'empêche de vibrer suffisamment. Dans ce cas, beaucoup de vieillards, ayant l'oreille dure, tiennent instinctivement la bouche béante, pour faciliter le renouvellement de l'air, et non pour recueillir les sons par la trompe d'Eustache ; si l'on entend bien les battements d'une montre placée entre les dents, c'est que leurs vibrations sont transmises par les os. Quant au bourdonnement désagréable que nous ressentons après l'introduction du doigt dans l'oreille, M. Ducoin-Girardin en donne la raison dans ses *Entretiens sur la Physique* : « Notre doigt fait alors l'office d'un piston qui comprimerait l'air, et ferait fléchir en dedans la membrane du tympan ; une colonne d'air plus condensée pèse alors sur le liquide dans lequel nage le nerf de l'audition. »

La *surdité*, la perte de la faculté d'entendre, peut se borner à un seul côté; celle qui est héréditaire affecte ordinairement les deux oreilles ; elle est en général attribuée à la paralysie du nerf auditif. La surdité complète et congéniale entraîne, comme on le sait, le mutisme. On compte en France 29,512 sourds-muets de naissance ; et, chose digne de remarque, un grand nombre de ces infortunés sont le fruit de mariages entre cousins et cousines au premier degré.

L'occlusion accidentelle des conduits auditifs et des trompes d'Eustache est aussi une cause assez fréquente de surdité. Dans le premier cas, il suffit souvent, pour rendre l'ouïe, d'enlever de l'oreille les bouchons de cérumen que la malpropreté a laissé s'y former. Quand c'est le conduit guttural de la caisse qui se trouve oblitéré, on tente de le dilater en y introduisant une sonde par les narines. Ce procédé, qui exige beaucoup d'habitude, est parfois remplacé avec avantage par l'injection forcée, telle que la pratiquait le charitable curé de Saint-Véran. On conçoit, du reste, que l'occlusion de la trompe puisse amener la surdité, en se rappelant que c'est elle qui introduit et renouvelle sans cesse l'air dans la cavité du tympan. Aussi, dans l'amygdalite suraiguë, est-on affecté d'une surdité passagère, tant que les deux glandes, considérablement tuméfiées, restent appliquées contre l'orifice guttural du tympan.

L'ouïe, si précieuse pour nos fonctions de relation, est encore susceptible d'application à nos fonctions nutritives : certes, l'oreille exercée des peuples chasseurs ne leur est pas d'un médiocre secours pour se procurer des aliments. Il en est de même des animaux : sans parler des cris particuliers de leurs proies, qu'ils reconnaissent à une distance considérable, les sons que plusieurs fruits mûrs rendent dans leur chute, semblent en harmonie avec leur ouïe : « En Amérique, dit Bernardin de Saint-Pierre, les siliques brunes et résonnantes du canéficier appellent, par leur cliquetis, les oiseaux qui ne peuvent les voir de loin. Au sein même de l'obscurité la plus profonde, le fruit du noir genipa, qui fait en tombant le bruit d'un coup de pistolet, invite à la pâture les crabes, qui ne voyagent que de nuit ; et, dans nos forêts, la chute des faînes et des glands fait accourir les sangliers sous les hêtres et sous les chênes. » (*Harmonies de la nature, livre* 1er, *Harmonies végétales des animaux.*)

— Mettant à profit la remarque que nos sens sont autant de *porte-idées* faits pour se suppléer au besoin, Pierre de Ponce, bénédictin espagnol, mort en 1585, parvint le premier à instruire les sourds-muets[1], en faisant entrer dans leur intelligence, par les yeux, ce qui entre dans la nôtre par les oreilles. C'est encore ainsi qu'en France, deux prêtres, se vouant à l'éducation des malheureux sourds-muets, exercèrent avec gloire l'art de faire entendre avec les yeux et de parler avec les mains[2].

Hygiène de l'Ouïe.

1. Ce n'est pas sans raison qu'on a appelé l'ouïe le *sens de l'intelligence*: les notions qu'elle nous fait acquérir sont innombrables; c'est particulièrement elle qui, de concert avec la parole, à l'éducation de laquelle elle préside, établit entre les hommes un commerce de pensées propre à grandir leur être moral.

2. L'exercice intelligent, le perfectionnement de ce sens est particulièrement recommandé au prêtre, au magistrat, au médecin, ainsi qu'aux personnes

[1] D'après le recensement de 1851, le nombre total des aveugles en France est de 37,666; et celui des sourds-muets, de 29,512. *Voir*, à la fin du volume, note L, la *Statistique comparée des Sourds-Muets et des Aveugles*, par M. Dufau.

[2] L'abbé de l'Épée et l'abbé Sicard dirigèrent l'Institut des Sourds-Muets de Paris, le premier, de 1785 à 1789; le second, que j'ai eu l'honneur de connaître, de 1790 à 1822, époque de sa mort.

qui trouvent dans la musique ou plaisir ou profit.

3. Les bruits trop intenses, les fortes détonations surtout peuvent produire de mauvais effets sur l'organisme et en particulier sur l'appareil de l'ouïe: ces dernières vont jusqu'à rompre la membrane du tympan des canonniers et à causer chez ces militaires différents degrés de surdité, par suite de l'inflammation de la muqueuse, ou de la désorganisation des pièces osseuses qui l'avoisinent. Les individus délicats éviteront donc, autant que possible, les bruits ou les sons trop éclatants.

4. D'un autre côté, le silence complet rendant l'ouïe trop impressionnable, ou l'affaiblissant d'une manière sensible, l'exercice gradué de l'organe devient chose nécessaire pour les nouveau-nés, comme pour les malades, les convalescents et les personnes très-irritables.

5. Après une gymnastique auriculaire prudemment dirigée, les meilleurs moyens de conserver l'audition intacte consistent dans la tempérance et la propreté. Les vieillards surtout devront, de temps en temps, débarrasser leurs oreilles du cérumen qui, en se concrétant, finit par oblitérer le conduit et produire une surdité, dont, heureusement, la guérison est facile.

6. Laissons au pavillon de l'oreille sa direction naturelle, et n'allons pas l'aplatir ni le rebrousser d'une manière nuisible et disgracieuse, ainsi que le font certaines personnes qui mettent mal et qui serrent beaucoup trop fort leur bonnet de nuit.

7. L'usage du coton simple ou huilé dans les oreilles est parfois avantageux pour prévenir de vio-

lentes douleurs de dents et le retour de l'inflammation du conduit auditif ; ce n'est pas non plus une précaution inutile pour les nageurs quand ils se disposent à plonger.

8. Malgré toutes les précautions hygiéniques, le temps, ce grand destructeur, porte l'un de ses premiers ravages sur l'organe qui nous occupe. Il est rare que l'audition ne commence pas à faiblir vers l'âge de soixante-cinq ans, et n'amène pas la *dysécée* ou surdité incomplète. On remédie à cette dureté d'ouïe en se servant d'un cornet acoustique, qui a la propriété de rassembler et de transmettre les ondes sonores que l'organe appauvri laisse échapper. Toutefois, il est prudent de n'avoir recours à cet auxiliaire que le plus tard possible, afin de ne pas trop favoriser la paresse de l'ouïe. Ne peut-on plus s'en passer, il faut se résigner à en faire usage, en imitant la philosophie pratique de l'auteur de *Gil Blas*. Devenu sourd à l'âge de quarante ans, Le Sage était obligé de se servir du cornet acoustique, qu'il appelait son *bienfaiteur*. « Je m'en sers, ajoutait-il gaiement, pour communiquer avec les gens d'esprit, et je n'ai qu'à le poser pour ne pas entendre les ennuyeux et les sots [1]. »

§ V. De la Vue.

La vue, sorte de toucher lointain, est le sens qui

[1] On rapporte encore que Le Sage, n'entendant plus, s'entoura de la solitude pour ne pas s'étonner du silence.

nous signale le volume, la distance, la situation, la forme des corps de la nature, et les innombrables couleurs qui les distinguent.

De tous les sens, c'est celui qui est le plus souvent au service de la mémoire et de l'invention, parce qu'il accumule dans l'intelligence un fonds d'images et d'idées presque ineffaçables.

Nous allons nous occuper successivement : 1° de la Lumière ; 2° de l'Appareil de la vision ; 3° de son Mécanisme ; 4° de l'Hygiène oculaire.

De la Lumière.

La lumière est un fluide impondérable, infiniment subtil, qui remplit l'espace, et qui contribue puissamment à la végétation des plantes et à la vie des animaux sur lesquels il verse sa clarté.

On croyait autrefois que la lumière était une substance éthérée, tenue en suspension dans l'espace. Depuis Newton, la plupart des physiciens admettent qu'elle émane du soleil et des étoiles fixes ; ce qu'il y a de certain, c'est qu'elle vient de Dieu.

Dans l'impossibilité de découvrir la nature intime du fluide lumineux, bornons-nous à rappeler ici quelques notions sur ses propriétés les plus remarquables.

La lumière solaire est dite *naturelle ;* on appelle *artificielle* celle qui se dégage des corps en combustion avec flamme. La lumière est encore distinguée en *directe* et en *réfléchie :* on la nomme directe quand elle vient en ligne droite du corps lumineux à notre œil ; réfléchie, lorsqu'il existe entre elle et nous un corps renvoyant l'éclat projeté.

La lumière tend toujours à se mouvoir en ligne droite, sous forme de rayons, et avec une vitesse telle, qu'elle parcourt à peu près quatre millions de lieües par minute. Cette prodigieuse rapidité, bien supérieure à celle du son, nous explique comment, dans l'explosion de la foudre ou d'une arme à feu, la flamme devance le coup, d'un laps de temps d'autant plus grand que l'observateur se trouve plus éloigné du corps détonant.

Les rayons lumineux traversent certains corps *transparents*, désignés sous le nom de *milieux*, tels sont l'air, l'eau, le verre, etc. Tous les rayons qui tombent obliquement changent de direction : ils s'éloignent ou se rapprochent de la perpendiculaire élevée au point d'immersion, selon qu'ils passent d'un milieu dense dans un milieu rare, ou d'un milieu rare dans un milieu dense ; cette déviation est désignée sous le nom de *réfraction*.

Il n'en est pas de même pour les rayons lumineux tombant sur un corps *opaque* ou non transparent : ces rayons sont alors *réfléchis*, c'est-à-dire renvoyés dans l'espace, en formant un angle d'incidence égal à l'angle de réflexion. Ainsi, les corps transparents *réfractent* la lumière, tandis que les corps opaques la *réfléchissent*.

Cependant, les surfaces de ces derniers corps ne renvoient pas toujours la lumière telle qu'elles la reçoivent. Les corps qui absorbent la presque totalité des rayons lumineux sont appelés *noirs ;* ceux qui les réfléchissent à peu près tous sont dits *blancs ;*

enfin l'on donne le nom générique de *colorés* à l'innombrable multitude de ceux qui en absorbent une partie, et qui réfléchissent l'autre. La couleur n'est donc pas inhérente aux divers corps de la nature ; elle dépend de l'espèce de rayons réfléchis par le corps éclairé.

En traversant les corps transparents et surtout les prismes de verre, chaque rayon lumineux se trouve décomposé en trois sortes de rayons : 1° les *rayons calorifiques obscurs*, susceptibles d'échauffer et de dilater les corps ; 2° les *rayons lumineux* proprement dits, dont l'ensemble projeté sur un écran constitue le *spectre solaire*, image oblongue, offrant les sept couleurs primitives, dans l'ordre suivant : le *rouge*, l'*orangé*, le *jaune*, le *vert*, le *bleu*, l'*indigo* et le *violet* ; 3° les *rayons capables de produire des effets chimiques*. Ces derniers, qui ne donnent pas de chaleur, sont placés au delà de la portion violette du spectre, tandis que les premiers se trouvent en deçà de la portion rouge.

Les corps transparents appelés *milieux* peuvent être *plans*, *convexes* ou *concaves*, trois formes qui influent sur la direction des rayons lumineux qui les traversent. Les corps transparents plans ne font subir à ces rayons qu'une imperceptible déviation : les rayons parallèles gardent leur parallélisme ; les rayons convergents, leur degré de convergence ; et les rayons divergents, celui de leur divergence. Les milieux bi-convexes font rapprocher les divers rayons lumineux du foyer de la réfraction, tandis que les milieux bi-concaves les en éloignent. Eu égard à cette différence d'action, les verres bi-convexes ont été nommés *convergents*, parce qu'il concentrent la lumière ; et les verres bi-concaves, *divergents*, parce qu'ils l'éparpillent.

Il était utile de rappeler sommairement ces notions de physique, pour mieux comprendre la marche de la lumière à travers les différentes pièces dont l'œil est composé.

Appareil anatomique de la Vision.

Ce merveilleux appareil comprend : 1° des *organes accessoires* ou *protecteurs ;* 2° le *globe de l'œil*, instrument spécial de la vision, et dont la perfection surpasse infiniment celle de tous les instruments d'optique.

Organes accessoires. — Ce sont : les *orbites*, les *sourcils*, les *paupières*, les *caroncules lacrymales*, les *voies lacrymales*, le *canal nasal* et les *muscles de l'œil.*

Orbites. — Ces cavités osseuses, situées au-dessous du front, ont chacune la forme d'une pyramide quadrangulaire dont la base est située en avant, tandis que le sommet se dirige en arrière et en dedans. Les orbites contiennent et protégent une partie des voies lacrymales ainsi que le globe de l'œil, ses muscles, ses vaisseaux, ses nerfs et le coussin de graisse qui environne toutes ces parties si délicates.

Sourcils. — Au bas du front, et un peu au-dessus des paupières supérieures, se dessinent deux arcades appelées sourcilières, lesquelles sont formées par un assemblage de petits poils, dont le nombre, la dimension, la couleur et la disposition varient avec les races, les constitutions et l'état habituel de l'âme.

Plus foncés et plus fournis chez les peuples méridionaux que chez les septentrionaux, les sourcils ont pour usage : de diminuer l'action trop vive de la lumière, en l'absorbant d'autant plus que leur teinte est plus noire ; — d'arrêter une partie des corpuscules étrangers; — enfin de détourner sur chaque côté de la face les gouttelettes de sueur qui tendraient à tomber du front sur l'œil.

Les mouvements des sourcils sont d'une expression bien significative dans le jeu des diverses passions, dont ils finissent par conserver les traces. C'est ainsi qu'ils s'élèvent dans la fureur, tandis qu'ils s'abaissent dans la haine, la tristesse, le mépris, comme pendant les méditations prolongées. Le philosophe Herder se complaisait à appeler le sourcil : *arc-en-ciel de paix* dans sa douceur, *arc tendu de la discorde* quand il exprime le courroux [1].

Paupières. — On nomme ainsi deux espèces de voiles mobiles, doucement tendus au-devant du globe de l'œil. Les paupières sont distinguées en *supérieure* et en *inférieure*. La première a beaucoup plus de largeur et de mobilité que la seconde. Fixées à la base de chaque orbite, et séparées l'une de l'autre par une fente transversale, elles offrent deux bords libres, épais, garnis de poils désignés sous le nom de *cils*. Ces bords, soutenus par des

[1] Sarlandière va beaucoup trop loin quand il prétend que les sourcils ont pour usage *exclusif* de traduire par leurs différentes inflexions le langage de l'âme, et de divulguer les diverses émotions auxquelles notre impressionabilité nerveuse nous rend plus ou moins sujets. C'est là, sans doute, un des usages des sourcils, mais ce n'est pas le seul. (*Voir* la brochure intitulée *Physiologie de l'action musculaire appliquée aux arts d'imitation*; Paris, 1830.)

fibro-cartilages, se réunissent à leurs extrémités en formant deux angles, dont l'interne, plus ouvert que l'externe, est communément appelé *grand angle de l'œil.*

Les paupières sont formées : d'une couche dermoïde, très-mince ; — d'une membrane musculeuse, dépendance de leur muscle orbiculaire ; — d'une membrane fibreuse particulière, qui n'existe qu'à leur partie externe ; — des fibro-cartilages tarses ; — d'une membrane muqueuse, désignée sous le nom de conjonctive palpébrale ; — des vaisseaux et des nerfs palpébraux ; — des follicules sébacés ou glandes de Meibomius, chargés de sécréter la *chassie.*

La paupière supérieure a, de plus, dans son épaisseur, l'aponévrose élargie de son muscle releveur.

Les muscles palpébraux semblent agrandir le globe de l'œil quand ils se contractent dans l'étonnement et dans l'horreur.

Les usages des paupières sont : de protéger le globe de l'œil, en s'abaissant au-devant de lui ; — d'arrêter, à l'aide du petit grillage formé par les *cils,* les corpuscules qui pourraient gêner la vision ; — de rendre l'œil insensible aux rayons lumineux dont l'éclat troublerait le sommeil : — enfin, dans leurs mouvements alternatifs d'abaissement et d'élévation, les paupières concourent à étendre le fluide lacrymal, et à maintenir ainsi l'appareil dans un état permanent de fraîcheur. En revenant sur les cils, si bien espacés, si avantageusement dirigés en dehors [1], et qui, dans le clignotement, permettent

[1] « Une des choses les plus admirables, dit Galien, c'est que la Provi-

de distinguer les objets comme à travers autant de barreaux filiformes, pourrions-nous ne pas reconnaître la prévoyante bonté du Créateur ! Non contente de ménager et d'orner les yeux avec quatre rideaux gracieusement frangés, sa sollicitude les a disposés de manière que nous pouvons les transformer en persiennes pendant le jour, en volets pendant la nuit.

— Les *voies lacrymales* nous présentent un appareil secondaire, composé de plusieurs organes, dont les uns forment et versent les larmes au-devant de l'œil, pendant que les autres ont pour fonction de les charrier au dehors. Ces voies se composent de la glande lacrymale et de ses canaux excréteurs ; des points et des conduits lacrymaux ; du sac lacrymal, et du canal nasal.

— La *glande lacrymale* est un petit corps lobulaire, ayant le volume d'une amande. Elle est logée à la partie externe et supérieure du globe de l'œil, entre cet organe et la cavité orbitaire. Cette glande donne naissance à sept ou huit conduits extérieurs, très-fins, lesquels vont s'ouvrir derrière la paupière supérieure afin d'y verser les larmes, qui sont indispensables pour amortir le frottement du globe de

dence n'a dirigé les poils des paupières ni vers ces mêmes paupières, ni vers les joues, ni vers l'intérieur des yeux. Dans le premier cas, l'utile destination pour laquelle ils ont été créés n'existerait plus ; dans le second, ils gêneraient les yeux en empêchant de voir les objets en totalité. Hé quoi ! n'est-il pas également digne de notre admiration cet intervalle si exactement mesuré qui sépare les cils ? Plus écartés, ils laisseraient tomber sur le globe oculaire bien des objets dont ils le garantissent ; rapprochés jusqu'à se toucher, ils troubleraient la vision ; or ils ne devaient ni la troubler ni rien perdre de leur précieuse destination. » (*De l'Utilité des parties du corps*, l. x, ch. 7, traduction du docteur Daremberg ; Paris, 1854, in-8°.)

l'œil. Leur sécrétion redouble-t-elle d'activité, comme dans le chagrin, on voit alors le fluide déborder les paupières et couler le long des joues : dans cet état il constitue les *pleurs,* dont la destination providentielle est de ramener le calme, en enlevant le trop-plein du cœur.

Toutefois, si, dans l'état normal, les larmes contribuent à la conservation de la vue, les pleurs immodérés de la tristesse ne peuvent que l'affaiblir, et finir même par la perdre.

Généralement regardés comme un signe de faiblesse, les pleurs sont bien plus fréquents chez l'enfant que chez l'adulte et chez la femme que chez l'homme. Le sexe réputé le plus faible craint d'autant moins de laisser un libre cours à ses pleurs, qu'il connaît mieux le doux soulagement qui leur succède; au contraire, l'homme, qui a toujours à cœur de paraître fort, tâche la plupart du temps de retenir les larmes prêtes à lui échapper : il aurait honte qu'on l'en vît répandre. Et pourtant, les pleurs, que saint Augustin appelle le *sang de l'âme,* ne diminuent pas seulement le chagrin, ils ramènent l'esprit aux idées religieuses, source de consolations bien autrement durables. Aussi, un poëte contemporain a-t-il dit avec autant de vérité que de sentiment :

Dieu se révèle au cœur quand les yeux ont pleuré!

— Les *points lacrymaux,* au nombre de deux pour chaque côté : l'un supérieur, l'autre inférieur, sont de petites ouvertures arrondies et toujours béantes, ayant pour fonction d'absorber les larmes, que deux conduits du même nom mènent dans le sac lacrymal.

— On appelle *sac lacrymal* une petite poche membraneuse, logée au grand angle de l'orbite, dans la gouttière que forment l'os unguis et l'apophyse montant de l'os maxillaire supérieur. En haut, il se termine en un cul-de-sac; en bas, il se continue avec le canal nasal; en dehors, il reçoit les ouvertures isolées ou réunies des conduits lacrymaux.

— Le *canal nasal* ou *lacrymal*, formé par l'os maxillaire supérieur, l'os unguis et le cornet inférieur, est tapissé par un prolongement cylindrique de la membrane muqueuse du sac lacrymal; il transmet dans les fosses nasales les larmes que les points lacrymaux ont absorbées au grand angle de l'œil. Existe-t-il ici quelque obstacle maladif, les larmes prennent leur cours le long de la joue, et finissent souvent par réclamer l'opération de la fistule lacrymale.

Dans ce même angle, près des points lacrymaux, apparaît une petite éminence rougeâtre, qu'on a longtemps considérée comme la source des larmes; c'était une erreur. La *caroncule lacrymale* n'est autre chose qu'une réunion de follicules muqueux, recouverts par la membrane conjonctive, et située en partie dans son épaisseur.

Muscles de l'œil. — Les derniers organes accessoires dont il nous reste à parler sont les muscles à l'aide desquels nous pouvons mouvoir l'œil et le diriger à notre gré. Ces muscles, au nombre de six : quatre *droits* et deux *obliques*, s'attachent en arrière aux parties profondes de la cavité orbitaire; et, en avant, à divers points du globe oculaire. Les muscles droits, distingués en *élévateur, abaisseur, adducteur* et *abducteur,* dirigent la pupille en haut, en bas, en dedans, en dehors, selon celui qui agit. Quant aux deux obliques ou *rotateurs,* le *grand,* l'*oblique supérieur,* à l'aide d'une poulie de renvoi, communique à l'œil un mouvement de rotation qui dirige la pupille en bas et en dedans; tandis que le *petit oblique,* ou *oblique inférieur,* la porte en haut et en dehors.

Ce sont ces six muscles qui, joints aux trois de la région palpébrale, donnent à l'œil tant d'animation, et en font le fidèle miroir de l'âme dans l'expression des sentiments et des passions.

2° Du *Globe oculaire.*—Ce globe, qui est, non un simple instrument de dioptrique, mais, ce qu'on ne doit pas oublier, un organe vivant, se trouve composé de six enveloppes membraneuses principales, et de trois humeurs transparentes, qui concourent à en faire l'une des pièces les plus merveilleuses du corps humain.

La première des six enveloppes est une membrane muqueuse, très-vasculaire, appelée *conjonctive,* parce qu'elle unit le globe de l'œil aux paupières. Déployée en effet sur la face interne de ces dernières, la conjonctive *palpébrale* se réfléchit sur la sclérotique, sans dépasser la cornée transparente. Vers le grand angle de l'œil, la conjonctive *oculaire* forme un repli, dit *membrane clignotante.* Ce repli, peu marqué chez l'homme, l'est beaucoup chez le chat, le chien, et chez certains oiseaux de proie, qui, au besoin, s'en servent comme d'une troisième paupière, pour se garantir de l'action d'une lumière trop vive.

La deuxième enveloppe est la *cornée,* membrane dure, transparente et circulaire, se trouvant enchâssée dans la sclérotique comme un verre de montre. Elle est composée d'une demi-douzaine de lames superposées, et présente chez les divers individus une coloration variée qui ne provient pas d'elle, mais de l'iris.

La troisième tunique est la *sclérotique,* membrane fibreuse, d'un blanc bleuâtre, enveloppant les quatre cinquièmes postérieurs du globe de l'œil. Cette membrane, qui constitue ce qu'on nomme vulgairement *le blanc de l'œil,* offre deux ouvertures : l'une antérieure, pour l'enchâssement de la cornée; l'autre postérieure, pour le passage du nerf optique et de l'artère ophthalmique.

Au quatrième rang vient la *choroïde,* membrane mollasse et très-mince, située à la partie postérieure de l'œil, entre la sclérotique et la rétine; elle est composée de tissu cellulaire lamelleux et d'une multitude de vaisseaux sanguins. L'enduit noirâtre qui la pénètre et la tapisse fait paraître la sclérotique blanche; il semble destiné à absorber les rayons lumineux qui ne servent pas à la vision.

La cinquième enveloppe est la *rétine,* membrane pulpeuse, blanchâtre, demi-transparente, étendue à la partie interne de la choroïde; on la considère comme l'épanouissement du nerf optique, conducteur spécial de la lumière.

En sixième et dernier lieu, vient l'*iris,* sorte de cloison circulaire, formée de plusieurs lamelles, et placée verticalement dans l'intérieur de l'œil, dont elle sépare la *chambre antérieure* de la *chambre postérieure*. La circonférence de cette membrane délicate adhère à la face interne de la sclérotique par le *ligament ciliaire*. Son centre est percé d'un trou connu sous le nom de *pupille* ou *prunelle*. Sa face antérieure, recouverte par la membrane de l'humeur aqueuse, est diversement colorée en bleu, en brun, en vert, en gris, selon les individus. Sa face postérieure, enduite d'un vernis noir, donne attache à de petits appendices membraneux, appelés *procès ciliaires*, dont on ignore l'usage. — Jusqu'au septième mois de la gestation, la pupille du fœtus est fermée par une membrane appelée *pupillaire*, laquelle, à cette époque, se déchire et disparaît entièrement. Par sa dilatation ou par son resserrement, l'iris semble destiné à mesurer la quantité de rayons lumineux nécessaire à l'exercice de la vue. Quand on séjourne dans l'obscurité, les contractions de l'iris dilatent la pupille, qui, donnant accès à des rayons perdus, fait distinguer ce qu'on ne distinguait pas d'abord.

Étudions maintenant les *trois humeurs de l'œil*, renfermées chacune dans une petite membrane qui leur est propre, ce qui porte à neuf le total des enveloppes de ce précieux organe.

—L'*humeur aqueuse*, liquide transparent, limpide, légèrement visqueux, placé, dans la *chambre antérieure* de l'œil, entre la cornée et l'iris; et, dans la *chambre postérieure*, entre l'iris et le cristallin. On évalue sa quantité à 25 ou 30 centigrammes.

— Le *cristallin*, corps transparent, de forme lenticulaire, placé entre l'humeur aqueuse et le corps vitré, à la réunion des deux tiers postérieurs du globe de l'œil avec son tiers antérieur. Le cristallin, qui a chez l'adulte 4 lignes de diamètre sur 2 d'épaisseur, est composé de couches concentriques, d'autant plus denses qu'elles s'approchent davantage du centre de la lentille. Nous verrons tout à l'heure son rôle important dans la réfraction des rayons lumineux.

—Le *corps vitré,* sorte de gelée d'une blancheur et d'une transparence remarquables, remplit les trois quarts postérieurs de la cavité de l'œil. La membrane mince qui retient cette masse tremblotante est appelée *hyaloïde,* à cause de sa ressemblance avec le verre. Elle est en rapport avec la rétine, et loge en avant le cristallin.

Combien ces trois humeurs, ces trois natures de *milieux* ne sont-elles pas admirablement combinées pour prévenir l'aberration de réfrangibilité, tenant à ce qu'une lentille concentre plus ou moins loin de son axe les rayons diversement réfrangibles ! Toutefois, ces humeurs différentes n'ont pas pour unique usage de produire géométriquement les rayons lumineux, elles servent encore à en approprier les impressions à l'exquise sensibilité de la rétine.

—Les membranes et les humeurs de l'œil décrites, il nous reste à parler de l'agent principal de la vision. L'immission de la lumière dans le cerveau est due à la seconde paire de nerfs, aux *nerfs optiques,* lesquels ne tirent pas leur origine des couches de ce nom, mais paraissent sortir des tubercules quadrijumeaux. Cordons larges et aplatis à leur origine, ils vont se rétrécissant et s'arrondissant; arrivés au-devant de la fosse pituitaire, ils se réunissent et s'entre-croisent pour former leur *commissure*. Se séparant alors de nouveau, ils sortent du crâne par le trou optique, se portent chacun à la partie postérieure du globe de l'œil; puis, perçant la sclérotique et la choroïde, ils se terminent en donnant naissance à l'expansion nerveuse appelée *rétine*.

Telles sont les pièces nombreuses qui constituent l'œil, le plus magnifique appareil de nos sensations, le plus agile de nos apporteurs d'images, et qui en font en même temps le miroir de l'âme, puisqu'il reflète et la lumière de l'intelligence et les mille nuances du sentiment. Oui, comme l'a si bien dit un poëte trop peu connu,

> L'œil sait toujours du cœur les premières nouvelles;
> C'est lui qui, le premier, épouse ses querelles,
> Qui sert ses passions, qui suit ses intérêts,
> Qui n'est point en repos, si le cœur n'est en paix [1].

Mécanisme de la Vision.

Pour essayer de comprendre, je ne dirai pas la vision, mais seulement sa théorie physique, force est de revenir sur la marche de la lumière, laquelle se trouve soumise pour l'œil, comme pour les autres milieux, aux lois de la réfraction, mentionnées plus haut.

Rappelons-nous d'abord que de tous les points d'un objet éclairé partent des cônes de lumière, dont

[1] *Voir* notre *Théorie morale du Goût*. Paris, Périsse frères, p. 289 et suiv.

la base repose sur la cornée. Maintenant, supposons trois de ces cônes partant de l'objet placé vis-à-vis de l'œil : un pour le milieu de l'objet, et deux pour ses extrémités. Chaque cône a nécessairement trois rayons principaux : un central, qui en est l'axe, et deux autres, qui en forment les côtés.

Le rayon central du cône moyen est désigné sous le nom d'*axe visuel;* comme il tombe perpendiculairement sur la cornée, il traverse tout l'intérieur de l'œil, et parvient à la rétine sans avoir subi de réfraction. Les deux rayons latéraux, dont la direction est oblique, sont réfractés et rapprochés du rayon central en traversant la cornée, membrane convexe et plus dense que l'air. Conservant une partie de cette convergence dans l'humeur aqueuse, ces deux rayons franchissent la pupille; puis le cristallin, dont la densité plus forte les rend encore plus convergents. Enfin, légèrement modifiés à leur sortie du corps vitré, ils viennent se réunir sur la rétine, sur laquelle l'impression a lieu. Il résulte de là que les rayons lumineux partant de chaque point d'un objet éclairé forment deux cônes : l'un extérieur, qui a son sommet sur l'objet, c'est le *cône objectif;* l'autre intérieur, qui a le sien sur la rétine, c'est le *cône visuel.*

Quant aux deux autres cônes, leur rayon central et leurs rayons latéraux subissent de grandes réfractions dues à l'obliquité de l'incidence, de sorte qu'ils se croisent au delà du cristallin, se séparent, puis s'éloignent pour venir tomber sur des points différents de la rétine, en y peignant l'image renversée.

Au même moment, l'impression reçue par la rétine est transmise au cerveau à l'aide du nerf optique et, par l'intermédiaire du centre nerveux, elle parvient à l'âme, lumière intellectuelle, unique foyer de toutes nos sensations comme de tous nos sentiments.

Des savants ont prétendu que si nous apercevons droits les objets peints renversés sur la rétine, c'est que, par le toucher, nous avons insensiblement rectifié cette erreur. Ne vaut-il pas mieux admettre que cela tient à ce que nous rapportons l'impression au point de l'objet qui l'a fait naître? Du reste, l'évêque de Cloyne, Berkley, expliquait ce phénomène de la manière suivante : « Quoique l'image de l'objet soit réellement tracée au fond de l'œil dans une situation renversée, l'âme doit la redresser sans le secours de l'expérience, c'est-à-dire voir en haut l'extrémité supérieure, et en bas l'extrémité inférieure. En effet, ces désignations *en haut* et *en bas* sont des termes relatifs qui n'ont de valeur que par le terme auquel nous les comparons : c'est-à-dire que nous jugeons en haut tout ce qui correspond à la voûte céleste, et en bas tout ce qui répond à la terre. Or, il est évident que le ciel se peint dans la partie inférieure du fond de l'œil, tandis que la terre se peint dans la partie supérieure : dès lors, nous rapportons à la voûte céleste l'extrémité de l'objet qui se peint dans la partie la plus supérieure ; établissant ainsi entre ces deux extrémités la relation qu'elles ont, nous situons l'objet tel qu'il est en réalité. »

Autre difficulté : l'image est double, et pourtant nous voyons simple. Quelques physiologistes attribuent ce phénomène à l'entre-croisement des nerfs optiques ; Buffon pense que l'on commence par voir double, et que le toucher vient rectifier cette erreur. Gall soutient qu'on ne voit d'ordinaire que d'un seul œil, qu'on ne se sert presque jamais des deux yeux à la fois. Enfin, on a posé en principe qu'il ne se produit qu'une seule image toutes les fois que les points lumineux frappent des points correspondants de la rétine. Cette dernière hypothèse est d'autant plus admissible qu'il y a souvent duplicité d'images chez les individus qui louchent ; et en effet, dans le *strabisme,* les axes optiques ne tombent pas sur les mêmes points des deux rétines. On sait aussi que dans les accès de fureur, comme dans l'ivresse, où l'homme ne peut plus diriger également ses yeux, les objets apparaissent souvent doubles.

En partant d'un objet éclairé, les deux axes optiques forment un angle d'autant plus grand que l'objet est plus proche de nous. C'est en prenant instinctivement la mesure de cet *angle visuel* que nous parvenons à juger des distances. Nous apprécions aussi le volume et la forme des corps par l'intensité plus ou moins grande de la lumière réfléchie par ces corps, et par l'étendue de l'impression produite sur la rétine.

— Le cône formé par la convergence des rayons lumineux qui traversent les humeurs de l'œil se trouve-t-il ne pas avoir son sommet sur la rétine, il en résulte deux maladies inverses provenant de la réunion trop prompte ou trop lente des rayons. La *myopie,* ou vue courte, dépend de ce que la convergence étant trop forte, les rayons se réunissent avant d'arriver à la rétine. La *presbytie,* ou vue longue, résulte de l'impuissance de l'œil à rapprocher assez les rayons pour qu'ils viennent former sur la rétine le sommet du cône dont la base est à la cornée. La cornée et le cristallin étant d'ordinaire trop convexes, trop denses chez les myopes, on y remédie par l'emploi des verres bi-concaves ou de divergence, tandis que l'on conseille les verres bi-convexes ou de convergence aux presbytes.

La presbytie est très-fréquente dans la vieillesse, et ne fait que s'accroître avec les années; la myopie, au contraire, s'observe souvent dans la jeunesse; elle a quelquefois l'avantage de diminuer avec l'âge par l'amoindrissement progressif de la convexité de l'œil; toutefois, le nombre des myopes qui finissent par ne plus avoir besoin de lunettes est peu considérable.

La privation de la vue, survenant comme par l'effet d'un voile qui tomberait sur les yeux, est souvent produite par la *cataracte,* affection qui résulte de l'opacité du cristallin ou de sa membrane. Dans de bonnes conditions, la chirurgie parvient à faire recouvrer la vue par l'*abaissement* ou l'*extraction* de l'organe devenu inutile. Ces deux procédés opératoires, qui ont chacun leurs avantages et leurs inconvénients, sont mis en usage par les chirurgiens les plus distingués. Le célèbre Marc-Antoine Petit, de Lyon, donnait généralement la préférence à l'extraction. On a attribué la fréquence de la cataracte chez les Turcs à l'abus continuel de l'opium. Sur trois cents individus opérés par l'habile chirurgien que nous venons de citer, les trois quarts étaient cultivateurs : l'habitude de travailler au soleil, la tête baissée, l'œil fixé sur un terrain fortement éclairé, lui paraissait la cause la plus probable de cette triste affection. Sur ce nombre, trois aveugles de naissance, qu'il eut le bonheur de guérir, lui inspirèrent la réflexion suivante, dans son admirable *Discours sur les maladies observées à l'Hôtel-Dieu* : « Dans cette espèce d'aveuglement, si la main qui fait tomber le voile obtient un triomphe plus grand ; si elle complète, pour ainsi dire, l'ouvrage du Créateur, le cœur jouit moins peut-être au moment du succès, parce que celui qui acquiert un sens n'en connaît pas encore l'usage, et qu'il en est plus étonné qu'attendri. Il n'en est pas de même de l'être qui marchait dans les ténèbres après avoir connu le bienfait de la lumière : celui-ci avait senti sa perte, il jouit de sa félicité ; il revoit la nature, elle lui paraît plus belle : il salue tout ce qu'il croyait ne plus revoir ; les pleurs, les cris, les transports de joie, les émotions de la sensibilité la plus profonde, il éprouve tout ; et son cœur, après Dieu, s'élève vers son bienfaiteur, presque aussi fortuné que lui. »

De toutes les maladies de l'œil, qui peuvent causer l'abolition complète de la vue, la plus fréquente est, sans contredit, l'*amaurose* ou paralysie du nerf optique et de la rétine ; le vulgaire l'a nommée *cataracte noire, goutte sereine,* parce qu'il ne remarque aucune altération dans l'organisation de l'œil.

D'après le recensement de la population dressé en 1851, le nombre total des aveugles en France s'élève à 37,666[1]. Stimulé par la nécessité, cette dure,

[1] Pour cette population infirme, à peu près d'un aveugle par commune, le gouvernement n'entretient que deux établissements généraux : l'Hospice des Quinze-Vingts qui, outre ses 300 internes, octroie des pensions de 200, de 150 et de 100 francs à mille individus indigents et dans un état de cécité

mais sagace institutrice, l'infortuné qui est privé de la faculté de voir ne tarde pas à emprunter à d'autres sens les moyens de correspondre avec les êtres qui l'entourent. Dans son isolement, le suppléant auquel il a le plus souvent recours est le toucher : nous en avons précédemment cité plusieurs exemples. On sait, du reste, que les illusions d'optique dans lesquelles la vision peut nous induire sont rectifiées par le toucher pour les corps situés à notre portée; et pour les autres, par le jugement, au besoin aidé du calcul.

M. Dufau proclame la supériorité des professeurs aveugles sur les professeurs voyants, quand il s'agit d'instruire des aveugles.

« S'il est vrai, dit Buffon, que la face humaine soit un tableau où viennent se peindre les sentiments doux et tumultueux, les passions orageuses ou le calme de l'âme, c'est l'œil qui en forme le trait le plus saillant et le plus essentiel. » Aussi, ajoute le docteur Réveillé-Parise, « avec quel art la Nature a-t-elle construit cet organe, objet de sa prédilection ! Quelles précautions, quels soins, quelle délicatesse dans les pièces qui le composent ! Comme tout y est prévu, rigoureusement combiné, calculé !

complète; puis l'Institution des Jeunes Aveugles, qui donne l'éducation à 160 élèves environ. Quant aux autres aveugles, ils sont à la charge soit des familles, soit des communes, ou bien ils vivent de mendicité.

Voir, dans les *Annales de la Charité* (livr. de mai 1854), l'esquisse d'un plan général pour organiser et perfectionner la bienfaisance publique à l'égard des aveugles.

Voir aussi, à la fin du volume, note L, la *Statistique comparée des Aveugles et des Sourds-Muets en France,* par M. Dufau, ancien directeur de l'Institution des Jeunes Aveugles de Paris.

La structure de cet organe est si évidemment analogue aux propriétés de la lumière, que les partisans des causes finales y puiseront toujours de solides arguments contre leurs adversaires : une description exacte de l'œil et de ses fonctions vaut une démonstration mathématique de l'existence de Dieu. Mais, outre le fini de son organisation, il a été doué d'une sensibilité exquise qu'on ne remarque pas assez : tout l'irrite, tout le blesse, à l'exception de la lumière, dont l'origine est céleste ; et c'est précisément par cette inconcevable propriété qu'il nous met en rapport avec les objets les plus éloignés, même avec les astres ; car, ainsi qu'on l'a remarqué, la vue est une espèce de toucher qui s'étend jusqu'aux étoiles fixes. »

Tel est le merveilleux instrument dont le Créateur nous a fait présent, dans sa bonté ; indiquons maintenant ce que nous devons faire pour le conserver intact.

Hygiène oculaire.

1. La vision ne se perfectionnant que par un long et intelligent exercice, on ne saurait commencer de trop bonne heure l'éducation d'un sens si précieux, et pourtant si peu ménagé.

2. Si les instruments les plus durs ont besoin de ménagement et de repos, combien ce ménagement et ce repos ne sont-ils pas nécessaires pour l'œil, dont nous connaissons la structure délicate ! Usons donc, mais n'abusons pas de notre vue. Cet impor-

tant conseil de la science est aussi celui du simple bon sens ; en le négligeant, on se prépare de stériles regrets pour une vieillesse anticipée.

3. Quelles que soient les différences que présente la vue chez les divers individus, on peut établir en principe que les yeux sont fatigués : quand on a besoin d'approcher davantage les objets ; — quand ces objets se brouillent, comme si un léger nuage passait au-devant d'eux ; — quand la conjonctive oculaire ou palpébrale rougit, qu'on y sent de la pesanteur, un picotement accompagné parfois de larmoiement. Il suffit alors de suspendre pendant quelques instants son travail, en fermant les paupières, pour éprouver dans l'organe un sentiment de bien-être qui annonce le retour de l'état normal.

4. La fatigue avait-elle été portée jusqu'à la douleur, ce court repos n'est pas suffisant : il faut alors se lever, marcher un peu, puis délasser la vue en la portant sur des objets d'une couleur douce, tels qu'un tapis vert ou une prairie ; les exercer à voir de loin, les exposer à la fraîcheur de l'air extérieur, quelquefois même les rafraîchir simplement avec de l'eau froide.

5. Pour que la vue se conserve longtemps bonne, évitons de l'exercer à une lumière trop vive ou trop faible : ici, comme partout, les extrêmes sont pernicieux.

6. Ainsi, ne nous habituons pas, sans nécessité absolue, à un jour faible, qui a l'inconvénient de rendre la vue trop tendre, trop susceptible ; mais aussi, n'allons pas plonger nos regards dans des foyers de lumière ardente, nous rappelant que les

ouvriers occupés aux métaux en ignition : les verriers, les miroitiers, les cuisiniers, sont particulièrement exposés à l'ophthalmie, à la cataracte et à l'amaurose.

7. Garantissons-nous de la réflexion prolongée des rayons solaires, au moyen de rideaux, et, encore mieux, avec des persiennes à barreaux mobiles.

8. Sommes-nous forcés de séjourner, de travailler ou de faire une longue marche, à un soleil brûlant, il conviendra d'en modérer la réflexion à l'aide de conserves bleues, de préférence aux vertes.

9. Évitons, même pendant le jour, de lire des ouvrages imprimés en caractères trop fins, ou de travailler à des objets presque imperceptibles.

10. Il est des personnes qui, par enfantillage, par esprit romanesque, s'obstinent à lire longtemps au clair de lune; c'est un jeu à perdre ou à affaiblir notablement la vue, pour peu qu'il soit répété.

11. La lumière artificielle étant plus irritable que la lumière naturelle, ne prolongeons pas trop les veillées, surtout si nous nous livrons à des travaux qui exigent une grande application de la part des yeux.

12. Est-on obligé de travailler de nuit, on s'éclairera de préférence avec une lampe mécanique, bien alimentée d'huile, et donnant une lumière douce, pure, non vacillante, convenablement réfléchie par un chapiteau de tôle opaque, vernissée et peinte en blanc.

13. Travaille-t-on à la lueur d'une chandelle ou d'une bougie, on se trouvera bien de faire usage d'un abat-jour vert.

14. Ainsi que nous l'avons dit, on remédiera à

la vue courte, par l'usage de verres bi-concaves, et à la vue longue, avec des verres bi-convexes [1].

15. Tout en facilitant la vision, les lunettes ayant l'inconvénient de diminuer le peu d'énergie qui reste à l'organe, on aura recours le plus tard possible à ces précieux auxiliaires; encore, fera-t-on bien de les ôter et de les mettre tour à tour, de crainte que les yeux, trop accoutumés à leur emploi, ne réclament bientôt un secours plus puissant, c'est-à-dire des verres d'une plus grande réfringence.

16. Les personnes délicates, celles dont les yeux se fatiguent aisément, feront bien de varier leurs travaux, de changer de temps en temps de position, de graduer le passage de l'obscurité à la lumière, d'éviter toutes les ligatures qui portent le sang à la tête, enfin de ne pas se remettre à l'ouvrage immédiatement après les repas.

17. Le passage trop brusque d'une obscurité complète à la lumière solaire pourrait frapper de cécité des malheureux restés longtemps dans les ténèbres.

18. Deux moyens excellents, et à la portée de toutes les bourses, de conserver la vue : se laver chaque matin la figure avec de l'eau fraîche, et avoir soin de recevoir le jour de gauche lorsqu'on lit ou qu'on écrit.

19. Malgré toutes les précautions que nous avons recommandées, les yeux sont-ils devenus tellement

[1] On dit qu'un individu jouit d'une *vue ordinaire* quand il peut lire facilement les caractères moyens de l'imprimerie (numéros 10 et 11 ou *philosophie* et *cicéro*) à un pied de distance; qu'il est *presbyte*, s'il ne peut les distinguer qu'à plus de deux pieds; enfin, qu'il est *myope*, quand au delà de six pouces il ne les voit plus que d'une manière imparfaite.

impressionnables que le jour les blesse, il conviendra de se tenir quelque temps dans une demi-obscurité; et, après un repos suffisant, on augmentera graduellement la lumière, pour que l'organe puisse reprendre ses fonctions sans danger.

20. Les yeux peuvent aussi s'enflammer ou s'affaiblir, sans qu'il existe aucune condition défavorable de lumière ni aucun abus de l'organe. Parmi les causes, qui, pour être indirectes, n'exercent pas moins une active et fâcheuse influence, nous signalerons les pertes de sang considérables, le contact d'un air excessivement froid et humide, ou sec et chaud, les nuages de poussière, certains brouillards, enfin les gaz irritants.

21. Parmi les passions les plus nuisibles à la vue, nous plaçons en première ligne l'intempérance, comprenant les excès en tous genres; en seconde ligne, la colère et le chagrin, qui produisent et entretiennent l'inflammation de la conjonctive et amènent parfois la cécité.

22. A l'occasion du chagrin, plaçons ici une réflexion chrétienne sur le débordement de larmes que nous avons vu constituer les *pleurs*. Sans doute, Dieu nous a donné une surabondance de larmes parce qu'il savait combien nous aurions à souffrir; mais, en même temps, il a voulu qu'à nos pleurs succédât toujours un calme d'autant plus doux que nous aurions plus recours à lui pour les sécher.

23. Toujours d'accord avec la Religion, l'hygiène morale conseille aux jeunes gens d'éviter l'imprudence du regard : presque toujours c'est par les yeux que la volupté commence ses attaques. D'un autre

côté, la modestie, la franchise et la chasteté du regard sont l'indice d'une âme honnête; elles annoncent aussi une bonne éducation.

24. L'éducation particulière des yeux comprend encore la sûreté du coup d'œil, laquelle s'acquiert ou se perfectionne par l'exercice; puis l'habitude d'admirer les beautés visibles de la nature, habitude qui facilite singulièrement la compréhension du beau artistique, du beau universel.

Conseils sur le bon emploi de nos sens en général.

1. De toutes les opérations de l'âme, la perception des objets extérieurs étant, sans aucune comparaison, la plus nécessaire et la plus fréquente, les sens doivent naturellement atteindre leur apogée avant les autres facultés intellectuelles: c'est un motif pour leur donner de bonne heure une grande justesse.

2. Puisque c'est par l'intermédiaire des organes sensoriaux que nous sommes mis en rapport avec ce qui nous entoure, que de soins ne devrions-nous pas prendre pour les conserver sains le plus longtemps possible, et leur donner toute la perfection désirable!

3. Les sens sont de merveilleux instruments dont il faut apprendre aux enfants à se bien servir. Il est fâcheux que notre éducation publique ait jusqu'ici négligé cette tâche, plus importante qu'on n'est généralement disposé à le croire.

4. En rattachant l'éducation des sens à la gymnastique, et la gymnastique à la morale chrétienne,

les instituteurs, les maires et les curés de nos 37,000 communes, parviendraient à former non-seulement une armée imposante d'individus robustes, agiles et adroits, mais en même temps, une pépinière de citoyens honnêtes et vertueux.

5. Dans l'appréciation des objets extérieurs, l'enfant, naturellement vif et étourdi, se contente parfois de s'en rapporter à un seul sens. Montrons-lui à combien d'erreurs l'expose la précipitation de ce jugement sans appel.

6. Voulons-nous lui apprendre à bien examiner un objet, exigeons que ses sens, ses *porte-idées,* selon l'heureuse expression de l'abbé Sicard, se tiennent pour ainsi dire tout ouverts, parce qu'ils sont faits pour s'aider et se contrôler mutuellement [1].

7. Quand, par un exercice habilement dirigé, les

[1] S'il est une classe de la société qui ait plus particulièrement besoin du perfectionnement de tous les sens, c'est, sans contredit, celle des hommes qui se vouent au soulagement de leurs semblables. Aussi, nous ne saurions trop conseiller aux étudiants en médecine de s'accoutumer à faire l'application successive de leur cinq sens à chacune des maladies soumises à leur examen : il y a tant de cas où un sixième sens ne serait pas inutile pour le diagnostic !

Bien que Jean-Louis Petit ait goûté un liquide sorti de l'abdomen, ce qui lui fit reconnaître une fistule biliaire ; bien que Valsalva ait trouvé à la gangrène une âcreté des plus fortes, on n'emploie guère le sens du *goût* au diagnostic des affections chirurgicales. En pathologie interne, le diabète en réclame quelquefois l'emploi ; encore doit-on lui préférer l'analyse chimique, sous tous les rapports. — Il n'en est pas de même pour l'*odorat :* le diagnostic des plaies, des abcès, des fistules, des affections gangréneuses et cancéreuses est merveilleusement éclairé par l'odeur spéciale que répandent les humeurs des malades. — Depuis Corvisart et Laënnec, la science a retiré d'assez grands avantages de l'application de l'*ouïe,* à l'étude des maladies de la poitrine et de l'abdomen. — On a dit du *toucher* que c'était le sens *le plus chirurgical;* ce qu'il y a de certain, c'est que la sûreté du *coup d'œil médical* n'est pas moins utile aux malades qu'avantageuse au praticien qui la possède.

instruments chargés de la transmission des idées auront acquis une grande justesse, nul doute que les sensations n'arrivent plus nettes, plus distinctes, et qu'elles ne restent mieux gravées dans l'esprit [1].

8. Combien de discussions, de disputes, de guerres même n'ont-elles pas eu pour point de départ le faux rapport d'un sens mal exercé! Dans ces circonstances, l'esprit agissait comme un juge inique, qui, sur cinq témoins à interroger, n'écouterait que la déposition d'un seul, peut-être même celle du moins compétent.

9. N'oublions pas cet axiome de l'expérience : C'est presque toujours l'erreur de l'esprit qui fait gauchir la droiture du cœur.

10. Ce sont d'excellents serviteurs que nos sens; mais, il faut l'avouer, de forts mauvais maîtres! Dans notre constitution individuelle, ils ne se montrent que trop disposés à s'emparer du pouvoir, et à l'exercer d'une manière tyrannique.

11. Créés pour le service de l'âme, les sens doivent, au moindre commandement, lui rendre, comme à leur souveraine, tous les bons offices qu'elle réclame d'eux; l'âme, à son tour, doit les traiter avec ménagement, c'est-à-dire en user au besoin et dans l'ordre, mais n'en abuser jamais.

12. Que survient-il quand cette harmonie provi-

[1] *Voy.*, p. 311, la remarque de Buffon à ce sujet. — Je signalerai ici la *distraction* comme l'une des causes les plus fréquentes du mauvais emploi de nos sens : il est une foule de gens qui regardent sans voir; qui touchent à tout et n'ont rien palpé; qui avalent sans avoir rien dégusté, ni odoré : c'est qu'ils ne sont pas à ce qu'ils semblent faire; ils sont là où est leur pensée, et leur pensée est presque toujours dans le trésor de leur affection.

dentielle est détruite par l'effet des passions? Pour le corps: le dérangement de ses rouages, la maladie, les infirmités, la mort; pour l'âme: le malaise, la souffrance, l'abdication de sa souveraineté sur la matière, enfin sa séparation d'avec Dieu.

N'oublions pas que si nos sens sont des *porte-idées*, ils sont aussi des *porte-passions*, dont on ne saurait trop se défier [1].

[1] *Voir*, dans les *Confessions* de saint Augustin, l'exemple d'Alipius (livre VI, c. 8).

CHAPITRE II.

DES FONCTIONS CÉRÉBRO-INTELLECTUELLES ET AFFECTIVES.

Dans l'impossibilité, bien reconnue par les esprits sages, d'admettre chez l'homme des *fonctions cérébrales* indépendantes de l'âme, ni des *fonctions intellectuelles* indépendantes du cerveau et de ses annexes, nous avons adopté ici le titre conciliateur de *fonctions cérébro-intellectuelles et affectives*. Heureux si nous pouvions concourir à réhabiliter la matière, un peu trop dédaignée par les psychologues; et à sauvegarder la prééminence de l'âme, souffle immortel que le Créateur a répandu sur son plus bel ouvrage!

§ I. Revue analytique des facultés de l'âme.

Rayon de lumière et d'amour émané de Dieu, l'âme est faite pour connaître et pour aimer. Intelligence et volonté tout ensemble, elle perçoit, elle sent, elle compare, elle juge, elle veut; et, par l'exercice varié de son activité toujours une, elle ne cesse de tendre à la triple fin de son être: le *vrai*, le *bien*, le *beau*.

L'ensemble des facultés par lesquelles l'âme tend à la vérité et réalise en soi la connaissance, se nomme l'*entendement*. La philosophie distingue deux formes de l'entendement, l'*intellect* et la *sensibilité*, suivant que l'on perçoit par l'idée pure ou par la sensation.

Tout acte par lequel l'âme connaît est une *conception*, ou une *perception*. Que l'âme considère deux idées, et qu'elle en recherche les rapports, c'est la *comparaison*. Qu'elle prononce sur ces mêmes idées : qu'elle les unisse par l'affirmation, ou qu'elle les sépare par la négation, c'est le *jugement*. Qu'elle opère de la même façon sur deux jugements : qu'elle les compare, qu'elle en *déduise* un jugement nouveau, qui affirme ou qui nie la convenance mutuelle des deux premiers, c'est le *raisonnement* [1].

Par une extension naturelle des idées et du langage, on dit qu'une personne a du *jugement* quand elle raisonne juste : en ce sens, le jugement n'est autre chose que la droite raison ; et la *raison* n'est toujours que l'âme distinguant le vrai du faux. Voilà pourquoi l'homme seul peut être défini une *créature raisonnable*.

L'âme a, comme on le sait, la faculté de réunir les diverses sensations qui lui arrivent ensemble : c'est, à proprement parler, le *sens commun*. Transporté de l'ordre physiologique aux opérations de l'esprit, ce terme devient synonyme de *droite raison, jugement, bon sens*. Il existe toutefois une nuance bien sensible

[1] La limite qui sépare l'*instinct* ou intelligence des animaux de la *raison* ou intelligence humaine semble résider dans la *réflexion déductive*, faculté qui permet à l'homme de s'étudier, de se connaître et de s'élever jusqu'à l'idée de Dieu. C'est dans l'absence de tout sentiment religieux que Lactance faisait consister la différence qui sépare l'homme des bêtes.

entre le jugement et le bon sens : l'un semble plutôt le fruit de l'étude, l'autre un don de la nature ; l'homme de jugement raisonne bien, l'homme de bon sens devine juste. Aussi, voit-on toujours le bon sens dominer dans les productions du génie, dont le naturel et la simplicité forment le principal caractère. « Le bon sens et le génie, selon M. de Bonald, sont de la même famille ; l'esprit n'est qu'un collatéral. »

Esprit est encore un terme générique applicable aux divers modes de l'âme intelligente, mais qui a aussi un sens particulier et distinct. Le propre de l'esprit est de combiner et de mettre en saillie les rapports des choses, puis de donner du tour à ce qu'il dit et de la grâce à ce qu'il fait ; flamme vive et brillante, il est plus voisin de l'imagination que du bon sens. C'est sans doute ce qui a fait dire au profond penseur que nous venons de citer : « Dans le monde de l'intelligence, le bon sens est la propriété foncière, l'esprit n'est que le mobilier. »

— L'âme possède en outre la faculté précieuse de conserver, de se rappeler les perceptions passées et les phénomènes intellectuels qui les ont accompagnées : cette faculté est connue sous le nom de *mémoire* [1], et l'on a consacré celui d'*imagination* à cette

[1] Trésorière de l'intelligence, la mémoire tient en réserve les innombrables images entrées par le moyen des sens. De leur côté, nos sens n'étant que des porte-idées qui s'aident et se corrigent mutuellement, plus nous aurons d'idées sur une même chose, plus le souvenir de cette chose se reproduira aisément. Aussi, voulons-nous rendre notre mémoire fidèle, servons-nous de tous nos sens pour considérer un objet. « C'est, dit Buffon, faute de cet usage combiné des sens que l'homme oublie plus de choses qu'il n'en retient. » — On connait cette pensée de Napoléon Ier : « Une tête sans mémoire est une place sans garnison. »

autre puissance magique non-seulement de conserver les perceptions et de les renouveler, mais de les combiner, de les colorer, d'en créer de nouvelles, puis de trouver des rapports inconnus entre les idées et les faits déjà connus. Ne pourrait-on pas appeler cette faiseuse d'images le *prisme de l'intelligence?* Montaigne se complaît à la nommer la *folle du logis*.

Tempérée par la réflexion et réglée par le jugement, l'imagination qui se joint à l'intuition vive des choses, constitue le *génie*, faculté rare et privilégiée, dont l'activité persévérante découvre soudain le *vrai* dans les sciences et le *beau* dans les arts. Trois facultés, réunies dans certaines proportions, sont donc nécessaires pour constituer le génie : une grande puissance de bon sens pour voir juste, d'intuition pour voir de loin, d'imagination pour féconder et animer ces vues, qu'une volonté forte doit réaliser par le travail.

En résumé, l'entendement est l'âme qui *perçoit;* la sensibilité, l'âme qui *sent;* la mémoire, l'âme qui *se souvient;* l'imagination, l'âme qui *colore;* le jugement, l'âme qui *voit juste,* comme la volonté est encore l'âme qui *choisit*.

Mais, pour choisir, l'âme doit être libre; et, malheureusement, elle ne jouit pas toujours de sa liberté, entravée qu'elle se trouve par les besoins déréglés connus sous le nom de *passions*. Du moment, en effet, qu'elle s'abandonne à leur fougue, elle intervertit l'ordre établi par le Créateur : faite pour commander au corps, elle est régie par lui; alors ses déterminations sont aveugles et vicieuses, parce que l'imagination a faussé la conscience en matière de morale, et le jugement en matière de goût.

— La *conscience*, juge intérieur du bien et du mal, est encore l'âme satisfaite ou mécontente de nos actions; sa joie nous paye comptant du sacrifice fait au devoir; sa tristesse nous en fait expier d'avance la violation. Au moment de commettre un acte coupable, l'homme sent vers la région du cœur quelque chose qui se remue. Ce frémissement intérieur a fait supposer que le siége de la *conscience morale* était dans le cœur, et le siége de la conscience intellectuelle, dans le cerveau; supposition inadmissible. Comment, en effet, comprendre qu'il puisse y avoir en l'homme deux consciences, puisqu'il n'y a qu'une âme, juge unique de nos sensations et de nos sentiments, aussi bien que de nos déterminations! Quant au siége de l'âme, on ne saurait lui en assigner aucun sans tomber dans le matérialisme. Ainsi, au lieu d'admettre une conscience *cérébrale* et une conscience *viscérale*, il faut simplement reconnaître, comme nous l'avons déjà vu, que l'ébranlement nerveux produit par la *sensation* retentit plutôt dans le cerveau, et que celui qui est occasionné par les *sentiments* a plutôt son contre-coup dans les entrailles [1].

Du goût. — Reconnaissant deux sortes de goûts, le goût *physique* et le goût *intellectuel*, nous définissons le premier : le *sens* chargé d'apprécier la saveur des aliments; et le second, le *sentiment* appréciateur des productions de la nature et de l'art.

[1] *Voy.* ci-dessus, p. 239, la distinction des *sensations* et des *sentiments*

Ces deux goûts, dont l'étude parallèle est si intéressante et si féconde dans ses résultats, sont l'un et l'autre un don, une faculté naturelle, perfectible, altérable, variable selon l'âge, le sexe, la constitution, le caractère, le climat, les saisons, les siècles, les nations, les individus, la civilisation, les mœurs, l'esprit de parti, la mode, l'habitude. Cette faculté varie, en outre, chez le même individu, avec l'état de sa santé, les maladies qu'il éprouve, les passions qui le travaillent.

Résumons ici, en quelques propositions, les principes émis dans notre *Théorie morale du Goût*.

Dès les premiers pas que l'on fait dans l'esthétique, ou science des caractères du beau, on est frappé de rencontrer le goût des époques *variable*, celui des nations *partial*, celui des individus *incertain, capricieux, excessivement mobile*. Où donc aller chercher le bon goût ? A qui demander la règle, le critérium du vrai, du bien, du beau ? A défaut des siècles, des peuples et des individus, adressons-nous d'abord à la nature, c'est-à-dire à ce merveilleux ensemble des êtres que Dieu a semés dans le temps et dans l'espace ; et si la nature elle-même ne répond qu'imparfaitement à nos questions, remontons plus haut, allons humblement interroger son divin auteur. Pour fixer les caractères du *beau*, nous poserons ici quelques principes clairs, précisément parce qu'ils appartiennent à des idées d'un ordre supérieur.

1. Considérée dans l'absolu, *la vérité est ce qui est ;* non ce qui est multiple, faible, obscur, mobile, sujet à la destruction ; mais ce qui est *un*, tout-puis-

sant, resplendissant de clarté, immuable, éternel, en un mot, la vérité, c'est Dieu.

2. *Le bon est le vrai passant à l'acte ;* ainsi l'être, le vrai et le bon sont identiques, ou, si l'on peut s'exprimer de la sorte, le *vrai* et le *bon* sont les deux faces de l'*Être*.

3. Le *beau,* si admirablement défini l'*éclat du vrai et du bon,* c'est encore Dieu manifesté par les merveilles de la création.

4. Au point de vue moral, *le bien est la réalisation du bon ;* c'est *l'ordre dans l'amour,* c'est-à-dire dans nos affections. Au point de vue physique, c'est l'*ordre dans la vérité,* ou, si on l'aime mieux, *la vérité à sa place.*

5. La soif de la science témoigne de notre amour du vrai, comme la joie que nous trouvons dans l'accomplissement du devoir témoigne de notre amour du bon, du bien ; enfin, le plaisir que nous prenons au récit des actions héroïques, à la contemplation des beautés de la nature ou des chefs-d'œuvre de l'art, témoigne de notre amour du beau, du besoin d'admiration qu'il nous inspire.

6. Les lois du goût ne sauraient dépendre de l'opinion capricieuse des hommes ; elles demeurent invariables, parce qu'elles ont pour base le vrai, le bien, le beau.

7. Dans tous les arts d'imagination, le beau intellectuel est le reflet du beau physique, c'est-à-dire la reproduction exacte de la belle nature.

8. La manière dont les hommes sentent et jugent les beautés de la nature doit exercer une influence analogue sur l'art, qui n'en est que l'imitation.

9. Ce qui prouve la réalité du beau, c'est le sentiment qu'en ont tous les peuples, quelle que soit la diversité de ce sentiment.

10. Le sentiment du beau variant selon les peuples et les individus, le beau ne peut être à la fois ce qui plaît aux uns et ce qui déplaît aux autres.

11. Ce sentiment présentant aussi des variations aux différentes époques de la vie des peuples, comment le beau serait-il à la fois ce qu'on admire dans un temps et ce qu'on méprise dans un autre?

12. Donc, *le beau est ce qui plaît toujours et partout, ce qui est jugé* BEAU *universellement*. Quant à la différence qui existe entre le *beau* et le *bon goût*, la voici : le beau est, comme nous venons de le voir, l'éclat impérissable du vrai et du bien ; le bon goût n'est que le sentiment appréciateur, et le conservateur de cette beauté universelle, qui plaît surtout à la vertu éclairée.

Pâles copies de la nature, les plus magnifiques productions des arts et des lettres ne sauraient donc avoir qu'une beauté *relative*, le beau *absolu* n'appartenant qu'à Celui qui est le principe et l'ensemble de toute perfection. Aussi, comme le dit Pascal, la nature elle-même, si riche en perfections, parce qu'elle est l'ouvrage de Dieu, a-t-elle des imperfections, pour montrer qu'elle n'en est que l'ouvrage. Étudions néanmoins consciencieusement la nature; puis, efforçons-nous de l'imiter dans ce qu'elle offre de plus beau, de plus utile. Alors, seulement alors, nous pourrons espérer d'atteindre la perfection prescrite à l'humaine faiblesse, surtout si cette étude est vivifiée par la pensée de Dieu, inséparable de celle du bonheur de nos semblables.

§ II. Des Passions.

Je demanderai encore à mes lecteurs la permission de reproduire ici le résumé qui termine la seconde édition de ma *Médecine des Passions* [1], résumé que j'ai revu avec le soin le plus minutieux. L'importance du sujet ne m'a pas permis d'être aussi court que je l'aurais désiré.

Notions préliminaires.

1. L'homme, ce chef-d'œuvre de la création, est composé d'un corps et d'une âme, unis de telle sorte que son parfait développement dépend de leur action réciproque et harmonique.

2. Comment s'opère cette union de la matière et de l'esprit? Mystère aussi impénétrable que les grandes lois de la nature : le suprême Régulateur s'en est réservé le secret.

3. Qu'est-ce que la nature, le temps, l'éternité, la vie, la mort? La nature ou univers est l'ensemble des êtres que Dieu a semés dans le temps et dans l'espace. Le temps est la durée de la nature; l'éter-

[1] Les propositions que renferme ce résumé ne sont qu'un extrait presque textuel des principales idées émises dans cette *Pathologie morale*. Classées dans un ordre méthodique, elles feront saisir facilement l'ensemble et le but de mon premier travail : *montrer l'harmonie de la Médecine, de la Législation et de la Religion, notamment la nécessité de leur concours dans le Traitement des Passions.*

nité est la durée de Dieu. Par rapport aux destinées de l'homme, la vie, c'est l'*union* de l'âme et du corps; la mort, c'est leur *séparation;* l'éternité, leur *réunion.*

4. Dès l'enfance, l'homme est enclin au mal; ses sens l'entraînent vers la terre, vers des plaisirs matériels, par conséquent finis et passagers; son âme, au contraire, l'élève et le fait aspirer au souverain bien, qui peut seul satisfaire l'immensité de ses désirs.

5. Ce désaccord est-il l'ouvrage de Dieu, ou n'annonce-t-il pas plutôt un renversement manifeste du plan primitif de la création? L'homme n'est donc pas, en général, *une intelligence servie par des organes;* mais *une intelligence déchue, luttant ici-bas contre des organes.*

6. Cette lutte presque continuelle entre les organes et l'intelligence, entre la chair et l'esprit, c'est l'épreuve qu'on appelle la vie.

7. Pour soutenir ce *combat dont la palme est aux cieux,* l'homme possède, dans l'ordre naturel, la sensibilité, l'intelligence et la liberté, facultés précieuses qui l'avertissent de ses besoins, lui en font calculer l'importance et recourir aux moyens qui doivent les contenir ou les satisfaire.

8. Ainsi, l'homme est conduit par deux guides, le besoin et la raison : l'un qui le sollicite et le pousse, l'autre qui l'éclaire et le retient.

9. L'enfant et l'animal obéissent immédiatement à la stimulation du besoin; l'homme *complet* ne le satisfait qu'après avoir jugé s'il peut et s'il doit le satisfaire. Du reste, le plaisir et la joie, la douleur et la

tristesse, viennent bientôt lui apprendre si la satisfaction est permise ou illicite, suffisante ou dépassée : la douleur l'avertit du mal physique; le remords, du mal moral : la douleur, en effet, est le cri plaintif des organes malades, comme le remords est le cri accusateur de la conscience blessée.

10. Tous les besoins de l'homme ont rapport à la conservation et au développement de son corps, de ses relations avec ses semblables et de son intelligence; partant, trois sortes de besoins : des *besoins animaux*, des *besoins sociaux*, des *besoins intellectuels*.

11. Les besoins animaux nous sont communs avec la brute; ils apparaissent les premiers, et prédominent pendant l'enfance de l'homme comme pendant celle des peuples. Les besoins sociaux, plus particulièrement développés chez l'homme que chez les animaux, se montrent en second lieu. Viennent ensuite les besoins intellectuels ou supérieurs, qui sont l'apanage de l'homme, seule créature capable de connaître Dieu, de l'aimer et de le conquérir.

12. Tous nos besoins sont intrinsèquement bons, par cela même que Dieu nous les a donnés; mais, pour qu'ils restent tels, il faut qu'ils soient satisfaits d'une manière harmonique et dans la limite du devoir; sans quoi, ils dégénèrent en *passions*.

13. Les passions, toutes essentiellement mauvaises, ne sont autre chose que des *besoins déréglés*, non moins nuisibles à l'individu qu'à la société, et qui renversent la hiérarchie divine établie entre l'âme et le corps.

14. Dans l'ordre providentiel, l'âme est faite pour

commander, le corps pour obéir; par l'effet de la passion, l'âme détrônée n'est plus que l'esclave de son propre esclave.

15. Le besoin séparé du devoir conduit au mal; l y a donc nécessité pour l'homme de faire accorder ses besoins avec ses devoirs, lesquels sont également *animaux*, *sociaux* et *intellectuels*.

16. Nos devoirs, ainsi que nos besoins, ne sont pas toujours simples; il se compliquent même très-fréquemment; souvent aussi ils arrive qu'ils se trouvent en opposition : dans ce cas, on doit obéir au plus noble, en écoutant la voix de la conscience, juge inné du bien et du mal.

17. La limite qui sépare le besoin de la passion, le bien du mal, n'est qu'une simple ligne; cette ligne, c'est celle du devoir. Malheur à celui qui la franchit : car l'abîme vers lequel il marche est d'autant plus dangereux que sa pente est d'abord agréable et presque insensible.

18. L'hygiène, code physiologique; la législation, code social; la religion, code spirituel, code divin : tels sont les trois guides qui apprendront à l'homme à régulariser ses triples besoins, comme être animé, comme être sociable, comme être intelligent : celui-là seul est maître de lui-même, dont les besoins obéissent à la raison, et la raison à Dieu.

19. Sans doute, il y aura toujours des passions sur la terre, de même qu'il y aura toujours des maladies : il est donc de notre intérêt, autant que de notre devoir, de nous maintenir dans l'atmosphère physique et morale la plus propre à arrêter leur funeste contagion.

20. Que dirait-on d'un médecin qui soignerait avec zèle les serviteurs d'une maison, et qui, par indifférence, en laisserait mourir le maître? Tels sont ceux qui ne se préoccupent que des infirmités des organes, et n'accordent aucune attention aux maladies de l'âme.

21. La mort de l'âme est causée par les actes de nos passions, par le péché qui nous sépare de Dieu : car Dieu étant la vie de l'âme, l'âme se meurt en le perdant.

22. Mais l'âme est immortelle! Aussi emploie-t-on seulement cette expression de *mort* pour signifier que, par l'effet de la passion, l'âme a perdu son empire, sa dignité, sa beauté : son empire sur l'individu, sa dignité aux yeux des hommes, sa beauté aux yeux de son Créateur, avec qui elle n'est plus unie. Du reste, l'immortalité ne sera pas toujours l'apanage exclusif de l'âme, le corps de l'homme ne devant pas plus s'anéantir que le souffle divin qui l'anime. Encore une fois, la mort du corps n'est que sa séparation momentanée d'avec l'âme, comme la mort de l'âme est sa coupable séparation d'avec Dieu. Quant au *vice,* c'est la laideur de l'âme et l'esclavage; la *vertu,* c'est la beauté morale et la vraie liberté.

Classification des Passions.

23. Ainsi que les besoins et les devoirs, les passions peuvent être divisées en *passions animales,* en *passions sociales,* en *passions intellectuelles.* Les passions animales, bornées dans leurs désirs, et, comme

les besoins dont elles émanent, sujettes à une sorte de périodicité, comprennent l'*ivrognerie*, la *gourmandise*, la *colère*, la *peur*, la *paresse* et le *libertinage*. Parmi les passions sociales, dont les désirs sont presque toujours continus et insatiables, on peut ranger l'*amour*, l'*orgueil* et la *vanité*, l'*ambition*, l'*envie* et la *jalousie*, l'*avarice*, la *passion du jeu*. Parmi les passions intellectuelles viennent se classer les *manies* de l'*étude*, de la *musique*, de l'*ordre*, des *collections*, ainsi que les *fanatismes artistique*, *politique* et *religieux*.

On a prétendu admettre des *passions permises* et des *passions défendues* ; on a aussi qualifié certaines passions, *grandes*, *nobles*, *généreuses* : c'est une erreur. D'abord, le mal ne peut jamais être permis; puis, à proprement parler, il n'y a pas de petite passion : le désir de l'objet le plus insignifiant peut grandir et s'exalter au point d'altérer la santé et de troubler la raison, en même temps qu'il dégradera l'âme en la séparant du souverain bien.

Siége des Passions.

24. Où les passions ont-elles leur siége physique? L'observation, d'accord avec le raisonnement, conduit à admettre que les passions, qui résident dans tout l'organisme, sont transmises du corps à l'âme et de l'âme au corps par l'intermédiaire de nos deux systèmes nerveux, qu'elles ébranlent simultanément; avec cette différence que leur contre-coup va retentir de préférence tantôt sur le centre cérébro-spinal, tantôt sur le centre nerveux ganglionnaire.

Causes des Passions.

25. Pour prévenir les passions, ou pour en arrêter l'effervescence, il faut, avant tout, connaître les causes qui les produisent et les circonstances qui en favorisent le développement. Ainsi, on doit étudier l'influence qu'exercent sur elles les différents âges, les sexes, les climats, la température et les saisons, la nourriture, l'hérédité et l'allaitement, les tempéraments ou constitutions, les maladies, la menstruation et la grossesse, la position sociale et les professions, l'état civil de l'individu, l'éducation, l'habitude et l'exemple, le grand monde, la solitude et la vie champêtre, les spectacles, les romans et la danse, l'irréligion, les différentes formes de gouvernement, enfin l'imagination, sans oublier certains préjugés.

26. Parmi ces causes, les unes sont soumises à l'empire de la volonté : nous devons les détruire ; les autres ont une existence indépendante de notre volonté : nous devons nous appliquer à modifier leur action.

27. Ces causes, dont la connaissance est aussi utile au magistrat, au prêtre et au législateur qu'au médecin, ne sauraient, de quelque nature qu'elles soient, nous empêcher de flétrir le vice et d'admirer la vertu ; elles doivent seulement nous faire adopter pour base de nos jugements cette maxime toute chrétienne : *Sévérité pour soi, indulgence pour autrui.*

Marche, Pronostic et Terminaison des Passions.

28. L'observation découvre un parallélisme parfait entre les passions et les maladies : elles naissent, marchent et finissent de la même manière; leurs symptômes offrent également la plus grande analogie.

29. Quant au pronostic que l'on peut porter sur la terminaison plus ou moins funeste des passions, une expérience de tous les jours nous démontre que les maladies, la folie, une mort prématurée, l'opprobre, la misère, les crimes, les châtiments humains, précurseurs ordinaires de la justice divine, sont la triste perspective des imprudents qui ne s'attachent pas de bonne heure à modérer la violence de leurs désirs.

30. Cet effrayant pronostic sur les individus livrés à la fougue de leurs passions s'applique aussi aux nations corrompues. Dès que ces grandes familles ont brisé les liens qui faisaient leur force, alors que chaque individu, érigeant en loi ses propres doctrines, se fait une religion de l'égoïsme, de l'intempérance, du luxe et de la cupidité, on peut infailliblement annoncer leur dissolution prochaine ou leur retour à la barbarie; à moins que la Providence, toujours bonne, lors même qu'elle châtie, n'envoie quelque fléau destructeur qui les force à se retremper dans des sentiments purs et généreux.

Effets des Passions sur l'organisme, sur le corps social et sur les croyances religieuses.

31. Plus les passions sont mises en jeu, plus elles

abrégent l'existence des individus aussi bien que celle des peuples.

32. Les nerfs sont ordinairement d'autant plus développés que les affections morales ont été plus vives, plus fréquentes, et la pensée plus active. Aussi, toutes choses égales d'ailleurs, trouve-t-on le grand sympathique beaucoup plus fort chez la femme que chez l'homme, tandis que l'arbre cérébro-spinal prédomine chez celui-ci.

33. L'ébranlement imprimé à tout le système nerveux par les diverses passions va-t-il indifféremment retentir sur telle ou telle partie du corps, ou bien fait-il ressentir son contre-coup à un organe plutôt qu'à un autre? Les faits pathologiques conduisent à admettre les trois lois suivantes :

1° Quand il y a dans l'économie un organe malade, c'est toujours sur lui que la passion va retentir.

2° Existe-t-il harmonie complète entre toutes les fonctions, les passions gaies ébranlent de préférence les organes thoraciques; les passions tristes, les viscères abdominaux; et les passions mixtes, ces derniers d'abord, les premiers ensuite.

3° Enfin, chez les individus dont la constitution est fortement dessinée, les effets morbides varient selon les diverses prédominances, qui, du reste, sont une véritable disposition à des maladies en quelque sorte déterminées.

34. L'étude, féconde en résultats, et jusqu'ici beaucoup trop négligée, de l'influence des passions sur les maladies et des maladies sur les passions, peut facilement conduire à la solution des deux problèmes suivants :

1° « Un individu bien portant et d'une constitution connue étant donné, s'il s'abandonne à telle ou telle passion, quel genre de maladie éprouvera-t-il ; quels seront les organes principalement affectés ? »

2° « Un individu d'un caractère connu étant donné, indiquer, d'après les altérations survenues dans sa santé, quelle est la passion qui le domine actuellement. »

35. C'est encore une loi de l'économie, que tout organe souffrant s'efforce de diminuer l'irritation ou la congestion qu'il éprouve, en la renvoyant vers les parties avec lesquelles il sympathise davantage. Dans les passions portées au plus haut degré, la réaction des viscères thoraciques et abdominaux a surtout lieu vers l'encéphale qui, à son tour, ébranlé par ce reflux morbide, trouble sensiblement la raison, et la rend le jouet des hallucinations les plus bizarres.

36. Un phénomène de réaction, digne de fixer l'attention des médecins, c'est l'*excrétion critique*, qui a lieu surtout dans les passions provenant des besoins animaux.

37. Les humeurs excrétées pendant la crise de certaines passions peuvent acquérir tout à coup des qualités anormales et même délétères.

38. Les maladies produites par les passions sont à elles seules incomparablement plus fréquentes que celles qui proviennent de tous les autres modificateurs de l'organisme.

39. Les trois quarts des morts subites sont occasionnées par l'ivrognerie, la gourmandise, le libertinage et la colère.

40. La majeure partie des individus admis dans les établissements d'aliénés y sont conduits par de violentes passions, ou à la suite de chagrins trop vivement sentis.

41. Le suicide, ce fléau qu'on voit régner d'une manière épidémique aux époques de corruption et de perturbation sociales, est d'ordinaire la conséquence de passions fougueuses ou de peines excessives.

42. L'affaiblissement des principes religieux est presque toujours la conséquence et l'indice de quelque honteuse passion.

43. Les passions se montrent encore plus délirantes et plus terribles chez les masses que chez les individus. C'est surtout alors qu'éminemment contagieuses, elles gagnent de proche en proche jusqu'aux simples spectateurs, et les entraînent souvent à des actes qu'ils déplorent dès qu'ils sont revenus de leur funeste aveuglement.

44. Les tableaux statistiques de la justice criminelle montrent à la fois l'action perturbatrice des passions sur la société, l'inefficacité des lois en vigueur, et la nécessité d'une éducation chrétienne et complète, appliquée au développement harmonique de l'homme physique, de l'homme moral, de l'homme intellectuel.

Traitement médical, législatif et religieux des Passions.

Traitement médical. — 45. Le traitement médical des passions est, comme celui des maladies, préservatif ou curatif. Dans les deux cas, il exige l'emploi *simultané* des moyens physiques et moraux le mieux appropriés à l'excès qu'on veut prévenir ou faire cesser.

46. Beaucoup de maladies réputées incurables arrivent à parfaite guérison quand on s'attache à détruire la cause morale qui les entretient.

47. Ce n'est pas lorsque les passions se sont fortifiées par une longue habitude qu'il faut songer à les attaquer, c'est aussitôt qu'elles apparaissent : alors on les maîtrise avec facilité; plus tard, le succès est douteux, quelquefois même impossible.

48. Le traitement médical des passions consiste principalement :

1° A bien étudier la prédominance organique et son influence sur le besoin surexcité.

2° A neutraliser cette influence par tous les modificateurs hygiéniques.

3° A éloigner les causes occasionnelles de la passion, à en soustraire l'aiguillon.

4° A imprimer aux idées une nouvelle direction, afin de répartir d'une manière égale la suractivité du besoin dominant.

5° A rompre la périodicité de l'habitude, périodicité que l'on remarque dans certaines passions, notamment dans celles qui dépendent des besoins animaux.

6° Enfin, à s'efforcer de ramener à l'état normal les organes foyers de la passion, ou bien sur lesquels la passion a retenti, et qui, à leur tour, réagiraient sur elle pour en augmenter l'intensité. Dans le plus grand nombre des cas, on atteindra ce but à l'aide des agents thérapeutiques ordinaires, pourvu qu'on les emploie de concert avec les moyens moraux les plus propres à agir sur l'esprit du malade, afin de lui rendre le calme, sans lequel il n'y a ni santé ni vertu.

49. Le *calme* n'est pas l'immobilité complète, le repos absolu, l'inaction ; mais un balancement doux et harmonique qui contribue au bonheur de l'individu ainsi qu'à celui de la société : pour le corps, c'est la *santé ;* pour l'âme, c'est la *vertu ;* pour ce qu'on appelle esprit, c'est la *raison.* Au-dessus et au-dessous du calme, commencent la maladie, la passion, la folie.

50. Les passions peuvent être considérées comme le prélude de la folie : outre qu'elles présentent les mêmes symptômes, elles ont avec elle une analogie bien remarquable, c'est que, en général, si elles viennent à produire un dérangement complet de la raison, ce dérangement conserve tellement le cachet de son origine, qu'il semble n'être qu'une suite d'accès de la passion primitive.

51. Les passions sur-aiguës, c'est-à-dire qui éclatent tout à coup et avec violence, sont on ne peut plus voisines de la folie. Dans les passions dont la marche est chronique, l'*imputabilité* existe principalement pendant leurs deux premières périodes. Dans la troisième, la liberté morale, le libre arbitre n'est plus dans toute sa plénitude, parce qu'alors, par un funeste effet de l'habitude, la conscience est ordinairement muette, et que le jugement, plus ou moins faussé, peut même prêter à des actes coupables un air de devoir et de vertu.

52. Les passions surgissent d'autant plus tyran-

niques que les déterminations de la volonté sont moins calmes et moins puissantes; on ne saurait donc trop s'attacher à ne plus autant développer l'imagination au préjudice du jugement, faculté si précieuse et, de nos jours, malheureusement si rare : puisque l'imagination est la *folle du logis*, le jugement devrait sans cesse en être le mentor.

53. Les passions doivent-elles être employées comme moyens thérapeutiques? en d'autres termes, est-il permis de développer une passion pour guérir une maladie ou une autre passion préexistante? Nul doute que certains sentiments, qui agissent à la manière des passions, ne puissent être mis en jeu pour la guérison de l'âme ou du corps; mais les passions proprement dites ne doivent être employées à cet usage que dans les cas exceptionnels, et d'accord avec les principes sévères de la morale chrétienne.

Traitement législatif. — 54. L'homme, ce composé de passions, est destiné à vivre en société; mais la société elle-même développe de nouvelles passions que l'homme isolé ne connaîtrait pas, et qui tendent à troubler la tranquillité générale : de là, la nécessité de lois répressives.

55. Le traitement législatif des passions offre bien quelques mesures de police propres à les réprimer; mais il consiste surtout à punir les excès qu'elles enfantent, dès le moment que ces excès deviennent nuisibles à la société.

56. L'amende, la confiscation, la réparation d'honneur, la dégradation civique, la surveillance de la haute police, la privation des droits civils, civiques et de famille, l'emprisonnement, la réclusion,

les travaux forcés, l'exposition, le bannissement, la déportation, enfin, la condamnation à mort : telles sont les peines que prononce la législation française contre les infractions, les délits et les crimes qui troublent l'ordre social.

57. En ajoutant à ces peines la torture, que Louis XVI a supprimée en France, la mort civile, tout récemment effacée de notre Code, le fouet, la bastonnade, la mutilation, la potence, les fers, l'exil, toujours en vigueur chez quelques peuples de l'Europe ; puis l'esclavage, la cangue, la roue, la claie, la marque sur le front, l'empalement, la suspension par les aisselles, le chevalet, le supplice du feu, celui de la faim, celui de la croix, l'enterrement et la dissection du vivant, encore en usage chez quelques autres nations qui se prétendent civilisées, on aura réuni les principaux moyens employés par les législateurs pour arrêter les désordres sociaux que les passions entraînent à leur suite.

Traitement religieux. — 58. Nous venons de voir la législation et la médecine s'efforcer de prévenir les passions, ou d'en réparer les tristes effets, l'une en sévissant contre les délits qui troublent l'ordre social, l'autre en donnant des conseils hygiéniques pour maintenir les besoins de l'homme dans de justes limites, et en s'appliquant à guérir les maladies, suites inévitables de tous les vices : la Religion fait plus encore.

59. Dans sa continuelle vigilance, elle embrasse toute l'humanité, cette grande famille qui a Dieu pour père, et la terre pour exil. A ses yeux, les hommes étant tous frères, elle leur témoigne la

même tendresse, leur donne les mêmes lois, leur promet les mêmes biens. Mais comme, dans un monde qui passe, le juste ne saurait trouver de récompenses proportionnées à ses sacrifices, c'est dans le sein de Dieu qu'il goûtera un bonheur dont ses passions vaincues ne viendront plus troubler l'éternelle extase.

60. Le christianisme ne se contente pas de nous voir observer ses préceptes par la crainte seule des peines de l'autre vie : il exige que le mobile de toutes nos actions soit l'amour de Dieu, et du prochain en Dieu : loi d'amour, dont l'accomplissement ennoblit le cœur, éclaire l'intelligence, et rend l'homme véritablement libre, en régularisant tous ses besoins.

61. Outre les sacrements, qui purifient l'âme, en même temps qu'ils diminuent les souffrances du corps, la Religion prescrit l'usage journalier de la prière comme un rempart puissant contre les attaques continuelles des passions. Il n'est pas, en effet, de moyen plus propre à dissiper ces dangereux ennemis de notre repos, que cette fréquente communication de l'homme avec son Créateur.

62. Aux sacrements et à la prière, la Religion joint encore le jeûne et l'abstinence, moyens hygiéniques propres à amortir la violence des passions; et, dans sa profonde sagesse, elle les prescrit plus longs et plus sévères précisément à l'époque de l'année où toute la nature est sur le point d'entrer en fermentation. La rigueur de la saison, la misère, une constitution affaiblie par l'âge, la maladie, ou le travail, s'opposent-elles à ce que l'on suive le précepte, elle

en dispense facilement ; mais elle veut que chacun y supplée par une aumône proportionnée à sa fortune. C'est ainsi qu'en combattant deux vices, malheureusement si communs, l'intempérance et l'avarice, la Religion affaiblit les transports de l'amour et l'impétuosité de la colère, en même temps qu'elle verse le superflu du riche entre les mains du pauvre : admirable institution, qui fait expirer sur les lèvres de l'indigent le blasphème contre la Providence, et change en bénédictions les fureurs que lui eût inspirées l'envie ! Les institutions humaines ont-elles jamais fait preuve d'autant de sollicitude, de prudence et de charité ?

63. Les trois modes de traitement que nous venons d'apprécier n'échouent que trop souvent quand on les emploie isolés, tandis qu'on a fréquemment observé l'effet salutaire de leur concours. Pourquoi donc ne pas toujours combattre les passions avec un ensemble de moyens qui ont entre eux les plus grands rapports, et qui tendent au même but ? La médecine, la législation et la religion s'occupent, en effet, de l'homme, depuis son berceau jusqu'à sa tombe, et toutes trois n'ont en vue que son bonheur : seulement, l'une veut plutôt en faire un individu robuste ; l'autre, un citoyen paisible ; la dernière, un homme éminemment vertueux. Toutes trois font encore observer leur code par les mêmes motifs, l'intérêt et la crainte : pour ceux qui le respectent, la santé, l'estime publique, la paix d'une bonne conscience, avant-goût des joies célestes ; pour ceux qui le violent, la maladie, les punitions des hommes, les châtiments de Dieu ; toutes trois, enfin, ont

chacune leur ministre : le médecin, qui soulage ; le magistrat, qui punit ; le prêtre, qui pardonne.

De la Récidive dans la Maladie, dans le Crime et dans la Passion.

64. Malgré l'augmentation de la peine prononcée contre les récidivistes, le chiffre annuel des récidives en matière criminelle et en matière correctionnelle a plus que doublé depuis dix ans.

65. Quelles sont les causes qui portent tant d'individus, déjà frappés par la justice, à rentrer dans la carrière du crime ? Les principales sont :

1° L'abus des circonstances atténuantes, ainsi que l'inexacte constatation des récidives, qui, ne permettant pas de proportionner la peine au délit, énerve la répression, et encourage au crime.

2° Les vices de notre système pénitentiaire, qui, malgré de récentes améliorations, rejette dans la société des condamnés pour la plupart nullement corrigés, et même plus pervertis qu'avant leur châtiment.

3° Le manque de patronage et de surveillance de tous les libérés de justice, auxquels le séjour de la capitale devrait être interdit, au moins pendant quelques années d'épreuves, à cause du grand nombre de malfaiteurs qu'elle renferme, et des anciens camarades de détention qu'ils peuvent y retrouver.

4° Le manque d'ateliers spéciaux où ils auraient constamment de l'ouvrage, et d'une colonie dans laquelle ils pourraient devenir propriétaires.

5° La privation de l'espoir d'une franche et entière réhabilitation, espoir qui suffirait pour ramener beaucoup de libérés dans la voie du bien.

6° Enfin, l'irréligion profonde des récidivistes, et trop souvent l'immoralité de ceux-là même qui, par leurs bons exemples, devraient améliorer les masses, et ramener les condamnés à la vertu.

66. Énumérer les causes qui favorisent le plus les récidives, c'est en faire connaître le principal remède, lequel consisterait à les éloigner toutes. Il faudrait ensuite, dans un bon système pénitentiaire, chercher à guérir le condamné de la passion dominante qui lui a fait commettre un nouveau crime ou un nouveau délit. La plupart des voleurs, en effet, ne volent pas pour le plaisir de voler, ni les assassins, pour le plaisir de tuer : la paresse, l'ivrognerie, le libertinage, la colère, la cupidité, les poussent seuls au vol ou au meurtre : ce sont donc ces vices qu'il faut déraciner, si l'on veut que ces malheureux ne retombent pas dans les mêmes crimes.

67. En punissant les coupables, le législateur n'a pas eu seulement en vue d'intimider les citoyens vicieux : il a dû compter aussi sur la réforme morale des individus atteints par la loi. C'est ce à quoi l'on pourrait parvenir si les gouvernements voulaient reconnaître l'existence d'une corporation religieuse spécialement chargée du soin des prisonniers. Combien d'entre eux, en effet, reviendraient à la vertu, si la loi qui les frappe les environnait en même temps d'hommes honorables, occupés de leur faire reconquérir leur dignité morale, en leur inspirant l'amour du travail, et en gravant dans leur esprit des idées d'ordre et de religion, sans lesquelles la société ne saurait subsister !

68. Quelque pervers que soit le criminel, il est

bien rare qu'on ne puisse faire vibrer dans son cœur une fibre capable de le ramener au bien.

69. Ce qui favorise les rechutes dans la passion, c'est le besoin immodéré d'émotions ou d'excitation, besoin qui devient d'autant plus impérieux que la passion a été plus souvent satisfaite ; car la fréquente réitération des mêmes actes ne tarde pas à produire l'*habitude*, qui n'est autre chose que le dernier degré de la tyrannie du besoin, puisqu'alors la passion se satisfait sans combat, presque sans remords, et, pour ainsi dire, machinalement. Cette loi physiologique et morale, dont la connaissance est si importante, ne prouve-t-elle pas que, dans leur premier degré, les passions *demandent;* qu'au deuxième, elles *exigent;* qu'au troisième, elles *contraignent?*

70. Ce qui doit surtout nous engager à sortir de notre esclavage, c'est la fatale corrélation qui existe entre la passion, la maladie et le crime. Et, en effet, la récidive dans la passion amène très-souvent la récidive dans la maladie, et presque toujours la récidive dans le crime.

71. Voulons-nous sérieusement notre bonheur et celui de nos semblables, appliquons-nous à connaître la passion qui nous est habituelle; car c'est elle qui dirige presque toutes nos actions, et qui, par cela même, constitue notre caractère. Les autres passions ne sont guère qu'accessoires : la passion dominante, c'est notre propre fonds, c'est nous. Cette connaissance une fois acquise, travaillons tous les jours à briser quelques anneaux de la chaîne qui nous retient esclaves. Si, en tombant, l'homme fait

preuve de faiblesse, en se relevant de sa chute, il fait preuve de vertu.

72. Aux yeux de la Religion, la vertu est le triomphe habituel de la volonté aidée du secours divin, sur les mauvaises inclinations de notre nature; c'est aussi la santé de l'âme, conservée par l'innocence, ou recouvrée par le repentir.

73. Quelque fréquentes qu'aient été nos rechutes, nous ne tarderons pas à nous réhabiliter, à reconquérir notre dignité d'homme, si nous suivons à la fois les conseils de l'hygiène, qui nous rendront plus forts; ceux de la loi, qui nous rendront plus sociables; ceux de la Religion, qui nous rendront meilleurs, et en même temps plus heureux.

74. La vie est un chemin escarpé, que borde de chaque côté un précipice souvent caché par des fleurs : le médecin, le prêtre et le magistrat devraient toujours s'y rencontrer, pour tendre une main secourable aux imprudents qui s'approchent trop près des bords.

CHAPITRE III.

DES ATTITUDES ET DES MOUVEMENTS.

Considérations générales sur le mouvement. — Tout se meut dans la nature, tout change de place; or, le mouvement suppose l'existence d'une force première qui l'a imprimé; cette force, nécessairement *immuable*, ne peut être que Dieu.

Aux astres, ces immenses flambeaux allumés dès les premiers temps de la création, a été prescrit *le mouvement régulier et mathématique;* aux minéraux, *le mouvement moléculaire intime;* aux végétaux, *les mouvements perceptibles involontaires;* aux animaux, *les mouvements volontaires, mais non raisonnés;* enfin à l'homme, la réunion de ces divers mouvements placés, au besoin, sous le contrôle de la raison.

Nous voyons partout une corrélation constante entre le mouvement et la vie; et pourtant, ils diffèrent essentiellement l'un de l'autre : le mouvement décèle la créature, comme l'immutabilité annonce le Créateur, le Dieu qui a tout fait de rien par sa parole, et sans sortir de l'éternel repos; aussi, un des caractères de la divinité de Jésus-Christ, qui frappent le plus, c'est qu'on ne voyait jamais l'Homme-Dieu plus calme que lorsqu'il opérait les plus grandes choses.

Si, dans l'univers entier, la vie se décèle et s'entretient par le mouvement, le mouvement, usant peu à peu les rouages de la vie, finit par amener la destruction de la forme organique, puis sa séparation d'avec le principe insaisissable et immortel créé à l'image de Dieu.

Veillons donc à entretenir le plus longtemps possible l'équilibre harmonique de tous nos mouvements.

Ainsi que nous l'avons vu dans les généralités sur le système musculaire, deux sortes de mouvements s'opèrent dans le corps humain : les uns, organiques, involontaires, servent à l'accomplissement des fonctions nutritives ou assimilatrices ; les autres, soumis à l'empire de la volonté, font partie des fonctions de relation.

Toutefois, cette division, généralement adoptée, n'est pas rigoureusement vraie ; aussi, un physiologiste contemporain avait-il cru devoir classer les muscles en quatre espèces ou variétés : 1° *muscles d'expression ;* 2° *muscles à mouvement volontaire ;* 3° *muscles à mouvement volontaire limité ;* 4° *muscles à mouvement involontaire.*

Il suffira ici de parler des premiers. « Les muscles d'expression, dit Sarlandière, sont ceux qui obéissent avec une singulière finesse d'action à toutes les impressions sensitives, à ce que l'on nomme les *mouvements de l'âme.* Quelquefois ces muscles se contractent, soit sous l'empire de la volonté, soit involontairement, et avec une délicatesse extrême, pour concourir à produire ce qu'on appelle l'*expression :* c'est ce qu'on observe dans les émotions douces, dans les passions affectueuses. D'autres fois, ces muscles se contractent avec énergie, dessinant des saillies rudes et des *dépressions* très-marquées; c'est ce qui a lieu dans les émotions vives et dans les passions violentes, principalement dans la haine et dans l'effroi. Ces contractions énergiques sont plus souvent involontaires que volontaires, et encore, lorsqu'on veut s'efforcer de les représenter sans avoir reçu l'impression qui les détermine, est-on obligé de se procurer mentalement une sensation forte, afin que le centre nerveux réagisse sur les muscles d'expression et les force à lui obéir. C'est de cet artifice qu'usent les bons acteurs : j'ai souvent entendu dire à Talma qu'il s'identifiait avec le caractère qu'il voulait représenter, en se préparant par de fortes impressions.

« Les muscles de la face qui se contractent exclusivement dans l'expression, sont ceux de la région frontale, des régions auriculaires, le muscle transversal du nez, la houpe du menton et le peaucier. Tous les autres muscles d'expression ont une fonction mixte [1]. »

Depuis quelques années, on s'accorde généralement à admettre des mouvements *volontaires,* des mouvements *involontaires*, et des *mouvements réflexes*, dépendant toujours de la moelle épinière après la décapitation, et souvent du cerveau pendant la vie, bien qu'ils paraissent indépendants de la volonté [2].

[1] *Physiologie de l'action musculaire appliquée aux arts d'imitation*, par Sarlandière ; Paris, 1838, brochure in-8.

[2] *Voir*, dans la *Physiologie* de M. J. Béclard et dans celle de M. Brachet, les diverses hypothèses émises pour expliquer l'action réflexe du système nerveux cérébro-spinal.

§ I. Appareil anatomique des Mouvements.

Cet appareil se compose : d'*instruments passifs*, comprenant les os avec leur dépendance ; et d'*instruments actifs*, tels que les muscles et leurs annexes.

Nous l'avons déjà dit, on donne le nom d'*ostéologie* à la partie de l'anatomie qui traite des os. Les 256 os dont se compose le squelette de l'homme constituent une charpente intérieure, destinée à fournir des points d'appui et d'attache aux parties molles, puis à former des cavités protectrices pour les organes les plus essentiels à la vie. C'est la raison pour laquelle nous avons commencé l'étude du corps par celle des os. (*Voyez* les *Notions préliminaires et d'ensemble*, page 4 et suiv.) Quant aux 408 masses charnues qui mettent en mouvement le corps entier ou ses différentes parties, et dont l'étude est appelée *myologie*, nous en avons aussi donné l'énumération immédiatement après celle de 787 ligaments qui concourent à former toutes les articulations ; nous y renvoyons donc le lecteur, et nous allons considérer le jeu simultané des os et des muscles, dans les attitudes, dans les mouvements partiels, enfin dans la progression, ou véritable *locomotion*, puisqu'alors seulement nous changeons nos rapports avec le sol.

§ II. Mécanisme des Attitudes et des Mouvements.

Comment se produit le mouvement volontaire? Par l'incitation du système nerveux, placé lui-même sous les ordres de l'âme, les muscles se contractent pour nos divers besoins, et, dans leur raccourcissement, ils agissent sur les os comme sur des leviers. On conçoit que les os doivent alors être entraînés vers le muscle ou la série de muscles qui agit, et rapprochés du point auquel leur extrémité opposée se trouve fixée.

Rappelons ici qu'en mécanique, on entend par *levier* une tige longue et solide qui, à l'aide d'un *point d'appui* et d'une *puissance*, a pour but de vaincre une *résistance*.

Relativement à la puissance et à la résistance, le point fixe ou d'appui peut occuper trois places différentes; ce qui a fait admettre trois genres de leviers. Un levier est dit du *premier genre* ou *inter-posant*, quand le point d'appui se trouve entre la puissance et la résistance; du *second genre* ou *inter-résistant*, quand le point d'appui est à une extrémité et la puissance à l'autre; enfin, les leviers appartiennent au troisième genre ou *inter-puissant*, quand la puissance occupe le milieu. Nous ne recommandons ces trois dénominations, tant soit peu barbares, *inter-posant*, *inter-résistant*, *inter-puissant*, que comme un excellent moyen mnémonique. Rappelons encore : que la distance du point d'appui au point où s'applique une force, a reçu le nom de *bras de levier*;

Que l'effet de la puissance est en raison directe de la longueur du bras du levier;

Que les forces sont d'autant moindres, qu'elles sont plus obliques à la direction du levier;

Enfin, que si le levier du premier genre est le plus

favorable à l'équilibre, celui du troisième genre est beaucoup plus avantageux pour l'étendue et la rapidité des mouvements.

On trouvera diverses applications des trois genres de leviers, en étudiant les attitudes et les nombreux mouvements dont le corps est susceptible.

— Les muscles étant les puissances qui agissent dans ces différents leviers, toute la mécanique animale se trouve dans la dépendance du système musculaire.

Il n'est guère de mouvements qui n'exigent l'association de plusieurs muscles, ce qui rend assez difficile d'apprécier le rôle de chacun. Nous sommes forcé d'avouer que ce qui a été écrit sur la physiologie musculaire, particulièrement sur l'usage isolé des muscles, aurait grand besoin d'être contrôlé par la *faradisation*, ou application de l'électricité d'induction trouvée pas le célèbre physicien anglais Faraday.

A l'aide de nouvelles expériences de M. le docteur Duchenne, on pourra désormais constater sur le vivant l'usage propre d'un muscle, lequel est bien différent de son usage combiné! Du reste, l'association du mouvement musculaire n'est pas précisément instinctive, mais elle le devient par un apprentissage plus ou moins long. En effet, dit M. Littré, « on n'a qu'à examiner ce qui se passe quand on apprend quelque nouvel exercice : danser, nager, jouer du piano, écrire, faire des armes, etc. D'abord, les mouvements commandés par le maître sont impossibles, difficiles, lents, gauches : c'est qu'il faut dissocier des muscles qui auparavant agissaient ensemble, et en associer d'autres qui ne concouraient pas. Mais, peu à peu, l'habitude se gagne, l'adresse croît, et les mouvements prennent une aisance qui devient tout à fait instinctive. Il en est de même quand une maladie ou une blessure a mis un muscle hors de service. Dans les premiers temps, l'homme ainsi mutilé ne sait pas tirer parti de ce qui lui reste, et il ressent au plus haut degré son incommodité. Mais bientôt, par l'exercice, de nouvelles associations se forment ; et, bien que les mouvements ne puissent jamais être aussi complets qu'auparavant, puisque une des cordes est cassée, les autres cordes cependant sont entrées en combinaison pour des services qui n'appartenaient pas au plan primitif. Enfin, en allant plus loin, et jusqu'à l'origine de l'être qui naît, l'incertitude des mouvements de la première enfance tient pour beaucoup à l'association des muscles : se servir de la main, marcher, parler, sont autant d'exercices, et, si je puis le dire, autant d'arts que l'enfant apprend par degrés. »

Attitudes. — Les principales attitudes sont : la *station debout*, la *position assise*, la *station sur les genoux*, le *coucher*.

De la station debout. — On donne ce nom, et parfois celui de *rectitude*, à la position redressée que prend le corps, les pieds portant sur un plan solide plus ou moins fixe. La forme pyramidale et les courbures alternatives de la colonne épinière, l'évasement du bassin, l'écartement des fémurs, la longueur du pied et son articulation à angle droit avec la jambe, telles sont les principales précautions providentielles qui favorisent la station. Vient ensuite l'action puissante des muscles des parties postérieures du cou, du dos, des lombes, des cuisses et des jambes. C'est, en effet, grâce à leur extension permanente pendant la position verticale, que la pesanteur de la tête, jointe à celle des viscères thoraciques et abdominaux, ne nous fait pas perdre l'équilibre en entraînant le corps en avant. Plus qu'un autre, la femme enceinte céderait au fardeau dont elle est chargée en avant, si en arrière elle n'était pourvue de muscles amples, dont le contre-poids et la vigueur lui permettent de conserver sa rectitude habituelle.

La station est assurée quand le *centre de gravité* vient tomber dans l'espace compris entre les deux pieds; on appelle cet espace *base de sustentation*. Le centre de gravité tend-il à s'écarter de ses limites, l'imminence de la chute peut être prévenue par le contre-poids qu'opèrent les membres supérieurs, en formant le balancier; mais la chute est inévitable, quand le centre de gravité a tellement dévié que, ni le poids ni les efforts musculaires des parties opposées à celles qui s'inclinent, ne peuvent rétablir l'équilibre perdu.

La station debout est bien autrement fatigante que la marche, parce que, dans celle-ci, les muscles extenseurs et les fléchisseurs sont alternativement en repos, tandis que l'attitude verticale exige une extension continue. L'affaiblissement musculaire produit par l'âge ou par la maladie réclame d'ordinaire l'appui d'un bâton, sorte de troisième pied qui vient augmenter la base de sustentation.

Combinée avec la marche sur deux pieds, l'attitude verticale permet à l'homme de tirer de ses sens un meilleur parti que les animaux, et d'employer les membres supérieurs à mille usages en rapport avec son intelligence privilégiée.

En dépit de quelques sophistes, la station debout et la position assise sont des attitudes auxquelles l'homme seul est préparé par sa structure anatomique, ses membres se fléchissant dans un sens contraire à la flexion des membres des quadrupèdes. Aussi, comme l'a démontré Galien, aucun animal ne se tient *régulièrement* assis ni debout. (*Voir* les *Dissertations sur l'anatomie de Galien*, par le docteur Charles Daremberg, son traducteur.)

Position assise. — Le corps, reposant ici sur les tubérosités sciatiques, trouve une base de sustentation assez large, représentée par le bassin. Veut-on se lever, force est de rompre la rectitude du tronc; pour cela, on porte le haut du corps en avant, jusqu'à ce qu'il fasse équilibre au poids de sa partie inférieure, et que la verticale ou ligne de gravité passe par la plante des pieds. La position assise ne laisse pas d'être fatigante, à moins que le dos ne soit soutenu par un appui solide, sur lequel la politesse exige, lorsqu'on est en société, qu'on ne se tienne pas trop renversé.

— Dans la *position sur les genoux*, la verticale se porte en arrière sur les deux jambes, tandis que le tronc tend à s'incliner en avant; ce qui nécessite un appui antérieur pour prévenir une chute ou la trop grande fatigue des muscles postérieurs.

— De toutes les attitudes, le *coucher* est la plus favorable au repos, parce qu'il n'exige presque aucun effort musculaire. Le coucher a lieu alternativement sur le dos, sur le ventre, ou sur l'un des côtés, selon les besoins de la respiration, et aussi selon l'influence de l'habitude. Si, en général, on se tient plus souvent et plus longtemps couché sur le côté droit, cela dépend de ce que, sur le côté gauche, le cœur est gêné dans ses mouvements, et que le foie, se trouvant alors comme balancé dans le flanc droit, exerce un tiraillement incommode sur son ligament suspenseur.

Des mouvements. — On les distingue en mouvements *partiels*, qui ont pour but de changer la position réciproque des parties du corps; en *mouvements de locomotion*, proprement dits, lesquels, changeant nos rapports avec le sol, nous transportent au milieu d'objets nouveaux, tels sont : la marche, le saut, la course, la natation, l'équitation.

Le mode de progression le plus ordinaire est la *marche*, laquelle a lieu quand les membres inférieurs parcourent des espaces égaux, et que les muscles se contractent sans secousse. On désigne sous le nom de *pas* les espaces franchis. Ici, tout le poids du corps se porte sur le membre resté fixé au sol, pendant que l'autre, commençant à se fléchir dans toutes ses articulations, s'étend ensuite, et se porte en avant, poussé par le tronc, qui ramène aussitôt sur lui le centre de gravité. Le membre abdominal resté en arrière exécute le même mouvement que son congénère, au-devant duquel il se trouve placé, et le pas est achevé.

Il est à remarquer que, dans la marche, les bras, se mouvant en sens contraire des jambes, font l'office d'un balancier, pour s'opposer à la fréquence des chutes qu'occasionnerait le changement continu du centre de gravité. — En écartant un peu les jambes, on agrandit la base de sustentation, et l'on rend la marche plus ferme. Cette habitude, que les marins contractent sur le pont mobile des navires, suffit pour les faire reconnaître quand ils sont à terre.

« Les jeunes filles, dit M. Tarbé des Sablons, doivent avoir une démarche décente et facile, également éloignée des airs fiers et prétentieux du laisser-aller de l'indolence, et de cette marche sautillante, indice de la légèreté ou de la coquetterie; elles éviteront aussi ce balancement du corps, qui imprime un air hébété à toute la personne, ainsi que les mouvements brusques et saccadés, si peu en harmonie avec la douceur qui doit être l'apanage des femmes. »

— Le redressement rapide de toutes les articulations des membres inférieurs d'abord fléchies, constitue le *saut*. Le sol, en effet, ne se laissant pas déprimer par les pieds à l'instant où les membres s'étendent, le tronc qui s'était abaissé se trouve brusquement relevé par ces derniers, et lancé pour ainsi dire en l'air, comme par la détente d'un ressort.

— Quant à la *danse*, qui n'est qu'une suite de petits sauts cadencés avec grâce, elle excite la circulation, la chaleur et l'exhalation cutanée.

— Plus vive que le pas accéléré, la *course* est une suite de sauts très-rapprochés; elle s'accompagne d'un mouvement de rotation du bassin, plus apparent et plus disgracieux chez la femme que chez l'homme, dont les fémurs sont moins écartés.

Rien de plus faux que le dicton populaire, *courir comme un dératé*. D'abord, on n'enlève pas la rate aux coureurs de profession; puis le petit nombre de chiens qui ont survécu à cette dangereuse opération ont beaucoup engraissé, ce qui est une condition tout à fait défavorable pour la course.

— La *natation* a pour but de soutenir notre corps à la surface de l'eau, bien que sa pesanteur spécifique soit plus forte que celle de cette dernière. Pour vaincre cette difficulté, il faut que l'eau soit battue plus vite que le corps ne peut s'y enfoncer. On y parvient en remuant alternativement les membres thoraciques et les membres abdominaux, de manière qu'ils se fléchissent et s'étendent en ramassant le liquide et en s'appuyant sur lui.

— L'*équitation* est un exercice mixte, dans lequel le corps, étant emporté par une force étrangère, ne peut réclamer l'action que de quelques-unes de ses parties. Les vieux cavaliers ont pu remarquer que rien ne soulage autant que le cheval, d'une longue marche à pied : c'est que, mettant en mouvement une autre série de muscles, cet exercice délasse les fibres fatiguées, bien mieux que ne le pourrait faire le repos complet.

Conseils hygiéniques sur les attitudes, les mouvements et les exercices gymnastiques.

1. Vous tous qui vous livrez à des travaux sédentaires, faites de temps en temps alterner l'attitude

debout avec l'attitude assise : votre santé y gagnera beaucoup et votre moral aussi : ce n'est pas sans raison que Mme de Sévigné attribuait la fréquence des maladies nerveuses chez les femmes à leur vie par trop sédentaire.

2. Vous retirerez encore un grand avantage de vous servir habituellement d'une chaise ou d'un fauteuil dont le siége soit formé de lamelles de jonc disposées en treillis.

3. Beaucoup de professions exigeant une uniformité d'attitude et de mouvement qui finit par amener des déviations et prédispose à des maladies presque inévitables, les médecins ne sauraient trop insister auprès de leurs clients sur la nécessité du repos du dimanche. En prescrivant de sanctifier ce jour, la Religion n'avait pas seulement en vue la gloire de Dieu, mais encore la santé de l'homme et sa perfection morale.

4. C'est surtout pendant les jours fériés que des exercices gymnastiques, habilement appliqués à chaque profession, viendraient corriger les tendances maladives imprimées par le travail de la semaine [1].

5. Variez, variez surtout chez les enfants les occupations intellectuelles ainsi que la direction des mouvements musculaires : vous leur procurerez le *délassement,* état intermédiaire entre le travail et le repos.

6. C'est à l'aide de cette variété combinée d'occu-

[1] *Voir,* à la fin du volume, la note M, sur la sanctification du dimanche et sur la nécessité d'un jour de repos par semaine.

pations que vous parviendrez à fixer quelque peu la légèreté naturelle au jeune âge, et que vous obtiendrez d'heureux résultats sans compromettre la santé.

7. Les asthmatiques et les anévrysmatiques devront éviter la marche ascendante et, en général, tout exercice violent qui pourrrait augmenter la gêne habituelle de leur respiration.

8. Il ne suffit pas d'avoir de bonnes jambes pour bien courir, il faut surtout posséder de bons organes thoraciques; aussi, les individus à poitrine irritable feront-ils bien de s'abstenir de la course, laquelle est encore défavorable aux vieillards, aux femmes enceintes et aux personnes atteintes de hernies.

9. Les jeunes gens lymphatiques, lourds, moroses, devront particulièrement s'exercer au saut, exercice si propre à donner de la souplesse au corps et surtout aux membres inférieurs.

10. Toutefois, de graves accidents pouvant survenir à la suite d'un saut trop élevé ou mal fait sur un plan résistant, on n'oubliera pas ce précepte important de gymnastique : qu'il faut toujours amortir la chute, en la décomposant par la flexion successive des pieds, des jambes et des cuisses.

11. Peu utile aux hommes, qui ont bien d'autres moyens d'exercer leurs membres, la danse est on ne peut plus utile à la santé des jeunes personnes. Malheureusement, l'excitation nerveuse qu'elle produit dans la plupart des bals vient trop souvent détruire les bons effets de l'exercice musculaire.

12. L'escrime, la chasse et la natation, trois moyens héroïques pour développer les forces et l'ap-

petit. Toutefois, pour recueillir les bons effets de ce dernier exercice, il est certaines précautions à prendre avant de se mettre à l'eau : ainsi, on laissera à la digestion le temps de s'avancer; on attendra que la transpiration soit passée ; et, si l'on veut faire le plongeon, on introduira dans les oreilles un peu de coton imprégné d'huile.

13. Bien moins fatigante que la natation, l'équitation convient aux personnes nerveuses et sédentaires. Comme elle congestionne les vaisseaux du bas-ventre, on la conseille aux filles chlorotiques; mais on l'interdit aux individus affectés d'hémorrhoïdes, de hernies ou de maladies des voies urinaires.

14. Indépendamment de la double influence de la distraction et d'un air sans cesse renouvelé, la promenade en voiture est par elle-même favorable aux convalescents ainsi qu'aux constitutions nerveuses les plus débilitées. Cet exercice passif a l'avantage d'augmenter le mouvement de nutrition sans occasionner aucune déperdition des forces.

15. La promenade en bateau sur une eau tranquille n'offre guère qu'une agréable distraction, à moins que, maniant la rame, on ne la transforme en un exercice des plus actifs et des plus convenables pour développer les bras et la poitrine.

16. Quant au mal de mer, contre lequel on a préconisé tant de remèdes soi-disant infaillibles, mais presque toujours inefficaces, on parvient à le modérer, quelquefois même à s'en préserver, à l'aide des précautions suivantes : avant de se mettre en mer, on aura soin de se lester modérément l'estomac

d'une nourriture tonique ; une fois sur le bâtiment, on se promènera, on se distraira sur le pont en variant ses attitudes et surtout ses regards. Les nausées, le malaise, commencent-ils à se faire sentir malgré ces moyens, on se sangle le ventre, on descend à fond de cale, où les secousses sont bien moins fortes, et l'on s'y couche sur le dos, la tête un peu plus élevée que les pieds, jusqu'à ce que les symptômes précurseurs se soient entièrement dissipés.

17. Il ne faut pas se livrer à un travail intellectuel immédiatement après un exercice poussé jusqu'à la fatigue : la composition est alors par trop difficile.

18. Il ne faut pas non plus faire un exercice violent après un dîner copieux : on détournerait de l'estomac les forces dont il a besoin pour opérer une bonne digestion. Toutefois, maint estomac paresseux se trouve bien d'une partie de billard, de volant, de boules, de paume ou de ballon, faite à la suite des repas.

19. Les cartilages des côtes, dévenus inflexibles dans la vieillesse, ne tolèrent plus impunément l'afflux trop considérable du sang à la poitrine pendant de violents exercices. De là, pour les vieillards, la nécessité de s'abstenir de tout effort musculaire qui mettrait trop en jeu les organes de la respiration.

20. L'exercice quotidien et modéré de la pensée entretient d'abord les facultés intellectuelles des personnes avancées en âge ; puis il compense, je ne dis pas la cessation, mais la diminution graduée

d'exercices corporels, que semblent commander la roideur des muscles et des articulations, ainsi que la pesanteur croissante des os.

21. Parents de toutes les classes de la société, accoutumez peu à peu vos enfants à supporter la fatigue, à se servir également des deux mains [1], à n'avoir que des mouvements modérés, décents, tendant à un but utile; vous aurez déjà fait une intéressante partie de leur éducation. En développant d'abord les forces physiques de l'enfant, vous préparerez son âme à la vertu : d'ordinaire, l'homme est d'autant meilleur qu'il est plus fort.

22. C'est surtout aux petits enfants qu'un fréquent changement d'attitude est indispensable : pour eux, en effet, *remuer, c'est vivre;* en échange des mouvements, des chants et autres distractions que vous accorderez à ces jeunes têtes, comme cela se pratique dans les *salles d'asile* [2], vous obtiendrez

[1] *Voir*, à la fin du volume, la note N, relativement à la *prédominance du membre droit sur le membre gauche.*

[2] « Il n'est pas de spectacle plus agréable, dit M. le conseiller Rendu, que celui d'une salle d'asile bien tenue. Tous ces visages si propres et si frais, tous ces regards si animés et si joyeux, tous ces fronts épanouis, toutes ces bouches souriantes, tout ce petit peuple agitant les mains, marquant le pas, répétant de bonnes et douces paroles, de courtes prières, des leçons bien simples, chantant, jouant, s'escrimant à mille petits jeux; puis tout à coup, au moindre signal, se taisant, s'asseyant, se levant, marchant ou s'arrêtant, et tout cela sans cris, sans pleurs, sans fatigue et sans ennui, sous les yeux de femmes qui les aiment comme les mères savent aimer, c'est quelque chose de ravissant, qui console et enchante pour le présent, et qui projette sur l'avenir un jour délicieux. »

Les salles d'asile, au nombre d'environ 3,000 pour toute la France (mai 1855), sont ouvertes aux enfants de deux à sept ans; elles atteindront bientôt, nous n'en doutons pas, un chiffre beaucoup plus élevé. Ces utiles établissements, supplément de l'éducation maternelle et bases de notre système d'enseignement primaire, sont surveillés par un comité central de des moments d'attention et de tranquillité, dont vous profiterez pour donner un bon conseil, un utile, mais court enseignement.

23. Il est fâcheux que les modernes aient laissé perdre à la gymnastique son ancienne splendeur : nous aurions moins souvent à recourir à l'orthopédie pour redresser les difformités corporelles, si nous ne négligions pas autant la gymnastique, qui les prévient [1].

24. Pris avec modération, l'exercice musculaire augmente les forces, favorise le travail de la pensée, provoque l'appétit et le sommeil ; en outre, il calme les passions en détournant l'esprit de ses idées dominantes. Faite en plein air, quand le temps le permet, la gymnastique est encore plus favorable à la santé, puisque l'on obtient par surcroît les bons effets d'un *bain d'air*.

25. Parmi les exercices gymnastiques les plus utiles à la société, nous ne saurions trop signaler la natation ; outre qu'elle contribue au développement de toutes les parties du corps, elle entretient la propreté de la peau, et calme la surexcitation du système nerveux, si commune à l'époque où nous vivons. Tant d'avantages ne devraient-ils pas déter-

patronage placé sous les auspices de l'Impératrice, et présidé par S. É. le cardinal Morlot, archevêque de Tours.

[1] La gymnastique est ici un moyen à la fois préservatif et curatif. A la première distribution de prix qui eut lieu en 1851 à l'Hôpital des Enfants, le docteur Blache a déjà pu démontrer les heureux résultats obtenus dans certaines affections nerveuses, dans l'épilepsie, la chorée surtout. L'habile praticien a encore signalé la diminution notable des écrouelles ou scrofules, depuis l'introduction des exercices gymnastiques dans cet établissement.

miner les gouvernements à faire entrer le talent de nager dans un plan complet d'éducation publique, où l'on ne se bornerait pas à cultiver l'intelligence au détriment de la force physique et de la force morale?

CHAPITRE IV.

DE LA VOIX ET DE LA PAROLE.

La *voix* est le son produit dans le larynx par les vibrations que l'air éprouve en traversant la glotte. Ce qui constitue la *parole*, c'est la modification, l'articulation imprimée à la voix par l'action des diverses parties de la bouche.

La voix est commune à tout animal qui respire par des poumons; la parole, c'est-à-dire la *voix articulée et intelligente*, n'appartient qu'à l'homme. C'est à l'aide de ce précieux privilége qu'il agrandit le cercle de ses relations sociales, qu'il cultive son esprit, qu'il multiplie ses connaissances, toutes émanées du *Verbe créateur*.

Nous allons exposer : 1° l'appareil vocal; 2° le mécanisme de la voix et de ses différentes modifications; 3° les règles hygiéniques à suivre pour la conserver dans son état normal.

§ I. Appareil vocal.

Cet appareil, si parfait chez l'homme, se compose de deux parties qu'il importe de distinguer : l'une, fondamentale, ne manquant à aucun animal capable de produire des sons, des *voix* : c'est le *larynx* ou *porte-voyelles* ; l'autre, de perfectionnement, est la *cavité buccale*, ou *porte-consonnes*, laquelle comprend : la *langue*, le *palais*, les *joues*, les *dents*, les *lèvres*, et même les *fosses nasales*, dont nous avons déjà parlé. Grâce au développement harmonieux de ces organes secondaires, grâce à leur docile mobilité, nous possédons, seuls dans la nature, un langage articulé, seuls nous jouissons du précieux don de la *parole*.

Instrument spécial de la voix, le *larynx* (du grec λαρυγξ, sifflet) nous présente un appareil assez compliqué : quatre cartilages, un fibro-cartilage, des muscles intrinsèques et extrinsèques, une membrane muqueuse, plusieurs corps glandulaires, des ligaments, des vaisseaux et des nerfs entrent dans sa composition. Il est placé sur la ligne médiane du corps, à la partie supérieure et antérieure du cou, au-dessous de l'os hyoïde, qui lui est commun avec la langue. Par sa face postérieure, le larynx est annexé au conduit alimentaire ou œsophage; en avant, il est recouvert par la peau et par le corps thyroïde, dont le développement anormal est connu sous le nom de *goître* ; enfin, des vaisseaux et des nerfs volumineux répondent à ses parties latérales.

Le larynx a la forme d'un cône tronqué renversé surmontant la trachée-artère, avec laquelle il communique. Il est composé de plusieurs pièces, mobiles les unes sur les autres, et dont l'ensemble peut aussi s'éloigner ou se rapprocher des parties environnantes. Sa cavité est tapissée dans toute son étendue par une membrane muqueuse. On y remarque quatre replis membraneux, disposés à peu près, deux à deux, comme les bords d'une boutonnière : les deux replis les plus élevés constituent les *ligaments supérieurs de la glotte ;* les deux autres sont les *cordes vocales* ou *ligaments inférieurs de la glotte,* ouverture triangulaire occupant leur intervalle, et qui, au moment de la déglutition, se trouve fermée par le fibro-cartilage appelé *épiglotte.*

La cavité du larynx se continue inférieurement avec celle de la trachée-artère. C'est à l'inflammation de leur muqueuse que l'on a donné le nom écossais de *croup,* variété de l'angine, dans laquelle il se forme de fausses membranes, qui tapissent les voies aériennes et déterminent très-souvent la suffocation.

Les muscles du larynx sont distingués en extrinsèques et en intrinsèques : les premiers attachent l'instrument aux parties voisines ; les autres impriment le mouvement aux quatre cartilages dont il est composé.

Le *cartilage thyréoïde,* qui constitue la principale pièce du larynx, occupe ses parties antérieure, supérieure et latérales ; il paraît formé par la réunion de deux lames quadrilatères produisant en avant par leur jonction l'angle saillant, vulgairement nommé *Pomme d'Adam.* Il est situé entre l'os hyoïde, qui est au-dessus, et le *cartilage cricoïde,* qui est au-dessous. Au milieu de sa face interne, se trouve un angle rentrant, donnant attache aux cordes vocales, et contenant les deux *cartilages arythénoïdes.* Ses bords postérieurs, élevés verticalement, se terminent de chaque côté, en haut, par un prolongement en forme d'épée, qu'on appelle sa *grande corne ;* en bas, par une autre éminence, moins saillante, qu'on nomme sa *petite corne,* et qui s'articule avec le cartilage cricoïde.

Les dimensions du larynx varient selon les individus ; il est plus volumineux chez l'homme que chez la femme, et situé plus bas.

§ II. Mécanisme vocal.

On se tromperait fort en ne recherchant que des effets physiques ou mécaniques dans la production de la voix. La puissance vitale est ici nécessaire avant tout. Cela est si vrai, que si l'on pousse de l'air dans la trachée-artère d'un cadavre, le larynx reste muet. Ce sont quatre rameaux nerveux de la huitième paire, ou pneumo-gastriques, qui, chez le vivant, transmettent aux muscles du larynx le mouvement nécessaire pour que le son ait lieu : coupez ces nerfs, à l'instant même la voix est détruite.

Chassé par le soufflet pulmonaire, l'air s'élève rapidement dans le tuyau porte-voix. Resserré en traversant la glotte, il entre en vibration, et résonne dans les sinus du larynx, dont les cordes vocales frémissent et donnent aux sons leur *timbre,* c'est-à-dire le sentiment habituel qui les caractérise.

Pendant la production de la voix, laquelle coïncide avec le temps de l'expiration, le larynx se meut en totalité et dans ses diverses parties. Pour les sons aigus, il s'élève en même temps que les cordes vocales sont tendues et rapprochées. Pour les sons graves, le contraire a lieu. Quant à la forme et à la faiblesse de la voix, elles tiennent surtout à la quantité d'air expulsé des poumons et au degré de vitalité des organes expirateurs.

Le larynx, le plus admirable de tous les instruments de musique, réunit les avantages des instruments à cordes et à anches, avec lesquels on s'est complu à vouloir le comparer. Les sons ravissants qu'en tiraient les Garat, les Martin, les Ellevion, les Ponchard, les Rubini, les Duprez, ont prouvé à leurs contemporains combien est puissant le charme de la voix humaine quand la nature et l'art s'entendent pour la porter à sa perfection.

Nous avons signalé dans l'appareil vocal deux parties distinctes : l'une, fondamentale, ou *tuyau laryngien ;* l'autre, de perfectionnement, ou *cavité buccale.* Nous trouvons également deux éléments dans le langage, les *voyelles* et les *consonnes :* les voyelles, sortant toujours du larynx, constituent le *fond* du langage ; les consonnes, produites par les organes compris dans la bouche, en constituent la *forme*, le *vêtement.*

— C'est à la voix laryngienne, à la voix instinctive qu'est dû le *cri*, moyen d'expression formant un langage borné, et toutefois parfaitement saisi par les animaux, dont les besoins sont bien moins nombreux que les nôtres. Pour l'émission des différents *cris*, il suffit des lettres appelées *voyelles*, et que je nommerais volontiers les *caractères du sentiment* [1] ; voilà pourquoi les véritables interjections, qui se

[1] Le jeu brillant et passionné du chant italien ne coïncide-t-il pas avec le retour fréquent des voyelles les plus sonores ?

réduisent aux cinq sons *a, e, i, o, u,* se retrouvent chez tous les peuples. Remarquons en passant que l'interjection est le premier cri poussé par l'enfant qui vient de naître, comme elle est le dernier son exhalé de la poitrine du mourant.

Caractères de la pensée, les consonnes, ou sons articulés, peuvent être distingués en *labiales* (*b, p*), particulièrement dues à l'action des lèvres; en *dentales* (*d, t*), dues à celle des dents; en *gutturales* (*g, k*), dues au gosier; en *palatale* (*l*), provenant de la langue sur le palais; en *nasales* (*m, n*), dues à l'intervention spéciale des ondes sonores des fosses nasales; enfin, en *sifflantes* (*f, v, s, j, z, h, x*), résultant surtout du frottement de l'air contre les parois de la bouche. Comme on le voit, il n'est pas une partie entrant dans la composition de notre double tuyau porte-voix, qui ne contribue à la formation des lettres. Cela explique la défectuosité de la prononciation dès qu'une de ces parties vient à s'altérer.

Nous ne saurions parler des lettres, c'est-à-dire des divers *signes* ou *sons* caractéristiques, dont se compose l'alphabet, sans signaler ici l'influence exercée par le climat. Quel linguiste n'a pas observé la fréquence des voyelles dans les langues du Midi, et celle des consonnes dans les langues du Nord? Cette différence ne tiendrait-elle pas à ce que les Septentrionaux sont plus tourmentés par l'activité de l'intelligence, et les Méridionaux, par la chaleur du sentiment?

Chez les Français, dont le climat est tempéré, on trouve dans la langue une harmonieuse distribution des voyelles et des consonnes, de même qu'on remarque, dans les nombreux chefs-d'œuvre de leur littérature, un heureux accord de l'imagination, du bon sens et du bon goût.

S'il ne faut que des *voyelles*, que des *cris instinctifs*, pour rendre nos sensations et nos sentiments primordiaux, il faut des consonnances, des *consonnes* pour la parole, pour cette *voix acquise, comprise et articulée*, parce qu'elle ne se borne pas à traduire vaguement chacun de nos besoins animaux, sociaux et intellectuels, mais qu'elle peut les exprimer jusque dans leurs moindres nuances, même jusque dans leurs rapports avec le Verbe éternel, dont procède tout alphabet, tout langage, toute révélation, toute science, en un mot tout ce qui a eu un commencement.

Ainsi, le *cri* est le moyen de communication instinctive entre les animaux doués de la voix ; la *parole* est le moyen de communication intelligente des hommes entre eux et avec leur Créateur.

Quant à la transmission de la pensée, c'est surtout un de ces mystérieux phénomènes devant lequel la science humaine n'a qu'à s'incliner. Sans doute, lorsque nous exprimons une pensée par la parole, le souffle exhalé de notre poitrine devient d'abord de l'air battu, un son articulé qui vibre dans l'oreille ; mais la pensée, qui émane d'un être intelligent, ne se change pas en sons, elle ne s'en sert que comme d'un véhicule ; et, parvenue à l'âme de ceux qui nous écoutent, elle est restée tout entière dans sa nature immatérielle et lumineuse.

Et puisque je viens de parler du *Verbe*, qu'il me

soit permis de donner ici un aperçu philosophique sur ce nom mystérieux.

Je n'avais jamais compris la véritable valeur de ce substantif, avant d'avoir médité les admirables lignes qui commencent l'*Évangile de saint Jean*, lignes qu'un philosophe néo-platonicien souhaitait voir inscrites en lettres d'or au frontispice de toutes les écoles : AU COMMENCEMENT ÉTAIT LE VERBE, ET LE VERBE ÉTAIT EN DIEU, ET LE VERBE ÉTAIT DIEU.

Le mot *verbe* signifie *parole ;* et, en remontant à l'origine des choses, la *parole divine*, qui est *vérité, esprit* et *vie.*

Cette divine parole, renfermant en elle toutes les existences, s'est un jour manifestée, et *tout a été fait.*

Verbe désigne donc l'*Être des êtres*, l'Être qui crée d'un mot, le *Créateur.*

Dans le *Verbe* ou Parole de Dieu, resplendissent la puissance créatrice du Père, l'intelligence miséricordieuse du Fils, *Verbe incarné* pour le salut des hommes; puis l'amour infini de l'Esprit-Saint, ainsi nommé pour faire comprendre que cet amour qui procède du Père et du Fils, en les unissant, est pour ainsi dire leur souffle (*spiritus*), leur éternelle spiration.

Ainsi, *Verbe* exprime à la fois la suprême Puissance, la suprême Intelligence, le suprême Amour, c'est-à-dire Dieu, l'auteur et la plénitude de la vie, l'ensemble adorable de toutes les perfections.

Si maintenant nous descendons à l'acception grammaticale du substantif *verbe*, nous trouvons que *verbe* désigne le *mot des mots*, comme *Bible* désigne le *livre des livres*, le livre par excellence.

Le verbe est en effet la clef, ou plutôt l'âme du discours, le mot sans lequel on ne pourrait affirmer ni l'existence ni ses différents modes.

Et, de même qu'il n'y a qu'un seul Dieu, il n'y a en réalité qu'un seul verbe : les autres mots ainsi appelés renfermant tous un *adjectif* qualificatif, facilement dégagé du verbe *être* par l'analyse [1].

En résumé, le *Verbe* est *Dieu*, l'*Être des êtres ;* et, pour que l'homme sache bien que tout langage parlé ou écrit émane de Dieu, le mot par excellence porte le nom de *verbe ;* puis, précisément, le *verbe-substantif être* suffit pour affirmer les innombrables modifications des créatures présentes, passées ou futures, en présence de Celui qui *est* éternellement le même.

Verbe et *Être,* magnifiques synonymes de Dieu !

On me pardonnera sans doute cette digression, que je n'ai pas crue déplacée dans un chapitre où sont exposées les merveilles de la voix humaine ; maintenant, je reviens à ses diverses modifications.

— On se contente de définir la parole une *voix*

[1] Le mot chargé de désigner les êtres, le *nom* ou *substantif,* ne les représente qu'à l'état de vague isolement, d'immobilité, ou de mort. Le *verbe-substantif être* peut seul constater leur existence. Pour les *verbes-adjectifs,* ils se bornent à signaler l'action ou la situation de l'être renfermée en eux. (*Je dormais = j'étais dormant ; ils lisent = ils sont lisant.*)

Aussi, dans l'hébreu, dans cette langue mère, émanée de Dieu, et, par cela même, si pleine de vie et de révélation, chaque nom peut devenir verbe, étant déjà presque verbe par lui-même. Tant il est vrai que le Créateur a laissé dans toute la nature, et principalement dans le langage, l'empreinte de son Verbe éternel !

On l'a dit avec raison, cette présence du Verbe qui anime, éclaire, féconde les intelligences, n'est-ce pas elle qui devrait inspirer la verve des poëtes, trop souvent oublieux que *verbe* et *verve* sont deux mots identiques, séparés seulement par une légère dissonance ?

articulée, j'ai cru devoir ajouter *et intelligente :* parler, en effet, ne consiste pas uniquement à joindre des consonnes à des voyelles, à articuler des mots, c'est surtout à attacher un sens à ce que l'on prononce; voilà pourquoi l'homme intelligent seul sait réellement parler; l'idiot, aussi bien que le perroquet, se borne à articuler vaguement le petit nombre de mots qu'il a fini par retenir.

« La parole, dit Damiron, est produite par un organe si vivant, si riche et si délicat, si docile et si prompt, si variable et si perfectible; elle est si souple, si mobile, si facile à conduire, susceptible de tant d'art, de combinaisons et de ressources; elle va si bien comme l'âme, qu'elle en est réellement le plus fidèle interprète. Elle lui est quelquefois d'une telle utilité qu'on serait presque tenté de les confondre l'une avec l'autre et de dire indifféremment : Point de pensée qui ne soit parole, point de parole qui ne soit pensée. Il suit de là que la parole se plie à tout et se prête à tout, ressent tout, accuse tout, s'adapte et obéit aux moindres actes de l'intelligence, s'y conforme de point en point, les traduit à la perfection; en sorte que, dans toute langue qui n'est pas trop grossière, il est bien peu de perceptions qui ne puissent passer dans le discours. » (*Psychologie.*)

Ainsi, ce qui distingue essentiellement l'homme des animaux est moins le *don* de la parole que la *science* de la parole. « Dieu, dit le texte chaldaïque, souffla sur la face de l'homme, et l'homme fut fait *esprit parlant.* » La parole, dont l'origine est divine, coexiste donc avec la pensée : elle en est le rayonnement, le vêtement lumineux.

— L'accélération et la force imprimées au timbre habituel de la voix constituent l'*accent,* lequel, autrefois, différait presque dans chaque localité. Un double effet de la civilisation a été de diminuer l'accent particulier à chaque province, et d'affaiblir les traits saillants de notre caractère national.

Il est des personnes dont la voix criarde nous étourdit, tandis que d'autres nous causent un ennui soporifique, par leur voix sourde et inarticulée. Ces défauts de prononciation disparaîtront d'autant mieux qu'on aura pris plus tôt un maître de *lecture perfectionnée.* Quant au *ton* brusque, hardi ou moqueur, qui dénote toujours un manque de civilité, on parviendra aussi à s'en corriger par une grande attention soutenue d'une volonté bienveillante. La politesse, si bien définie l'*amabilité apprise,* devra s'attacher à mettre une douce harmonie entre le regard, l'attitude, les gestes et le son de la voix : simple devoir de société, la politesse devient un devoir sacré, un besoin du cœur, quand il s'agit de témoigner à des parents l'amour et le respect que l'on a pour eux.

— La voix est-elle modulée en sons parcourant les degrés de l'échelle harmonique, elle constitue le *chant,* l'expression la plus naturelle des sentiments et des passions; et les sons appréciables, susceptibles d'être notés, ont reçu le nom de *notes.* Il suffit d'examiner les mouvements alternatifs d'élévation et d'abaissement opérés sur le larynx d'un chanteur dont le cou est à nu, pour se convaincre que le chant exige bien plus d'efforts que la parole.

— Quant à la *déclamation,* c'est une sorte de

débit chanté, dans lequel les tons ne sont pas complétement appréciables. Les Italiens continuent à *chanter* les vers; nous les *déclamions* trop autrefois; Talma nous a appris à les *dire*, et Mlle Rachel achève les admirables leçons de ce grand tragédien.

— Il est une dernière modification de la voix, improprement appelée *ventriloquie* ou *engastrimie*, puisqu'il est impossible de prononcer une parole dans le ventre, ni même au-dessous du larynx.

Cet artifice, dont on n'a pas encore donné d'explication satisfaisante, paraît consister à retenir et à distribuer d'une certaine manière l'air destiné à former le son vocal; puis à modifier l'articulation des mots, jusqu'à ce que l'on parvienne à imiter le timbre de voix d'une ou de plusieurs personnes qui appelleraient du fond d'une cave, d'un puits, de derrière un mur, ou de l'intérieur d'une cheminée. Fitz-James, Borel et Comte m'ont plusieurs fois donné cette intéressante récréation.

— Nous ne terminerons pas ce qui est relatif à la voix sans consacrer quelques lignes à la *musique*, sorte de langage universel, destiné à rendre les pensées et surtout les sentiments, par une suite de sons qui *s'appellent* les uns les autres.

Puissant modificateur de l'organisme, dont elle remue les moindres fibrilles, la musique peut opérer les effets les plus favorables comme les plus nuisibles, selon que son caractère se trouve approprié ou non à notre situation physique et morale. *Religieuse,* elle élève l'âme à Dieu, et calme les passions humaines; *guerrière,* elle sait au besoin ranimer le courage abattu; *grave et douce*, elle soulage les souffrances du corps, en communiquant à ses fibres un mouvement plus régulier; *vive et légère,* elle peut dissiper le chagrin et provoquer la gaieté. Telle est la musique que nous devons préférer. Mais évitons cette *artillerie musicale* qui nous assourdit sans toucher notre cœur; cette musique inintelligible et loquace, à laquelle il faut des milliers de notes pour mal rendre un seul sentiment; défions-nous surtout de cette musique molle et voluptueuse qui ne fait que tendre des piéges à l'âme, au lieu de la disposer à la vertu.

Il est bien surprenant que les modernes, avec toutes les ressources que leur a apportées la découverte de l'*harmonie,* science toute céleste, produisent si rarement ces effets prodigieux que les anciens obtenaient simplement avec la *mélodie*. Ne serait-ce pas que notre musique est en général trop savante, trop compliquée, puis trop exigeante, perdant de vue que chaque voix, comme chaque instrument, ne peut parcourir qu'une certaine région de sons et de sentiments, au delà de laquelle il ne faut rien lui demander? Pour moi, je voudrais trouver, dans la plupart des grandes compositions musicales, moins de longueurs, moins de répétitions, moins d'obscurité, moins de confusion dans les genres, beaucoup moins de notes enfin, et un peu plus de choses. Oui, le bon goût, d'accord avec le bon sens, réclame que la musique et la poésie sa sœur abandonnent aux saltimbanques les tours de force et les propos licencieux, pour ne songer qu'à émouvoir utilement les âmes par une éloquente simplicité de style, l'un des premiers caractères du beau.

Remarques et Conseils hygiéniques relatifs à la voix.

1. L'exercice modéré de l'appareil vocal donne à son jeu plus de flexibilité, plus de grâce, plus de force et d'étendue.

2. S'obstine-t-on à forcer sa voix, à l'exercer outre mesure, surtout en plein air ou en face d'une fenêtre ouverte, on est à peu près certain d'en altérer bientôt la pureté ; il peut même arriver qu'on la perde entièrement, et parfois avec la vie : on cite deux poëtes comédiens, morts subitement par la rupture d'un vaisseau : François Brécourt, en jouant sa comédie de *Timon* ; et Molière, en prononçant avec trop de feu le *juro*, dans son *Malade imaginaire*.

3. Les orateurs, les professeurs, les avocats, les acteurs, les chanteurs ne seraient pas si fréquemment atteints d'affections graves du larynx, s'ils ne négligeaient pas autant l'observance du précepte : *uti, non abuti* (use, mais n'abuse pas).

4. Nous recommandons surtout à ces derniers de faire usage d'une alimentation tonique sans être échauffante ; d'éviter les liqueurs fortes, les condiments âcres ou acides, ainsi que les noix, au moment de chanter.

5. Ils devront aussi se mettre en garde contre les refroidissements si faciles à gagner dans un courant d'air, et si souvent suivis d'aphonie ou extinction de voix. C'est particulièrement à eux qu'il convient, pendant l'hiver, de mettre dans la cravate un cous-

sinet de crin ou de coton, qui, la tenant mieux appliquée contre le cou, protége le larynx du froid et de l'humidité, ces deux grands ennemis de la voix.

6. Plus que personne, ils devront observer toutes les règles de la tempérance, dont la violation ne manquerait guère de leur laisser un de ces timbres qui caractérisent le crieur public, l'ivrogne de profession ou la fille de mauvaise vie.

7. Rappelons ici un conseil déjà plusieurs fois donné aux gouvernements : c'est de faire entrer la musique vocale dans le plan de notre éducation publique [1], non-seulement comme l'un des exercices les plus agréables et les plus salutaires, mais encore comme l'un des meilleurs moyens de moraliser les masses. Qui sait même si ce genre de musique, déjà si utile à un grand nombre d'aliénés, ne parviendrait pas à dompter certaines natures de criminels, en les ramenant doucement au bien?

8. Fidèle à notre plan, terminons par quelques conseils moraux et religieux sur l'hygiène de la langue, en tant qu'elle a pour office la transmission de la pensée ; car, Parini l'a dit avec justesse : « La langue est la partie par laquelle les médecins reconnaissent les maladies du corps, et les philosophes celles de l'âme. »

9. « Que notre jugement, comme une balance

[1] Les grands orateurs qui composent en quelque sorte l'âge d'or de l'éloquence romaine, César, Caton, Hortensius, Crassus, Antoine, Cicéron, n'avaient pas négligé l'étude de la musique ; ils savaient trop combien elle accoutume au rhythme du langage, et combien elle donne de souplesse à la voix.

Voir les intéressantes *Études* de M. Grellet-Dumazeau sur *le Barreau romain*. 1851, in-8.

parfaitement juste, règle donc d'habitude les mouvements de notre langue. » (*Saint Paulin.*)

10. « L'homme qui se rend maître de sa langue s'épargne de grands chagrins. » (*Prov.*, XI, 23.)

11. Oui, « la langue tient la vie ou la mort en son pouvoir..... Sans doute, le coup de verge fait une meurtrissure, mais un coup de langue brise les os. » (*Eccl.* et *Prov.*)

12. Notre langue, remarque Fléchier, « n'est pas toujours d'accord avec notre cœur; elle va plus vite que notre pensée : aussi, la malice a-t-elle souvent moins de part à ce que nous disons que la légèreté et l'imprudence. »

13. Raison de plus pour suivre la maxime de Chilon : « Ne permets pas à ta langue de courir au-devant de ta pensée. »

14. En renfermant notre langue dans une double prison formée par les dents et par les lèvres, le Créateur ne semble-t-il pas nous indiquer le soin que nous devons mettre à la retenir, pour ne laisser échapper ni mensonge, ni parole obscène, ni jurement, ni indiscrétion, surtout ni médisance, ni calomnie, source de tant de haines, de procès et de crimes ?

15. Selon saint François de Sales, celui qui retrancherait les péchés de la langue, ôterait du monde le tiers des péchés : le Sage a donc bien raison de dire : « Qui garde sa langue garde son âme. » (*Prov.*, XIII, 3.)

CHAPITRE V.

DU REPOS ET DU SOMMEIL.

L'exercice et le repos, la veille et le sommeil ne peuvent se prolonger au delà de certaines limites, sans nuire aux rouages de l'organisation ; aussi, des intermittences d'action et d'inaction viennent-elles partager la vie de l'homme.

Le *sommeil* est plus que le repos, plus même que l'interruption complète de nos fonctions de relation. Quand l'exercice et la veille ont dépensé nos forces, le sommeil arrive pour les réparer, et nous le sentons d'autant plus réparateur qu'il a été plus paisible, plus profond.

Si d'ordinaire le sommeil lourd est l'apanage des constitutions athlétiques, le sommeil léger est réservé aux constitutions délicates et nerveuses.

Les *causes prédisposantes* du sommeil sont l'obscurité, le silence, le calme de l'âme, le coucher horizontal, une température chaude et humide.

Parmi les *causes déterminantes,* nous mentionnerons d'abord le besoin de réparer les forces après les travaux du corps et de l'esprit, le retour de la nuit, la puissance de l'habitude, les sensations monotones, le désœuvrement, la lecture d'un ouvrage ennuyeux. La chaleur et le froid excessifs, les évacuations sanguines ou alvines abondantes, les fortes douleurs, les spiritueux et les narcotiques déterminent aussi le sommeil, mais un sommeil factice ou morbide, qui n'est plus ce repos bienfaisant produit dans les conditions ordinaires.

Étudions maintenant les phénomènes précurseurs du sommeil, ceux qui l'accompagnent, ceux enfin qui ont lieu au moment du réveil.

Aux approches du sommeil, surtout si l'on n'est pas couché, une douce langueur, un accablement irrésistible s'emparant peu à peu de notre être, appesantit la tête et le cou, le tronc et les membres; en même temps, la voix devient faible et peu assurée, l'ouïe moins sensible, le regard incertain; et les paupières tremblotantes finissent par se clore avec lenteur. Il n'est pas jusqu'à l'âme qui ne semble participer à l'engourdissement de son compagnon de voyage. A cet instant, en effet, les sensations émoussées arrondissent tous les objets et n'en présentent plus que des images mal déterminées. Mais les pensées ont à peine perdu leur enchaînement et la volonté son empire, que l'imagination, libre du frein de la raison, nous a déjà transportés dans ses mondes fantastiques.

— *Pendant le sommeil,* les fonctions de la vie nutritive éprouvent de notables variations. En effet, tandis que la respiration, la circulation et la digestion se trouvent ralenties, l'absorption et la nutrition proprement dite augmentent d'énergie. Quant aux fonctions de relation dont nous venons de signaler l'engourdissement à l'approche du sommeil, elles sont loin de se trouver toutes dans un repos absolu quand le sommeil est complet : les rêves, les songes, le somnambulisme, sont là pour attester que c'est parfois le moment où la torpeur de certaines facultés semble communiquer un surcroît d'activité à celles qui restent en exercice.

— L'habitude, le retour de la lumière, le bruit, viennent-ils faire cesser cet état de demi-mort apparente, le *réveil* s'annonce par des bâillements et des pandiculations, qui aident les forces vitales à retourner du centre à la circonférence ; les mouvements, d'abord indécis, se régularisent ; les sensations, momentanément obscurcies, recouvrent leur lucidité ; et, loin d'avoir laissé dans cette torpeur périodique la moindre partie de notre être, nous nous retrouvons d'autant plus forts et plus gais que notre sommeil a été plus calme et plus profond.

Les physiologistes expérimentateurs ont reconnu que, pendant le sommeil, beaucoup de fonctions s'exercent mieux que pendant la veille ; qu'il y a surtout perfection de la digestion, complément des autres fonctions nutritives, activité des absorptions, répartition du sang plus égale, abaissement de sa température, détente et réparation nerveuse, enfin, calme de cette agitation de la journée, connue sous le nom de *fièvre du soir*.

Après une marche fatigante de jour et de nuit, surtout dans le désert, la lutte de la volonté contre le sommeil fait tomber les voyageurs dans un état particulier qui n'est plus ni le repos ni la veille : les yeux restent ouverts, l'oreille perçoit les sons, la main sent et agit, le raisonnement a lieu, et pourtant le pauvre voyageur est le jouet des hallucinations les plus bizarres. Cet état, auquel M. Escayrac de Lanture propose de donner le nom arabe de *ragle*, offre beaucoup de rapport avec l'ivresse produite par les liqueurs alcooliques, avec celle due à l'usage de l'éther, de l'opium, du hachich, du café, du safran, de l'ambre gris, de la belladone, etc. ; avec le délire de la fièvre et les hallucinations de quelques fous. C'est une espèce bien caractérisée du même genre.

La vision du ragle a bien lieu, comme celle du mirage, en dehors du sommeil ; mais avec cette différence que, dans le mirage, ce que l'on aperçoit au milieu du désert existe réellement. Pendant ce dernier phénomène, si l'on croit voir de l'eau, cela tient à ce qu'il s'est réellement produit l'image d'une surface bleue miroitante et un peu agitée ; seulement, l'esprit se trompe en supposant l'existence de l'eau inséparable de la production de l'image perçue [1].

Conseils et Réflexions hygiéniques.

1. Ne perdons jamais de vue que si le travail, le repos et le sommeil, pris alternativement et avec modération, favorisent notre développement physique et moral, un travail excessif, aussi bien que le repos et le sommeil trop prolongés, a pour effet de nous énerver, de nous abrutir, d'abréger même la durée de notre existence.

2. La lassitude qui suit le travail est une invita-

[1] *Voir les Comptes rendus de l'Académie des Sciences* (février 1855).

tion au repos, comme le retour de la nuit est, en général, une première invitation au sommeil.

3. La durée du sommeil doit se régler sur la dépense des forces vitales; elle ne doit guère être moindre de six heures ni en excéder neuf. Les enfants, les femmes, les hommes de cabinet, les individus très-affaiblis peuvent y consacrer un temps plus long, si l'expérience leur en démontre l'avantage.

4. Il serait à désirer que les heures du lever et du coucher des écoliers fussent aussi bien réglées dans les familles que dans les établissements publics: le corps qui est en train de croître ne saurait faire impunément de la nuit le jour.

5. Est-il besoin de répéter que le lever matinal est une condition favorable à l'étude? Toujours et partout, le matin a été reconnu comme le moment le plus propre aux travaux de l'intelligence.

6. Quoique la nuit soit le temps naturellement assigné au sommeil, les hommes de peine et certaines personnes chez lesquelles prédomine le système nerveux, se trouvent bien de faire la *sieste,* la méridienne, surtout dans les pays chauds.

7. Gardons-nous de coucher dans une pièce resserrée et humide; évitons surtout les endroits dont l'air serait chargé d'émanations putrides, l'absorption se montrant plus active pendant le sommeil que pendant la veille.

8. Toutes choses égales d'ailleurs, l'exposition du soleil levant est celle que l'on doit préférer pour une chambre à coucher.

9. Si l'habitation est en quelque sorte le vêtement de la famille, le lit est le vêtement ordinaire

du dormeur et du malade; il mérite donc une grande attention.

10. Un sommier élastique ou en crin végétal (feuilles de zostère), avec un ou deux matelas de laine, bien cardés et placés sur un plan légèrement incliné, suffisent pour composer un excellent lit: ils lui donnent une *tendreté* convenable, qui favorise le repos, sans énerver ni endolorir le corps.

11. Défions-nous de cette chaleur à la fois affaiblissante et excitante que produit la plume, particulièrement l'édredon.

12. Les oreillers de balle d'avoine sont presque aussi mollets que ceux de plume, et ils n'ont pas l'inconvénient de congestionner la tête, en y accumulant trop la chaleur.

13. Que les couvertures de coton ou de laine, selon la saison, soient d'une épaisseur suffisante pour préserver le corps de l'impression du froid pendant la nuit. Trop nombreuses ou trop chaudes, elles ont, en partie, l'inconvénient des lits de plume, lesquels ne sont utiles que dans un petit nombre de maladies.

14. Pour les petits enfants surtout, qu'il faut se bien garder de laisser coucher avec de grandes personnes, on remplacera la plume, la laine et même le crin, par la fougère et la balle d'avoine, qui sèchent plus vite, et qui conservent moins toute mauvaise odeur.

CHAPITRE VI.

DES RÊVES, DU SOMNAMBULISME NATUREL, ET DU MAGNÉTISME ANIMAL.

§ I. Des Rêves.

On peut réduire aux propositions suivantes ce que la science humaine a entrevu de plus important sur les rêves, auxquels nous avons cru devoir consacrer un chapitre spécial.

1. Pendant le sommeil, l'activité des sens se trouve suspendue, et le jugement ne vient guère régler les écarts de l'imagination.

2. On peut donc dire, en thèse générale, que le sommeil est le règne de l'imagination privée de mentor [1].

3. On appelle *rêves* certains assemblages d'idées, d'images qui, pendant le sommeil, se présentent à l'esprit d'une manière plus ou moins confuse. Ces mêmes idées, mieux perçues, mieux liées, offrent-elles une apparence de raison, on leur donne le nom de *songes*.

Il est deux autres variétés de rêves, le *somnambu-*

[1] *Voir*, à la fin du volume, note O, une des plus belles pages de la langue française sur le sommeil ; elle est due à la plume de l'éloquent panégyriste de Jouffroy.

lisme, dont nous nous occuperons tout à l'heure, et le *cauchemar,* à la suite duquel le rêveur, éveillé par une anxiété courte, mais dont la sueur qui le baigne atteste la violence, se rappelle d'ordinaire qu'un monstre était placé sur sa poitrine, que des brigands le poursuivaient, qu'il tombait à l'eau, qu'il roulait dans un précipice, ou qu'il sautait en l'air par l'effet d'une forte explosion.

4. Les rêves ne sauraient être étudiés avec fruit, si l'on ne réunit aux aperçus psychologiques les données les plus positives de la physiologie et de la médecine pratique.

5. Ainsi que les maladies, les rêves ont des causes prédisposantes et des causes déterminantes, dont il n'est pas toujours facile d'apprécier l'influence respective. Ce qu'il y a de certain, c'est que les causes internes des rêves sont bien plus nombreuses que les causes externes.

6. Les rêves naissent le plus souvent des idées qui nous sont les plus familières ou qui se rapportent à notre travail habituel, à notre profession; — de ce qui nous a vivement émus pendant la journée; — d'un des derniers sujets dont l'esprit s'est occupé le soir; — de la suppression d'une évacuation sanguine habituelle; — de l'état actuel du corps; — enfin, des causes externes qui agissent sur lui.

7. L'âme étant essentiellement active, on peut croire que l'on rêve toujours pendant le sommeil, comme on pense toujours pendant la veille. Montesquieu l'a dit: « Notre esprit est une suite d'idées, comme notre cœur est une suite de désirs. »

8. Il est des rêves dont on ne conserve aucun sou-

venir; il en est d'autres dont il ne reste qu'un souvenir confus; enfin, on se rappelle quelquefois jusque dans les moindres détails l'objet que l'on a rêvé : c'est ce que l'on doit entendre par *lucidité des songes*.

9. Cette lucidité est d'autant moindre que le sommeil est plus profond : les somnambules, les extatiques et les cataleptiques en fournissent la preuve : éveillés, ils n'ont pas conscience de ce qu'ils ont pu dire, faire ou éprouver quelques instants auparavant.

10. Dans l'état normal, les rêves sont beaucoup plus fréquents le matin que pendant le premier sommeil, et chez les hommes adonnés aux travaux de l'esprit que chez ceux qui se livrent à des travaux corporels.

11. Dans l'état morbide, au contraire, les rêves ont lieu très-fréquemment pendant le premier sommeil, qu'ils troublent d'une manière plus ou moins pénible.

12. Les rêves méritent toute l'attention des praticiens, au début surtout, puis pendant le cours d'un grand nombre de maladies, dont ils aident à reconnaître la nature et le siége. C'est ainsi que les cauchemars fréquents annoncent un état morbide de l'estomac, l'anévrysme du cœur ou une névrose ganglionnaire.

13. Comme le fond du caractère se décèle pendant l'ivresse, les penchants, même comprimés, se manifestent par les rêves habituels.

14. De toutes les passions, la colère, la peur, le libertinage, l'amour et l'avarice paraissent être celles

qui produisent le plus de rêves analogues au caractère du rêveur.

15. Prétendre que le délire est le rêve de l'homme éveillé est une exagération : il y a analogie, mais non identité.

16. Les animaux eux-mêmes ont des rêves, et peuvent agir en conséquence de leurs rêves, dont l'instinct ne saurait leur faire concevoir la non-réalité au moment du réveil.

17. Certains songes, pris pour des réalités, sont devenus, chez quelques individus, une cause de folie passagère, et chez d'autres, le premier symptôme de la folie persistante.

18. Qu'à l'instant du réveil, un concours de circonstances vienne faire croire au rêveur que les choses se sont passées comme il les a vues en songe, il pourra agir conséquemment à sa conviction, jusqu'à ce qu'il parvienne à découvrir son erreur, erreur dont on ne saurait toujours lui imputer les suites.

19. Certains accidents qui surviennent naturellement et de loin en loin pendant le sommeil ne sont en rien préjudiciables à l'équilibre physiologique, surtout sur les adultes chastes et tempérants.

20. Au point de vue moral et religieux, ces mêmes accidents ne sauraient être considérés comme nuisibles, ayant pour effet ordinaire de calmer la violence des sens : ils ont parfois fait éviter de grandes fautes, même des crimes.

Quant au regret de ce qui a pu avoir lieu dans les rêves, ce ne saurait être un remords pour la volonté qui dormait.

21. Les meilleurs moyens hygiéniques pour se préserver de rêves fatigants, consistent à ne faire usage d'un coucher ni trop tendre ni trop chaud; à souper légèrement, surtout quand on se met au lit peu de temps après; à maintenir la tête un peu plus élevée que le reste du corps, et à s'endormir de préférence sur le côté droit, position dans laquelle le cœur est moins comprimé, la digestion rendue un peu plus facile, et la moelle épinière dans un moindre état de chaleur.

22. Nous recommanderons encore l'exercice musculaire porté jusqu'à un commencement de fatigue, puis le calme de l'âme, qui en est souvent le résultat, et que l'on s'efforcera de conserver par toutes les précautions possibles.

23. Les actes qui ont lieu pendant les songes sont-ils *toujours* exempts de culpabilité? — Non.

24. Sans doute, en thèse générale, les actes produits pendant le sommeil n'emportent pas culpabilité, mais ils peuvent être *imputables par culpabilité antérieure*, si, pendant la veille, le rêveur, connaissant les suites funestes de ses actes, n'a pris aucun moyen pour en prévenir le retour, à plus forte raison s'il a cherché à provoquer ce même retour.

— Est-il étonnant que la passion dominante, qui occupe si souvent l'imagination pendant la veille, puisse être surexcitée par cette séduisante faiseuse d'images, alors que la réflexion et le jugement ne sont plus là pour en contenir la fougue? Non, sans doute. Bien qu'une foule de rêves soient étrangers à notre état moral habituel, il n'en est pas moins vrai de dire que ceux dans lesquels nous retombons le plus souvent sont ceux qui offrent le plus d'analogie avec notre caractère. Aussi, l'avare, d'ordinaire inquiet, rêve-t-il plus d'une fois qu'on veut lui enlever son or; le joueur, qu'il fait fortune; le poltron, qu'on le poursuit; l'ivrogne et le gourmand, qu'ils se délectent; le libertin, qu'il satisfait sa lubricité; le vindicatif, qu'il assouvit sa haine; le vaniteux, qu'on le comble d'éloges; l'orgueilleux, qu'on l'adore; l'ambitieux, qu'il avance, qu'il monte, qu'on le couronne. Ainsi, soit éveillé, soit plongé dans le sommeil, l'homme est là où est sa pensée dominante, et sa pensée reste presque toujours fixée à l'objet de son affection ou de ses craintes.

§ II. Du Somnambulisme naturel et du Magnétisme animal.

Des rêves, au magnétisme animal, il est une transition qui se présente tout d'abord à l'esprit : c'est le *somnambulisme naturel,* variété du rêve, dans laquelle la locomotion s'exerce parfois ainsi que d'autres facultés cérébrales avec plus d'assurance même et de précision que pendant la veille. Dans cet état singulier et maladif, il semble que les fonctions en exercice profitent d'autant mieux de l'engourdissement des autres que l'on n'a plus conscience des difficultés à vaincre ni des dangers à courir. On cite certains somnambules qui ont terminé des compositions littéraires beaucoup mieux qu'ils n'eussent pu le faire à l'état normal; on en a vu d'autres franchir les bords d'un abîme ou courir sur des toits très-élevés.

Pour l'ordinaire, ces excursions nocturnes se terminent sans accident ; toutefois, elles peuvent avoir les suites les plus funestes, surtout par un réveil intempestif.

Depuis quelque temps, un négociant de province se levait au milieu de la nuit, sortait de son domicile, et n'y rentrait que deux heures après. Inquiète de cette conduite, sa femme le suit, et le voit s'élancer dans la rivière pour s'y baigner. Les cris d'effroi qu'elle pousse réveillent le malheureux somnambule, qui, sachant peu nager, se trouble et se noie.

Du Magnétisme animal.

A quoi faut-il s'en tenir sur le magnétisme ? — Les ouvrages publiés en Europe pour ou contre le magnétisme s'élèvent aujourd'hui à plus de huit cents ; et, malgré toutes les expériences tentées, tous les travaux entrepris par ses partisans comme par ses détracteurs, il s'en faut de beaucoup que la question soit résolue pour les sociétés savantes, pour les médecins, pour le clergé. L'orgueil, l'ignorance, la nouveauté, les préjugés, la paresse, l'enthousiasme, la mauvaise foi, un aveuglement ridicule, la précipitation, le charlatanisme, tels sont les principaux obstacles que l'on rencontre dans l'examen de ce problème scientifique, par lui-même si difficile, et rendu encore plus obscur par le nombre et l'imperfection de la plupart des écrits publiés à son sujet.

Je signalerai ici un traité qui m'a semblé de nature à jeter quelque jour sur cette matière tant controversée ; il est intitulé : *Le Magnétisme et le*

Somnambulisme devant les corps savants, la cour de Rome et les théologiens[1]. Ce traité, dû à M. l'abbé Loubert, ancien étudiant en médecine, m'a autant intéressé par la variété des connaissances de l'auteur que par la bonne foi dont il fait preuve à chaque instant.

Les propositions suivantes pourront donner une idée générale de ce travail, dont elles sont extraites littéralement, ou avec une analyse fidèle :

1. La lumière, le calorique, l'électricité, le galvanisme, la foudre, le magnétisme animal, ne sont que des modifications d'un seul et même principe spécifié dans tous les corps de la nature et dans chaque partie de ces corps.

2. Naître, vivre et mourir, c'est, *pour le monde matériel*, une série de phénomènes électriques dont la volonté divine règle les opérations.

3. L'âme agit sur le corps, et les corps extérieurs agissent sur l'âme par l'intermédiaire du fluide vital, autrement dit du fluide magnétique ou électro-nerveux.

4. Le corps de l'homme, possédant à la fois la vie minérale, végétale et animale, réunit toutes les conditions nécessaires pour développer une quantité considérable de fluide électrique, dont le rôle est si important dans la nature.

5. Le cerveau est le foyer de la vie, distincte de l'âme, le condensateur de l'électricité animale; les nerfs ou cordons nerveux en sont les conducteurs; dans ce but, ils seraient providentiellement formés

[1] Paris, 1844, chez Germer-Baillière; 1 vol. in-8°. — *Voir* aussi l'ouvrage de M. l'abbé Caupert : *Dieu et l'homme dans leurs rapports;* Paris, 1854, chez Douniol, 1 vol. in-8°.

d'une substance *conductrice,* retenue par une enveloppe *isolante.*

6. L'électricité humaine n'agit pas seulement par le contact immédiat, elle agit aussi à distance, en tel ou tel sens, en raison de la sphère d'activité qu'elle possède et de la volonté avec laquelle elle est projetée.

7. Tout homme qui a la faculté de mouvoir ses membres a la faculté de magnétiser, puisque *magnétiser,* c'est étendre son atmosphère électro-nerveuse, c'est diriger sur un autre individu le principe de vie qui produit en nous les mouvements volontaires.

8. Le magnétisme se pratique par quelque méthode que ce soit, parce que toutes se réduisent à disposer de son principe de vie au profit d'une autre organisation.

9. Le corps du magnétiseur est une vraie machine sécrétant de l'électricité; ce fluide, mis en mouvement par sa volonté, s'introduit dans le système nerveux du magnétisé, puis se mêle à sa propre activité, plus ou moins facilement, selon les rapports analogiques qu'il rencontre.

10. Le repos du corps, le calme de l'esprit, sont seuls exigés de celui qui se soumet au magnétisme : certaines, conditions morales telles que l'espérance, la confiance, le consentement même, ne sont pas absolument nécessaires.

11. L'imagination du sujet, loin d'être la cause des phénomènes magnétiques, y mettrait plutôt obstacle en activant trop chez lui la circulation nerveuse, l'exhalation, qui est l'antagonisme de l'absorption. La passiveté d'esprit et du corps sont les dispositions les plus favorables que l'on puisse rencontrer.

12. Il peut y avoir entre deux individus une lutte magnétique, dans laquelle le magnétiseur lui-même soit vaincu ; ou bien, les forces étant égales, ils se retireront, emportant tous deux une lassitude plus ou moins longue à se dissiper.

13. La puissance magnétique n'a rien en soi de surnaturel : c'est une faculté à la fois physique et morale, commune à tous les hommes, mais inégalement départie à chacun d'eux.

14. Le mode particulier d'existence, désigné sous le nom de *somnambulisme*, présente une combinaison mystérieuse de l'état de veille et de l'état de sommeil.

15. Le somnambulisme peut être produit : 1° par le jeu propre de l'organisme, comme chez les noctambules, et dans certains cas d'hystérie ou de catalepsie ; 2° par l'action d'un individu sur un autre ; 3° par l'action de l'âme sur notre propre corps, à l'aide du fluide nerveux, comme on en a vu des exemples chez quelques philosophes de l'antiquité, et, de nos jours, chez les convulsionnaires.

16. Les noctambules, ou somnambules naturels, sont mis facilement en somnambulisme artificiel par l'action magnétique ; ils présentent alors des phénomènes psychologiques plus complets, mieux réglés.

17. Les phénomènes psychologiques observés pendant le somnambulisme doivent être rapportés à l'âme d'abord, puis au cerveau devenu meilleur serviteur, meilleur associé.

18. Pendant le somnambulisme, l'âme manifeste quelquefois des facultés qu'elle possède sans doute, mais qui dans l'état de veille ne peuvent pas se traduire au dehors.

19. Le magnétisme rappelle à l'homme sa grandeur primitive, en lui donnant momentanément comme un éclair des lumières plus vives, plus étendues qu'il possédait avant sa chute : l'expérience prouve qu'en général l'individu somnambulisé est plus raisonnable, plus moral, plus religieux.

20. L'état moral habituel du magnétiseur exerce ainsi que son état actuel une puissante influence sur la nature du fluide magnétique, lequel est d'autant plus bienfaisant qu'il a été élaboré par un organisme plus pur.

21. Il existe différents degrés de somnambulisme, selon le degré de pureté de celui qui émet et de celui qui reçoit.

22. Les extases naturelles et surnaturelles sont d'un ordre d'autant plus supérieur qu'elles appartiennent à des âmes en union plus parfaite avec Dieu. Quant aux prophètes, ils ont toujours vû dans l'ordre surnaturel.

23. Il y aurait ignorance à nier tout phénomène physiologique dans le prophète ; mais il y aurait impiété ignorante à conclure d'une certaine analogie à l'identité absolue avec les somnambules.

24. C'est par l'ignorance des lois du magnétisme qu'on a prétendu qu'il était essentiellement immoral et toujours dangereux. Pratiqué dans certaines conditions et avec certaines précautions, le magnétisme est au contraire éminemment moral et presque toujours bienfaisant.

Telle est en vingt-quatre propositions l'analyse de l'ouvrage de M. Loubert.

Qu'est-ce que le Magnétisme ? se demande le docteur Émile Gromier dans une *Étude historique et critique des principaux phénomènes qui le constituent*. Voici le résumé de ce travail consciencieux, qui a paru en 1850 : « Tout en reconnaissant les phénomènes magnétiques au point de vue de leur existence, dit le savant médecin de l'Hôtel-Dieu de Lyon, nous différons des magnétiseurs dans les points essentiels. Au lieu de reconnaître un fluide particulier qui produit au hasard, ou suivant certains procédés, des phénomènes vaguement déterminés ; au lieu de reconnaître chez les somnambules un instinct qui domine fatalement l'intelligence, nous plaçons en première ligne *l'influence intellectuelle du magnétiseur, qui se transmet par la pensée au sujet magnétisé, et établit en quelque sorte une identification parfaite et temporaire entre leurs deux existences*. De cette théorie, qui n'est que la déduction rigoureuse des faits, nous faisons découler cette conséquence : que tous les phénomènes que l'on attribue à de nouvelles facultés qui naissent chez les somnambules, ne sont que le résultat de l'influence transmise par le magnétiseur, et que celui-ci est responsable des accidents qui peuvent se produire, parce qu'il dépend de lui d'en provoquer ou d'en empêcher la manifestation. »

— Si maintenant l'on veut connaître mon opinion sur le magnétisme animal dans l'état actuel de la science, je vais l'énoncer avec franchise et en peu de mots.

Je pense que s'il y a de la superstition à ne voir dans le magnétisme animal qu'une intervention diabolique, ou bien d'*esprits fluidiques*, il faut aussi être d'une grande simplicité pour croire aveuglément toutes les merveilles qu'on lui attribue, comme il faut une grande dose de présomption pour nier certains faits physiques et psychologiques, inexplicables, il est vrai, mais fréquemment observés par des hommes dont on ne saurait mettre en doute ni les lumières, ni la prudence, ni la probité: tous les faits négatifs ne sauraient détruire un seul fait positif.

Le magnétisme me semble être un agent naturel, *physique et moral*, dont l'homme ne devrait se servir que pour le soulagement de ses semblables.

C'est un remède parfois héroïque, souvent dangereux, dont l'administration ne devrait être confiée qu'à des médecins honorant leur profession, et, autant que possible, assistés d'un ou deux témoins parents ou amis du malade. J'ai acquis la conviction que la présence des témoins est nécessaire : 1° sous le rapport des mœurs; 2° sous le rapport des secrets; 3° sous le rapport des intérêts commerciaux et de famille.

Sans adopter complétement les conclusions du *Rapport de l'Académie royale de Médecine*, en 1831, je crois que le magnétisme peut être essayé avec avantage et en toute sûreté de conscience, particulièrement pour la guérison de certaines affections nerveuses qui auraient résisté aux traitements les plus rationnels; mais qu'alors, fût-ce entre personnes de même sexe, il exige encore les précautions que je viens de recommander.

Quant à son action curative dans quelques cas réputés incurables, on en trouve des exemples frappants dans l'ouvrage de M. l'abbé Loubert et dans celui que le docteur Charles de Résimont a publié sous le titre suivant : *Le Magnétisme considéré comme moyen thérapeutique ; son application au traitement de deux cas remarquables de névropathie.*

Relativement à la question des *tables tournantes*, dont je n'ai guère eu le loisir de m'occuper, les partisans outrés du magnétisme ont été jusqu'à croire que l'*homme peut communiquer à la matière insensible une partie de sa force propre de locomotion, s'en faire obéir, et même lui transmettre, jusqu'à un certain point, la faculté d'une seconde vue, particulière au somnambulisme et à la catalepsie.* Mais les expériences de M. Faraday ont démontré que, sans en avoir conscience, les opérateurs exercent un mouvement latéral, pendant lequel la table reste ce qu'elle est, c'est-à-dire un corps inerte, incapable de se mouvoir autrement que par l'application mécanique d'une force. Les effluves de la plus intense volonté se trouvent, en effet, arrêtées par la présence de l'aiguille indicatrice, dont le déplacement dit assez : *Ne poussez donc pas !*

Voici maintenant quelques données positives, extraites du journal que j'ai tenu pendant le peu de mois que j'ai pu consacrer à vérifier l'action curative du magnétisme.

J'étais dans des dispositions sceptiques et moqueuses à l'égard de cet agent, quand le vénérable M. Marduel, curé de Saint-Roch, vint me consulter avec un de ses collègues sur son emploi comme moyen thérapeutique. Deux sœurs, leurs pénitentes, tombaient tous les mois d'attaques de nerfs épileptiformes. Les divers traitements mis en usage jusqu'alors ayant échoué, l'avis des médecins consultés en dernier lieu avait été qu'elles fussent soumises à l'action magnétique. Les deux ecclésiastiques me demandèrent donc ce que j'en pensais, et si je croyais qu'ils pussent en permettre l'essai sur les jeunes malades auxquelles ils portaient le plus grand intérêt. Je répondis à leur confiance en leur avouant que j'étais tout à fait étranger à l'étude du magnétisme, et que, d'après les opinions contradictoires de ses partisans et de ses détracteurs, j'avais cru devoir jusqu'ici me reposer dans une insouciante ignorance. Sur leur invitation pressante, je me livrai pendant deux mois à des expériences faites avec un esprit dégagé de toutes préventions, et bientôt je pus leur conseiller, en connaissance de cause, de laisser soumettre les deux sœurs au traitement magnétique prescrit par les médecins, mais avec les précautions que l'expérience m'avait démontrées nécessaires[1]. La mort de M. Marduel ne m'a pas permis de connaître le résultat obtenu.

J'arrive à celui de mes propres expériences, et, dans l'intérêt de la science, je vais consigner, sans aucune restriction, les non-succès, les améliorations et les guérisons survenues sous l'influence de cette bizarre médication.

J'ai complétement échoué dans deux cas de *névralgie faciale* très-ancienne, malgré les dispositions favorables des malades, âgés, l'un de 36 ans, l'autre de 60.

— Je n'ai non plus amené aucune amélioration chez une femme de 32 ans, affectée de gastro-enté-

[1] *Voy.* ci-dessus, p. 391.

ralgie, par suite de chagrins domestiques persistants.

— Un tourneur en bois, âgé de 45 ans, tourmenté depuis sa jeunesse d'atroces *migraines* revenant périodiquement, a parfois éprouvé un léger soulagement pendant qu'il était soumis à l'action magnétique. Ses crises, du reste, ont continué de reparaître avec la même régularité et la même violence.

— Affecté moi-même d'une migraine héréditaire, je me suis plusieurs fois soumis, sans le moindre succès, à des passes faites avec le plus grand soin par des mains amies.

— J'ai magnétisé inutilement une dame sexagénaire, atteinte d'une *mélancolie suicide*, et qui d'ailleurs apportait les dispositions les plus hostiles.

— Après une vingtaine de séances, deux jeunes filles, affectées de douleurs rhumatismales chroniques, ont éprouvé une amélioration sensible et prolongée.

— Une seule séance a suffi pour guérir radicalement une ouvrière, d'une trentaine d'années, qu'une *névralgie sciatique* des plus violentes tenait impotente depuis quinze mois. Pendant le sommeil, que j'ai laissé durer environ une demi-heure, tout son corps était couvert d'une sueur écumeuse. Je la magnetisais un jour d'été, par une température de 26 à 28 degrés; j'étais excédé de fatigue et de chaleur, et je me rappelle que les passes nombreuses que je lui fis me procurèrent un calme et une sensation de fraîcheur des plus agréables.

— Le jeune H., depuis sept ans affecté d'épilepsie, par suite d'une vive frayeur, n'a pas vu revenir une seule fois ses accès quotidiens pendant les soixante jours qu'il a été soumis à l'action magnétique. Son intelligence se développa notablement, son caractère devint moins difficile, et ses parents se réjouirent de voir reparaître les sentiments religieux qu'ils lui avaient inspirés dans son enfance. Malheureusement, les accès n'ont pas tardé à revenir quand le jeune malade eut quitté Paris. Il est bien à regretter qu'on n'ait pu continuer de le magnétiser à la campagne.

— J'ai débarrassé instantanément une demoiselle de quarante ans d'un *hoquet convulsif* dont elle était tourmentée depuis plusieurs semaines.

— Une demi-heure a suffi pour guérir Mme L. d'une névralgie intercostale dont elle était tourmentée depuis plusieurs mois, et qui, se reproduisant toutes les nuits, l'empêchait de prendre aucun repos. La nuit qui suivit la séance, elle dormit paisiblement huit heures de suite; et moi, par compensation, je ne fermai pas l'œil un seul instant.

— Une religieuse carmélite, atteinte d'un trismus rebelle à tous les moyens thérapeutiques ordinaires, put desserrer les dents, parler et manger, immédiatement après quelques passes magnétiques auxquelles le savant et modeste abbé Boudot, son supérieur, lui conseilla de se soumettre.

— Une autre religieuse, postulante de Saint-Vincent-de-Paul, allait être rendue à sa famille, parce qu'au moment de l'élévation, elle poussait des cris involontaires qui troublaient l'office divin, et qui nécessitaient qu'on la fît sortir de l'église. Magnétisée cinq ou six fois, elle cessa d'éprouver ces accidents spasmodiques, et put rester dans la communauté.

— Le jeune A. P., affecté de monomanie religieuse avec penchant au meurtre, a été radicalement guéri après la septième séance. J'ai rapporté cette observation avec détail dans la *Médecine des Passions*, p. 764, de la seconde édition.

— Mlle A. D., depuis plusieurs mois atteinte de démonomanie à la suite de lectures licencieuses, a été aussi complétement guérie après trois séances d'une demi-heure chacune. L'influence calmante du magnétisme étant venue en aide aux bons conseils de son confesseur, conseils jusque-là infructueux, son imagination rassurée ne vit plus reparaître les flammes ardentes qui la dévoraient toutes les nuits.

— La femme d'un de nos confrères, qui depuis un mois éprouvait des vomissements spasmodiques dépendant d'une maladie de l'utérus, en a été immédiatement débarrassée par deux boutons de pâte de Vienne que je lui appliquai sur la région lombaire pendant son somnambulisme, sans qu'elle en ressentît la moindre douleur.

— Mlle P. S., âgée de dix-huit ans et demi, somnambule naturelle dès son enfance, était affectée d'aménorrhée et de chlorose, qui n'ont pas tardé à disparaître sous l'influence du magnétisme direct, le seul auquel j'aie quelque confiance. Cette malade n'a jamais pu lire de l'écriture ni de l'impression appliquées sur la région épigastrique. Une montre lui ayant été présentée deux fois à la nuque, elle a indiqué l'heure avec précision. Ayant au même instant déplacé les aiguilles, je lui ai redemandé quelle heure elle voyait, et elle s'est grossièrement trompée. On lui a mis sur l'estomac une miette de gâteau, tirée de la poche d'un enfant, aussitôt elle s'est écriée :

Je sens la biscotte de Bruxelles : c'était exact. Du reste, elle tricotait, cousait et écrivait régulièrement dans l'obscurité.

— Pendant un sommeil artificiel, qu'elle trouvait *plein de tristesse,* Mlle P. S. a montré des moyens intellectuels bien supérieurs à ceux qu'elle avait dans l'état de veille. Elle a, par exemple, commenté avec un goût exquis une fable de La Fontaine, tandis qu'à mon insu, un jeune enfant lui traversait la paume de la main avec une grande épingle à cheveux. Avant d'être magnétisée, cette jeune personne, l'une des élèves les plus distinguées de l'*École royale de chant*, possédait un contralto très-grave, il est vrai, mais un peu rude et tout à fait monotone; pendant le somnambulisme, elle parvint, à l'aide de quelques conseils, à chanter avec autant de goût que d'expression; ce qu'il y a de plus étonnant, c'est qu'elle conserva désormais ces précieuses qualités musicales, ainsi qu'un timbre de voix plus doux et pourtant plus vibrant.

Dans mes expérimentations sur Mlle P. S., j'ai constamment remarqué que la soie, si mauvais conducteur de l'électricité, transmettait fort bien le fluide magnétique : d'où l'on pourrait conclure que s'il y a *analogie,* il n'y a point *identité* entre ces deux fluides.

Je termine ce que j'ai à dire sur le magnétisme par deux observations non moins intéressantes au point de vue psychologique qu'au point de vue médical.

Monomanie du magnétisme. — Au commencement de 1830, je fus appelé, vers dix heures du soir, pour pratiquer une saignée à une dame du voisinage qui m'était entièrement inconnue. J'avais d'abord refusé d'y aller, alléguant que je saignais seulement mes malades, quand son beau-frère, sous-intendant militaire en retraite, vint me supplier de porter secours à sa parente en ce moment privée de sentiment, et dont le médecin demeurait à plus d'une lieue. Arrivé chez la malade, que je trouvai renversée dans un fauteuil, la tête brûlante, la figure injectée, le pouls fréquent, faible, parfois imperceptible, je me hâtai d'aérer la chambre, qui était d'une petite dimension, et où régnait une chaleur excessive. Pendant que sa fille apprêtait les objets nécessaires pour la saignée prescrite par leur médecin, le pouls s'améliorait d'une manière sensible : je ne doutai plus que la privation d'air vital ne fût la cause déterminante de cette syncope; et en effet, la malade ne tarda pas à recouvrer connaissance. Après que je lui eus adressé quelques questions, auxquelles elle me répondit avec une parfaite lucidité, elle ne tarda pas à ajouter : « N'est-ce pas, docteur, que je ferais un sujet précieux pour le magnétisme? » Et comme je souriais d'un air d'incrédulité, elle reprit gravement : « Est-ce que, par hasard, vous n'auriez pas foi au magnétisme? Dans ce cas, donnez-moi votre main; vous ne tarderez pas à être convaincu. » En lui donnant la main, je sentis son pouls revenu à l'état normal, et je me dis intérieurement : « Voilà un sujet éminemment nerveux et impressionnable; je vais me borner à lui prescrire pour ce soir un pédiluve, des lotions froides sur la figure, une infusion de tilleul; demain matin, son médecin jugera de l'opportunité de la saignée. » J'avais à peine arrêté ma résolution, que Mme B., dont le faciès avait pris une expression particulière, pousse un profond soupir, et dit : « C'est fait ; je dors ! » Puis, quittant ma main, elle répéta mot pour mot la prescription que je venais de faire mentalement. Un instant mon scepticisme fut ébranlé ; mais j'y retombai dès que la singulière malade m'eut dit : « Je peux devenir un sujet bien plus extraordinaire que tous ceux dont il a été fait mention jusqu'ici dans les annales du magnétisme. Une seule condition est nécessaire pour l'entier développement de mes facultés : c'est que vous me dirigiez, et vous seul le pouvez depuis que mon étoile, depuis que Napoléon a disparu. O docteur, quelle fortune, que dis-je ? quels monceaux d'or nous amasserions ensemble ! » Je ne sais si Mme B. s'aperçut de ma répugnance pour cette association ; mais, passant aussitôt à une autre série d'idées, elle se débarrasse d'un grand châle qui l'enveloppait, et, se levant à peine vêtue, elle s'arrête au milieu de la pièce, en prenant une pose académique. En vain son beau-frère veut la faire asseoir, elle résiste ; sa fille lui jette alors sur les épaules un grand rideau bleu, dont elle ne tarde pas à se draper avec grâce ; puis, transformant son mouchoir de poche en une espèce de fouet : « Docteur, s'écrie-t-elle « avec enthousiasme, avez-vous vu à Saint-Roch le « tableau qui représente Notre-Seigneur chassant du « temple les marchands ? Le voici ; regardez bien ! » En ce moment, sa figure avait pris quelque chose d'extatique ; ce qui m'étonna le plus fut de la voir, pendant plus de cinq minutes, rester soulevée sur l'extrémité des orteils : un flambeau placé convenablement me permit de m'assurer que pendant cet espace de temps ses talons ne touchèrent pas une seule fois le parquet. Tout à coup, Mme B. ayant ajouté avec le ton du reproche : « Voyez, docteur, « quelle puissance vous exercez sur moi. » — « Eh « bien, me dis-je encore mentalement, s'il est vrai « que j'aie autant de puissance que vous le préten« dez, je désire que vous sortiez vite de cet état pour « que je puisse aller me reposer. » A l'instant même, Mme B., qui n'avait pas cessé depuis une heure de tenir les yeux fermés, se dirige vers moi en cherchant ma main; je la lui ai à peine donnée qu'elle retombe sur son fauteuil, reprenant sa physionomie et son timbre de voix ordinaires.

Après maintes sollicitations de la famille B. et de son médecin, je donnai des soins à cette malade extraordinaire qui éprouvait de temps en temps des accès d'hystérie, suivis d'un état comateux dont elle sortait aussitôt que je lui tenais les mains, parfois même à mon arrivée qu'elle annonçait une ou deux minutes d'avance. L'ayant magnétisée un assez grand nombre de fois sans apporter aucune amélioration à sa santé, je crus devoir renoncer à ce moyen dont Esquirol n'approuvait pas l'usage pour elle. Ce fut alors que, se livrant à l'idée fixe qu'elle parviendrait à une grande fortune avec le métier de somnambule, elle fit des dépenses immodérées qui contraignirent sa famille à la replacer dans un établissement d'aliénés où elle mourut plusieurs années après.

— L'observation suivante, par laquelle je termine ces documents impartiaux relatifs à l'histoire du magnétisme, intéressera aussi, je crois, sous plus d'un rapport.

Au mois d'avril 1832, pendant que le choléra sévissait avec le plus d'intensité, le comte D***, grand partisan du magnétisme, vint me chercher « pour *déparalyser,* disait-il, un de ses amis, le baron de L., à qui un charlatan avait retiré la faculté de marcher. » Voici les circonstances détaillées de ce mélodrame médical, où ne manquèrent ni les intrigants ni les niais.

Un sieur C., magnétiseur de profession, avait promis au baron L., âgé de 69 ans, de lui rendre infailliblement la vue dont il était privé depuis plusieurs années, par suite d'une double amaurose : on croit facilement ce que l'on désire; au bout de huit ou dix séances, le baron s'imagina voir des flammes passer devant ses yeux; il tint dès lors sa guérison comme prochaine, et gratifia d'un billet de mille francs son magnétiseur, qui ne revint plus. Surpris de cet abandon, il envoie chercher le prometteur de santé, qui essaie d'abord d'excuser son absence par un embarras d'argent dans lequel il a été jeté par sa famille, et qui arrive à demander une avance de deux mille francs à déduire sur ses honoraires ultérieurs. Détrompé par cette demande indiscrète, le baron refuse, ajoutant que sa fortune actuelle ne lui permet pas de continuer un traitement aussi dispendieux, qu'il est résolu de cesser immédiatement.

A ce refus inattendu, le sieur C. se serait emporté jusqu'à traiter son malade d'ingrat, et à le menacer, non-seulement de ne pas recouvrer la vue, mais encore de perdre l'ouïe et jusqu'à l'usage de ses membres. Débarrassé de ce prophète de malheur, le baron, à l'aide de sa canne et du bras de sa demoiselle de compagnie, se rend aux Tuileries pour faire sa promenade ordinaire ; il n'y peut pas rester longtemps, et rentre chez lui découragé, abattu à la seule pensée des nouvelles infirmités dont il doit être atteint. Le lendemain, vers trois heures de l'après-midi, s'étant encore traîné aux Tuileries, au moment où il veut se lever de dessus sa chaise, il sent les jambes lui manquer ; bientôt, un tremblement convulsif avec des mouvements désordonnés agite tous ses membres, et la surdité légère dont il est affecté depuis vingt mois augmente sensiblement. On fait aussitôt venir une chaise à porteurs, dans laquelle on place le malheureux aveugle, qui arrive à son domicile, rue de Sèze, affecté de paralysie presque complète de l'ouïe et des extrémités inférieures, avec une chorée ou danse de Saint-Guy des plus prononcées. Tant de maux à la fois égarent la raison de ce vieillard ; il demande à grands cris ses pistolets, pour se débarrasser d'une existence désormais insupportable. Sur ces entrefaites, le comte D*** qui venait lui rendre visite, et auquel il raconta ce qui s'était passé depuis deux jours, lui dit avec la foi la plus robuste : « Prenez courage, cher baron, ce n'est qu'une paralysie que votre charlatan de magnétiseur vous a donnée par la puissance de sa volonté ; mais mon médecin vous en débarrassera infailliblement par une puissance encore plus grande. Je vais le chercher. »

Au moment où le comte D*** arriva chez moi,

accompagné du gendre de M. L., plusieurs personnes en pleurs réclamaient à la fois et immédiatement ma visite pour de nouveaux cas de choléra. Je dus donc refuser d'aller, près de la Madeleine, chez un nouveau client, lorsque tant de bons et malheureux voisins avaient à chaque instant besoin de mes soins dans le XIIe arrondissement. Vers dix heures du soir, comme je me rendais à la mairie pour y faire mes deux heures de service à l'ambulance, la demoiselle de compagnie de M. L. venait me chercher en toute hâte. Elle n'avait pu empêcher le suicide qu'en promettant de ne pas revenir sans moi. Mon service de nuit pour les cholériques indigents ne me permit pas de la suivre; mais je lui donnai ma parole que le lendemain matin, avant huit heures, je serais auprès de son intéressant malade : je fus exact.

Quand j'entrai chez le baron, son valet de chambre s'empressa de m'annoncer à l'aide d'un cornet acoustique. Ma présence produisit sur le pauvre aveugle un effet magique: à la sombre expression de ses traits succéda tout à coup celle de l'espérance, qui est déjà du bonheur. Il me sourit avec reconnaissance, me pressa affectueusement les mains, puis s'écria avec une joie indicible: « Enfin vous voilà, je vais donc être guéri! » A ce mot *guéri*, je sentis augmenter la conscience que j'avais de l'insuffisance de l'art dans un cas aussi grave: « Le sujet est presque « septuagénaire et tout à fait amaurotique, me disais-« je; depuis deux ans il éprouvait de la dysécie, et « depuis deux jours, la surdité, devenue presque « complète, se trouve compliquée de résolution des « membres inférieurs, avec une danse de Saint-Guy

26.

« des plus violentes que j'aie jamais observées. Que « peuvent les agents thérapeutiques ordinaires? Que « pourrait le magnétisme contre une altération « ancienne et progressive du système nerveux céré- « bro-spinal? »

J'étais plongé dans un profond découragement, quand le pauvre malade, bien convaincu que j'allais le guérir, et du reste parfaitement stylé par son ami le comte D***, me présente gaiement les pouces, me suppliant de me mettre vite en rapport avec lui. Il n'y avait pas à hésiter: je commençai donc machinalement, avec *charité* sans doute, mais sans *foi* ni *espérance*. Quel ne fut pas mon étonnement, après deux ou trois minutes d'un simple rapport par les pouces, de voir les mouvements perpétuels et désordonnés des jambes diminuer peu à peu, puis disparaître! Remonté par ce premier succès, je pratique quelques passes, auxquelles ne tarde pas à succéder un calme complet. Je cesse d'en faire, de légers mouvements involontaires se reproduisent; je les continue à distance, à l'insu de l'infortuné sourd et aveugle, et tout rentra dans l'état normal: « Dé- « cidément, me dis-je en moi-même, l'imagination « n'agit pas seule dans cette circonstance; et, quand « elle agirait seule, il faudrait encore continuer un « traitement aussi simple qu'héroïque. » Je le continuai en effet, pendant une quinzaine de jours, au bout desquels la chorée avait totalement disparu. Toutefois, il était impossible au malade de se tenir debout ni de se retourner dans son lit. Pensant alors que le magnétisme pourrait être avantageusement remplacé par des frictions électriques, j'engageai le baron à se faire transporter tous les jours, dans un établissement consacré à ce mode de traitement. Une vingtaine de frictions ayant été faites sans apporter la moindre amélioration à l'état du malade, je conseillai au médecin ordinaire d'y substituer des commotions graduées à l'aide d'une chaîne métallique, placée sur la région lombaire. Sous l'influence de ce nouveau moyen, M. L. sentit ses jambes reprendre de jour en jour des forces, bientôt aussi, il put se retourner seul dans son lit.

L'émission des urines étant devenue un peu difficile, je prescrivis une légère décoction de chiendent nitrée et édulcorée avec le sirop des cinq racines. Le lendemain matin, le malade, qui n'avait pas pu uriner une seule fois de la nuit, présentait une distension considérable de la vessie. Avant de le sonder, je voulus m'assurer si la rétention ne tenait pas à un état spasmodique du sphincter vésical. J'avais à peine posé la main devant la région sus-pubienne, que le malade urina abondamment dans son pantalon. Cette excrétion continua de se faire avec régularité toute une semaine, pendant laquelle les commotions électriques furent continuées avec succès. La dysurie ayant reparu, j'eus recours au magnétisme avec le même succès que la première fois. Cependant, six semaines s'étaient écoulées, et le baron ne pouvait ni se lever seul de dessus sa chaise, ni rester une seconde debout sur les jambes. Ce fut alors que j'ajoutai aux moyens précédents des frictions faites, matin et soir, sur la région lombaire et sur les membres inférieurs, avec la *pommade phosphorique de Lescaux;* puis, chaque semaine, un bain artificiel de Plombières. Un mois après ce traitement complexe, le baron L., dont les forces et la gaieté revenaient d'une manière sensible, me surprit agréablement ainsi que ses enfants, en se levant tout à coup et en se rendant, d'un pas ferme, de sa chambre à coucher à son salon. Quelques jours après, étant venu me rendre visite, il fit seul et sans canne le tour de mon grand jardin; et, pendant plusieurs années, je l'ai maintes fois rencontré se promenant sur les boulevards ou aux Tuileries, comme s'il n'avait jamais éprouvé la moindre attaque de paralysie.

J'arrive au côté tout à la fois triste et plaisant de cette observation. Aussitôt que le directeur de l'établissement des frictions électriques vit le baron marcher d'un pas ferme sur les parquets cirés de ses vastes salons, il lui demanda de vouloir bien apposer sa signature à un certificat constatant que sa guérison était due à l'emploi exclusif des frictions. Cette cure avait été rapportée à quelques membres influents de l'Académie royale de médecine, qui avaient exigé une attestation du malade et du médecin, pour en faire mention en séance publique. Sur le refus du baron de rien signer avant de m'avoir consulté, l'homme aux frictions eut la faiblesse de s'emporter jusqu'aux injures et aux menaces envers le malheureux aveugle, qui, en sa qualité d'ancien militaire, commença par payer largement, mais exigea qu'on lui fît par écrit les excuses qui lui étaient dues [1].

[1] Pour consolider cette guérison remarquable et peut-être unique dans les annales de la médecine, l'électro-galvanisme fut employé, de loin en loin et avec succès, dans l'établissement du docteur Andrieux, à qui j'adressai le malade.

— Le directeur des bains de Tivoli demanda bien aussi un *petit certificat;* mais il comprit de reste qu'on ne pouvait pas attribuer uniquement à l'efficacité de ses eaux une guérison obtenue sous l'influence d'un traitement aussi complexe.

— Quant à M. Lescaux, le vénérable doyen des pharmaciens de Paris, qui avait fourni pour 160 fr. de pommade phosphorique, dont je suis loin de nier l'utile concours, il dit naïvement que la cure en question n'avait rien qui le surprît, et que si, au lieu de se borner à des frictions, les praticiens faisaient emboîter les jambes malades dans deux grands vases remplis de sa pommade, la plupart des paralysies disparaîtraient comme par enchantement.

Pour ce qui m'est personnel, on me remit, d'assez mauvaise grâce, de faibles honoraires; et, de 1833 à 1846, époque à laquelle je quittai Paris, oncques n'ai revu, ni chez moi ni chez lui, mon ancien malade, chez qui la mémoire du cœur était loin d'égaler l'activité des jambes, si merveilleusement revenue.

TROISIÈME PARTIE.

FONCTIONS GÉNÉRATRICES.

La génération est la fonction mystérieuse par laquelle l'être humain est appelé à transmettre la vie à un être semblable à lui-même ; son but providentiel est donc de propager l'espèce, en réparant les ravages que la mort fait chaque jour sur la terre. Ajoutons que si les animaux doivent reproduire leur espèce, l'homme seul a mission de créer la famille en perpétuant sa race. De la régularisation de cette fonction importante, c'est-à-dire de son accord avec l'hygiène, les lois et la Religion, naissent la vigueur des complexions, la force et la tranquillité des États, ainsi que l'accroissement des vertus de famille; tandis que les écarts habituels de l'instinct génésique amènent les plus grands maux, et sur l'individu qu'elle dégrade et sur l'espèce qu'elle appauvrit.

Contraint par les convenances de modifier ici le

plan suivi dans l'étude des fonctions de nutrition et de relation, nous nous bornerons à donner une suite de réflexions ou de préceptes usuels, dont l'enchaînement pourra suppléer au laconisme que nous avons dû nous prescrire [1].

De la transmission de la vie.

1. Comment a lieu le phénomène de la transmission de la vie ? Mystère non moins impénétrable que les phénomènes qui la conservent et que ceux qui la détruisent : les dernières recherches faites sur l'ovologie soulèvent à peine un coin du voile dont est couvert la merveilleuse fonction chargée de prolonger l'œuvre du Créateur.

2. Partisans des divers systèmes imaginés pour expliquer la génération et la différence des sexes ; savants aussi bien qu'ignorants, c'est toujours dans le récit biblique qu'il vous faut aller puiser les notions premières sur la préexistence des germes [2], sur

[1] Les parents et les personnes qui ont pour mission d'élever la jeunesse, pourront consulter la seconde édition de la *Médecine des Passions*, l'excellente *Hygiène des Familles*, publiée par le docteur F. Devay, et l'*Anthropologie* du docteur Antonin Bossu, ouvrage présentant une étude succincte des organes, fonctions et maladies de l'homme et de la femme. Dans ces trois traités, dont nous avons extrait quelques passages présentés ici sous forme d'aphorismes, le lecteur trouvera les développements désirables sur cette partie de l'hygiène morale, qui embrasse les intérêts les plus sacrés et les plus chers de l'humanité.

[2] « On ne peut disconvenir, dit Cuvier, que de tous les systèmes imaginés pour expliquer la génération des êtres organisés, celui de la préexistence des germes ne soit le plus tranquillisant pour l'imagination ; il ne fait que reculer la difficulté, mais il la porte si loin qu'elle semble disparaître. »

la formation du genre humain et sur les causes providentielles de son développement.

3. Ne la voit-on pas s'accomplir à la lettre, cette sentence portée par le Créateur contre nos premiers parents après leur déchéance : « Homme, tu mangeras ton pain à la sueur de ton front ; et toi, femme, tu enfanteras avec douleur [1]? » L'époque de la puberté n'est pas encore arrivée que déjà l'homme a commencé l'apprentissage du travail, et la femme celui de la souffrance.

4. Outre les maladies communes aux deux sexes, la femme n'est-elle pas exposée à des maladies particulières et fréquentes, à des indispositions conti-

[1] Sur 32,173 accouchements qui ont eu lieu à la Maternité de Paris, du 1er juillet 1842 au 30 juin 1852, l'on compte, il est vrai, 31,644 accouchements naturels ; mais il a fallu avoir recours à la version de l'enfant 282 fois ; à l'application du forceps, 214 fois ; à la céphalotripsie, 31 fois, à l'opération césarienne, 2 fois, dont une après la mort. Ajoutons que, sur ce chiffre de 32,173 accouchements, 1,647 femmes ont succombé : quelques-unes pendant le travail ou peu d'heures après ; presque toutes les autres à la suite de maladies puerpérales.

Voici le chiffre annuel des décès, tant des mères que des enfants :

ANNÉES.	FEMMES.	ENFANTS.	TOTAL.
1842.	256	247	503
1843.	186	204	390
1844.	168	227	395
1845.	139	175	314
1846.	148	195	343
1847.	133	198	331
1848.	110	217	327
1849.	117	175	292
1850.	132	170	302
1851.	136	252	388
1852.	122	190	312
EN ONZE ANS.	1,647	2,250	3,897

Je dois ce relevé statistique à l'obligeance si connue de notre savant confrère le docteur Danyau, chirurgien en chef de cet hôpital.

nuelles dépendant, de près ou de loin, des douloureuses fonctions de la maternité? Ce qui a fait dire au Père de la médecine : *Propter uterum mulier tota morbus est.*

5. Oh! oui, la vie de la femme apparaît au philosophe chrétien comme une longue expiation :

Elle souffre pour devenir nubile ;

Elle souffre à chacune des époques périodiques où elle l'est le plus ;

Elle souffre pendant les neuf mois qu'elle porte dans ses entrailles le fruit de son amour ;

Puis, pour le mettre au monde, il faut encore qu'elle perde des flots de sang, au milieu des spasmes et des cris de douleur où elle laisse quelquefois la vie.

Hérédité par voies de génération et d'allaitement.

6. Tristes suites du péché originel, les passions, les maladies et la mort sont un héritage que tous les parents transmettent à leurs enfants avec la vie. Seule entre les femmes, Marie a été *conçue immaculée;* aussi, après sa mort, son corps virginal n'est-il pas resté sur la terre : pour la Mère de l'Homme-Dieu, la nature a dû s'arrêter devant la grâce.

Chez l'homme comme chez toutes les espèces d'êtres organisés, les modifications et les anomalies physiques survenues dans une lignée tendent à se reproduire par voie de génération. Aussi, les variétés de l'espèce humaine n'indiquent-elles pas une diversité d'origine, mais seulement des altérations causées par le climat, par la manière de vivre, et par suite des difformités sporadiques devenues héréditaires.

7. Les maladies les plus susceptibles d'être ainsi transmises sont les suivantes : le crétinisme [1], la syphilis [2], les scrofules, la phthisie pulmonaire, les

[1] « Une commission de savants, instituée en 1850 par le roi de Sardaigne, a constaté que le crétinisme était presque toujours accompagné d'une conformation défectueuse du crâne, de l'absence de toute énergie musculaire, de l'impuissance et d'un idiotisme plus ou moins complet. Des observations faites sur le cadavre de quelques crétins lui ont démontré que, chez ces êtres incomplets, la matière cérébrale se trouvait en bien plus faible quantité que chez les autres hommes. Elle ne croit pas que le crétinisme et le goître soient nécessairement liés : la preuve qu'elle en donne, c'est que dans la population sarde alpestre, qui se trouve presque entièrement atteinte de goître, on ne rencontre aucune trace de crétinisme, tandis que dans certaines vallées supérieures, où le crétinisme est fréquent, on ne trouve pas de goîtres. Selon la commission sarde, le crétinisme endémique se rencontre seulement dans les vallées et dans les plaines voisines des plus hautes élévations alpestres ; il produit une espèce dégénérée, tantôt rachitique, tantôt monstrueuse dans ses proportions et dont l'aspect réalise tout ce que l'imagination peut concevoir de plus hideux. Comme s'ils avaient l'instinct de la répulsion qu'ils inspirent, ces êtres disgraciés recherchent les endroits les plus sombres, les trous sous les rochers, les marécages environnés d'arbres : l'abri le plus misérable leur suffit.

Sur une population de 2,650,905 habitants, la Sardaigne compte 5,073 crétins avec goîtres, et 2,014 crétins sans goîtres ;

2,165 de ces malheureux ne possèdent absolument aucune faculté raisonnable et n'ont pas même conscience de leur sexe ;

3,518 ont quelque faculté de langage, mais leur intelligence, si on peut ici employer ce mot, est limitée à leurs besoins corporels ;

Enfin, 1,414 sont un peu moins imparfaits au moral et au physique. On pourrait, avec beaucoup de soins, leur apprendre un métier quelconque. Ils ne sont pas, comme les précédents, absolument dépourvus de pudeur.

On a cru jusqu'à présent que le crétinisme ne se rencontrait plus dans les élévations supérieures à 1,000 mètres au-dessus du niveau de la mer ; mais cette opinion semble réfutée par la commission sarde qui a trouvé qu'à 1,600 mètres, la proportion des crétins goîtreux était généralement de 9 pour cent de la population totale. » (*Voir* le *Rapport de la Commission sarde.*)

[2] C'est dans un de ses traités sur cette maladie à la fois contagieuse et héréditaire que le docteur Desruelles a dit : « Il faut que la pensée se purifie pour que le corps se dépouille de la souillure qu'il a contractée. »

dartres, les affections organiques du cœur, la paralysie, l'épilepsie, les convulsions épileptiformes, la manie, la mélancolie-suicide, l'hypochondrie, l'hystérie, la migraine, la goutte, la gravelle, les calculs ou pierres, enfin les diathèses squirreuse et carcinomateuse.

8. Les penchants caractéristiques des races, si frappants chez nos animaux domestiques, notamment chez le cheval de course et le chien chasseur, n'ont d'autre origine que les habitudes acquises par les premiers parents, habitudes dont leurs descendants héritent, et qui constituent les *penchants instinctifs héréditaires*.

9. Les *monstres* ne sont que des aberrations de la fonction génératrice, et jamais le produit d'êtres d'espèces différentes. Quant à l'admission des *générations spontanées*, elle ne repose sur rien : la putréfaction pouvant bien être une cause de développement, mais non une *cause productrice de génération*.

10. Les enfants sont-ils prédisposés au même genre de passions que les auteurs de leurs jours ? Le raisonnement m'avait d'abord conduit à une conclusion affirmative ; l'observation d'un grand nombre de faits n'a depuis laissé aucun doute dans mon esprit : la peur, la colère, l'envie, la jalousie, le libertinage, la gourmandise et l'ivrognerie sont les passions dont j'ai vu le plus fréquemment la transmission héréditaire, surtout quand le père et la mère en étaient atteints tous les deux.

11. Dans le cours ordinaire des choses, la complexion, la constitution et le caractère des parents se

propagent à des générations entières, et se manifestent souvent bien plus chez les petits-fils que chez les propres enfants. C'est ainsi qu'une génération peut se trouver exempte d'une maladie héréditaire, qui ne se développe que chez la génération suivante.

12. Quand l'homme et les animaux domestiques ont été placés dans certaines conditions qui ont fait subir à leur nature une modification particulière pendant plusieurs générations, l'habitude devient pour la race comme une seconde nature.

13. Une des preuves les plus irrécusables de cette hérédité, c'est, de nos jours, l'effrayant accroissement de la prédominance nerveuse chez les masses. Quel en est le résultat? Plus d'esprit sans doute, plus d'activité et de besoin d'émotions; mais, par une triste compensation, moins de bon sens, de force, de santé, et de ce calme qui contribue tant au bonheur.

14. Une autre loi, bien consolante par l'application qu'en peut faire l'hygiène pour prévenir les maladies héréditaires, c'est la tendance de chaque type à reconquérir ses caractères primitifs, lorsque les causes qui l'en avaient fait dévier ne se trouvent plus peser sur lui.

15. Que cette question si grave de l'hérédité ne soit donc jamais perdue de vue dans le choix respectif des époux : l'influence héréditaire s'exerçant à la fois sur la santé et sur le caractère, par conséquent sur tout l'avenir des êtres auxquels ils peuvent donner la vie. Chose consolante ! l'espèce humaine ne porte pas uniquement en elle le germe de la maladie,

mais aussi celui de la guérison, témoin ces paroles de l'Écriture : *Dieu a créé guérissables toutes les nations répandues sur la terre* (*Sagesse*, I, 14).

16. *Avec le lait, les enfants sucent encore leur constitution, aussi bien que leur caractère.* C'est une considération assez grave pour déterminer les mères à nourrir elles-mêmes, pourvu qu'elles ne soient affectées d'aucune maladie constitutionnelle, ni d'aucune passion invétérée, ici doublement transmissibles par voie de génération et d'allaitement.

17. Une mère, atteinte d'une des maladies héréditaires ci-dessus mentionnées, et qui s'obstinerait à vouloir nourrir, ne ferait qu'empirer la constitution morbide de son enfant.

18. Quant aux femmes bien constituées, et qui s'abstiennent de nourrir pour des motifs plus ou moins frivoles, elles ne manquent guère de payer cette infraction aux lois de la nature : outre qu'elles compromettent l'existence de leurs enfants, elles sont mille fois plus exposées que d'autres aux accidents consécutifs d'une fonction dont la marche a été contrariée.

19. En nourrissant l'enfant à qui elle vient de donner le jour, la femme complète sa maternité ; en lui faisant prendre un lait étranger, elle n'est réellement mère qu'à demi.

20. Les parents se trouvent-ils dans la triste nécessité de confier leurs enfants aux soins d'une nourrice, c'est un devoir pour eux de ne pas la prendre au hasard, comme cela se pratique journellement, mais de la choisir d'après l'avis d'un médecin éclairé, qui examinera si la constitution de cette femme, son

caractère, son aisance, son bonheur domestique, peuvent neutraliser ou du moins contre-balancer les prédispositions fâcheuses qu'apporterait le nourrisson [1].

Croisement des races, des familles, des constitutions et des caractères.

21. Toutes les races humaines ont la faculté de se reproduire entre elles.

22. Toutefois, le mélange de races dégénérées à races dégénérées ne tarde pas à entraîner l'extinction des empires.

23. Autre remarque importante : le mariage d'un Éthiopien avec une femme blanche est souvent stérile, ou bien voit son rare produit s'abaisser vers la race nègre ou éthiopique, tandis que le mariage d'un blanc avec une femme de couleur est presque toujours fécond, et élève son produit vers la race caucasique

[1] *Voir* le tableau des qualités physiques et morales d'une bonne nourrice, p. 53-57 de la *Médecine des Passions*.

En 1854, une *Convention nationale d'enfants au-dessous d'un an* ayant eu lieu à Cincinnatus, à l'occasion de la foire de Springfield, 127 enfants ont été apportés de toutes les parties de l'Union, pour disputer les trois grands services d'argent, qui ont été donnés en prix aux trois enfants jugés les plus beaux et les plus vigoureux.

Cette institution, qui peut nous choquer, n'aurait rien que de louable, si, à l'instar des anciens Perses, on se fût occupé des élèves-enfants avant les élèves-bestiaux, et si les nourrices à gages étaient seules admises au concours. Au surplus, les mœurs musulmanes reconnaissent une certaine *parenté* entre enfants qui ont sucé le même lait; nous autres chrétiens, nous les appelons bien pendant quelques années *frère* ou *sœur de lait*, mais c'est tout.

ou arabe-européenne : c'est que *la Providence veut l'élévation des races, et non leur abaissement.*

24. Dans certaines limites, le mélange des races est l'un des moyens de perfectionner l'espèce humaine, la race supérieure imprimant son cachet aux deux tiers des enfants [1].

25. Pour l'enfantement civilisateur du monde, il est encore utile que de belles races de natures différentes se recherchent et s'unissent.

26. Si l'on redoute la stérilité ou l'affaiblissement constitutionnel des enfants, et, par suite, la prompte extinction d'une famille, on évitera les mariages consanguins, dans lesquels la nature semble prendre à tâche d'associer la difformité à la débilité originelle.

27. Pour le bien de l'individu comme pour celui de la famille, la loi de propagation incite deux personnes à se rechercher en mariage, par le fait même de certains contrastes physiologiques.

28. La sympathie, ainsi que je l'ai mille fois observé, est une affinité, une secrète attraction entre deux natures, entre deux caractères différents, qui, en s'unissant, se tempèrent et se complètent.

[1] Selon Fodéré, voici l'ordre le plus constant que suivent les maladies héréditaires et en particulier le crétinisme : 1° Si un mâle goîtreux, fils de goîtreux, à demi crétin, épouse une femme aussi à demi crétine, leur enfant est tout à fait crétin ; 2° si, au contraire, un mâle crétin au deuxième degré épouse une femme bien constituée de corps et d'esprit, il naîtra de cette union un enfant fort peu crétin ; et si celui-ci s'allie comme son père, l'enfant sera encore moins crétin. En croisant ainsi toujours les races, le crétinisme pourra s'éteindre tout à fait dans cette famille. Mais si le croisement n'est pas continué, et que le fils épouse une femme aussi crétine que lui, alors l'enfant ressemble au grand-père et non au père. (*Du Goître et du Crétinisme.*)—(*Voir*, précédemment, page 413, la note sur les crétins.)

29. Une preuve que le cœur humain cherche dans le mariage un double accord par antagonisme, c'est qu'en général on voit les hommes petits aimer les grandes femmes, et celles-ci préférer les hommes d'une taille médiocre. Quant au moral, l'homme vif ou emporté se sent plus attiré vers une femme dont la qualité dominante est la douceur, tandis que la femme douce choisit plutôt un mari dont le caractère aura de la résolution et de la fermeté. J'ai fait la même remarque sur le croisement des tempéraments ou, pour mieux dire, des constitutions.

30. Sans aucun doute, l'antagonisme appliqué avec mesure et discernement serait le moyen le plus naturel et le plus efficace pour arriver à donner aux masses ces *constitutions tempérées* chez lesquelles la santé, la raison et la vertu sont moins rares et bien moins fragiles que chez les constitutions *apathiques* ou *irritables*; d'autant plus nuisibles qu'elles sont plus portées à l'extrême.

Du Mariage.

31. Institué par le Créateur lui-même, le mariage est le fondement et la sauvegarde de la société; la loi civile le reconnaît et le protége; la loi chrétienne fait plus : elle le bénit, l'ennoblit, et le couronne en l'élevant à la dignité de sacrement.

32. Non, le mariage ne saurait se borner aux simples formalités d'un contrat civil; la fusion de deux existences en une seule veut être empreinte du double sceau de la loi et de la Religion.

33. Entre chrétiens, toute union rejetant la sanction divine ressemble trop à une apostasie et à une flétrissure; aussi l'épouse selon la loi s'empresse-t-elle de se rendre à l'autel, tandis que celle que l'époux n'a pas présentée devant Dieu n'ose pas lever le front devant les hommes [1].

34. Le double but du mariage est de donner à la patrie des citoyens robustes, dévoués, et de former pour Dieu des âmes dignes de lui.

35. Avant de laisser accomplir un des actes les plus graves de la vie humaine, un acte sur lequel repose peut-être l'avenir de plusieurs générations, ô parents! recherchez d'abord quelles maladies ont sévi sur chacune de vos familles; puis vous examinerez sérieusement l'âge, la constitution, la santé, le degré de parenté, le caractère, les principes, l'éducation, la position sociale, enfin la fortune, l'esprit, la beauté des deux êtres que vous voulez lier à jamais.

36. Ici l'intervention d'un médecin éclairé et ami est chose indispensable pour bien apprécier tout ce qui est relatif aux titres sanitaires des deux familles, particulièrement aux maladies actuelles ou aux prédispositions maladives de chacun des futurs époux.

37. *Age.* — Dans l'état actuel d'affaiblissement

[1] *Voir* les éloquentes *Réflexions sur le Mariage civil et religieux,* par M. P. Sauzet, Lyon, 1853, in-8°; et la *Lettre de N. S. P. le Pape Pie IX à S. M. le roi de Sardaigne,* 19 septembre 1852.

Depuis l'année 1826 jusqu'au 31 décembre de l'année 1854,

28,610 ménages inscrits,
26,624 mariages justifiés,
18,424 enfants légitimés,

tels sont les encourageants résultats obtenus par la Société charitable de Saint-François-Régis de Paris, pour le mariage civil et religieux des pauvres du département de la Seine et la légitimation des enfants.

physique produit par la prédominance nerveuse chez les masses, l'âge de vingt ans pour la femme, et celui de trente pour l'homme, sont ceux qui peuvent former les unions les plus avantageuses au point de vue de la vigueur et de la viabilité des enfants. Les mariages plus précoces, et ceux qui ont lieu entre âges par trop disproportionnés, sont rarement favorables au bonheur domestique.

38. *Constitution.* — Évitez, autant que possible, d'associer des constitutions tout à fait semblables, surtout si la prédominance nerveuse est extrême : de cette prédominance à la maladie, il n'y a qu'un pas.

39. *Santé.* — Le bonheur conjugal est tout aussi compromis que la santé des enfants, quand l'un des époux apporte dans la communauté une complexion excessivement débile, ou le germe de quelque maladie contagieuse.

40. En prohibant les mariages consanguins, les institutions canoniques ont fait preuve d'une grande sollicitude et d'une science profonde des lois de la vie : la dégénération de l'espèce et la rapide extinction des familles sont choses frappantes, quand de proches parents s'obstinent à ne permettre les unions qu'entre eux, soit pour accroître leur fortune, soit pour conserver la prétendue *pureté du sang*[1].

[1] Écoutons ce que dit à ce sujet un de nos plus savants prélats : « Gardez-vous de murmurer contre les prescriptions de l'Église, qui défend les mariages entre proches parents : elle le fait non-seulement dans l'intérêt des bonnes mœurs, mais encore pour rendre un immense service à l'humanité. L'appauvrissement des races, la décadence des intelligences, un esprit d'égoïsme, un mur de séparation élevé entre les habitants d'une même localité, tels sont les résultats ordinaires de ces mariages, devenus trop communs dans nos provinces. Comprenez donc mieux l'esprit de l'Église, et ne lui

41. *Caractères.* — Après les garanties physiques, premières conditions de l'existence, viennent les garanties morales, conditions essentielles du bonheur domestique. Pour assurer ce bonheur, on recherchera certains contrastes dans le caractère, avec de grandes harmonies de cœur entre les époux.

Du reste, comme le voulait Napoléon, on ne devrait pas permettre le mariage à des individus qui ne se connaîtraient pas au moins depuis six mois.

42. *Principes.* — Les principes religieux, base de toute société, sont l'un des plus fermes appuis du bonheur conjugal, pour le maintien duquel le devoir exige de part et d'autre tant et de tels sacrifices que la Religion peut seule aider à les accomplir.

43. *Éducation.* — L'éducation, qui est pour l'homme ce que la culture est pour la terre, disposera les époux à une vie calme et vertueuse si elle a été bonne,

reprochez pas les faibles aumônes qu'elle vous demande, aumônes qui compensent si imparfaitement la brèche faite à sa prudente discipline. » (Son Eminence le cardinal DONNET, *Instruction pastorale sur le Mariage envisagé comme contrat civil et comme sacrement.*)

Il y a quelques années, le pape Grégoire XVI disait à un de mes confrères que la plupart des mariages entre proches parents sont stériles, ou que parmi le petit nombre d'enfants débiles qui en proviennent, on compte souvent des sourds-muets, des aveugles, et des difformités plus ou moins grandes. Aussi, ajoutait le Souverain Pontife, est-ce à regret que l'Église accorde des dispenses pour quelques-unes de ces alliances de familles. Ces craintes ne sont que trop justifiées par les recherches statistiques des physiologistes contemporains.

On lit dans le *Rapport* de 1850 sur l'administration de la justice civile : « De 1831 à 1850, le nombre des dispenses pour mariage a augmenté de près de deux cinquièmes. En voici le nombre moyen annuel, suivant leur nature : de 1846 à 1850, la loi civile a accordé 851 dispenses, lesquelles se partagent ainsi : dispenses d'âge, 9 ; — de parenté, 93 ; — d'alliance, 749 ; total, 851. C'est, par année, 87 dispenses de plus que pendant la période 1841-1846.

c'est-à-dire si elle a eu en vue le développement harmonique des forces physiques, de l'intelligence et de la sensibilité.

44. *Position sociale.* — Autant que possible, ne la prenez ni trop basse ni trop élevée; préférez-la modeste et bien assortie. Si le vrai bonheur pouvait se rencontrer quelque part, ce serait dans une honorable médiocrité.

45. *Fortune.* — Sans doute, la richesse ne fait pas le bonheur, mais elle y contribue beaucoup, et par le confort qu'elle répand dans la famille, et par tout le bien qu'elle permet de faire aux malheureux.

46. *Esprit.* — Recherchez plutôt le bon sens que l'imagination, cette folle du logis : mieux vaut un jugement droit qu'un esprit vif; gardez-vous surtout de deux esprits pour une seule maison. Ici encore il faut un certain contraste qui, avec le temps, finira par produire l'*aimable raison.*

47. *Beauté.* — La beauté, fort souvent placée en première ligne, est si passagère, si fragile, qu'on ne doit pas, raisonnablement, y attacher trop d'importance. Jointes à la grâce, leur compagne ordinaire, les qualités du cœur et de l'esprit sont bien autrement durables, et beaucoup moins dangereuses.

48. Ces diverses conditions ne se rencontrant réunies que fort rarement, on s'attachera aux plus essentielles, surtout au caractère, cette empreinte physique et morale de l'individu. Quand deux caractères se conviennent parfaitement et depuis longtemps, l'avenir conjugal peut espérer plus de beaux jours que quand les mariés se sont à peine connus avant leur union : c'est, en effet, le frottement journalier

des caractères qui produit le calme domestique, ou, trop souvent, ces tempêtes conjugales suivies de scandaleuses séparations [1].

De la Polygamie.

49. On conçoit la pluralité des femmes dans la religion mahométane, religion toute sensuelle, dont le but politique est la fusion des races de couleurs différentes en une seule grande famille. Mais, chez les peuples chrétiens, qui présentent même forme et même couleur, la loi civile, d'accord avec la loi religieuse, a dû n'assigner à l'homme qu'une seule compagne : loi bienfaisante qui épure son cœur, favorise le développement de ses facultés physiques et intellectuelles, relève la condition de la femme, et ménage aux deux époux des douceurs morales inconnues dans la polygamie.

50. Le nombre des individus, à peu près égal dans les deux sexes, vient encore militer en faveur de la monogamie, qui, seule, permet l'établissement d'une société basée sur l'estime mutuelle et sur la reconnaissance des droits de l'humanité.

51. Reposant sur la déconsidération du sexe féminin asservi par le despotisme [2], et sur la vieillesse

[1] De 1841 à 1850, les tribunaux civils français ont reçu 10,616 demandes en séparation de corps, ce qui donne une moyenne annuelle de 1,062 unions mal assorties, sans compter un bien plus grand nombre de séparations sans formalités légales. Sur ces 10,616 demandes, 725 seulement (7 sur 100) ont été introduites par les maris, et 9,891 (93 sur 100) par les femmes.

[2] En Algérie, par exemple, les femmes arabes sont réduites à un tel degré d'abjection, qu'il n'y a plus pour leurs maris de différence entre elles et les

précoce des femmes de l'Orient, la polygamie brise une partie des liens de la famille, sans aucun profit pour la population : l'économie politique démontre qu'en dépit du choix brillant des femmes, la population ne gagne rien ni en quantité ni en qualité à ces sortes d'unions, communes seulement chez les riches, et qu'on pourrait qualifier de *libertinage légal*.

Ainsi la promiscuité des sexes fait dépérir les races, la polygamie les abaisse, la monogamie, ou plutôt le mariage, peut seul les relever.

Des Enfants et de la Stérilité.

52. En général, les enfants seront d'autant plus nombreux, plus forts, et ils offriront avec leur père une ressemblance d'autant plus grande que celui-ci aura apporté plus de franchise dans l'expression de sa tendresse.

53. A-t-il voulu se jouer de la nature, la nature ne manque guère de se venger, en lui donnant, au lieu d'un autre lui-même, un enfant débile, souvent difforme, et presque étranger à ses goûts comme à son caractère [1].

54. On a encore remarqué que les enfants survenus à la suite de ces grossesses *inattendues*, tiennent

bêtes de somme ; et encore ont-ils plus d'égards pour leurs chevaux. « Les quatre femmes qui vivent sous la tente d'un Arabe, dit le commandant Charles Richard, n'ont que trois choses à faire, et elles s'en acquittent avec une inaltérable périodicité : travailler, se battre entre elles, et être battues par leur époux commun. » (*Voir l'Annuaire de l'Algérie.*)

[1] Lire, à ce sujet, le passage d'une Instruction pastorale de Mgr Affre, cité dans la *Médecine des Passions*, p. 480 et 481.

beaucoup plus de la mère que du père, tant sous le rapport physique que sous le rapport moral.

55. Certes, les complexions des masses seraient bien autrement robustes, la viabilité plus grande, les difformités congéniales moins nombreuses, si le vœu de la nature était toujours rempli comme il doit l'être, c'est-à-dire avec une prévoyance conforme aux lois de l'hygiène, de la morale et de la Religion.

56. Quant à la *stérilité*, si elle dépend parfois d'un vice de conformation, elle est due, le plus souvent, à des excès antérieurs, ou à un désordre habituel dans le rôle de l'innervation.

57. La tempérance, le calme physique et moral, la navigation, les bains de mer; un changement de position sociale, de régime alimentaire, de climat ou simplement de résidence, ont plus d'une fois fait disparaître la stérilité, véritable infirmité qui cause le désespoir de tant d'honnêtes familles.

De la Grossesse, considérée comme éducation première de l'enfant.

58. La *gestation* ou *grossesse* est l'état de la femme qui a conçu, et qui, terme moyen, porte pendant 270 jours dans ses entrailles l'*œuf humain* (embryon et membranes enveloppantes), produit mystérieux du concours des deux sexes.

59. Que la grossesse soit *naturelle* ou *contre-nature*, c'est-à-dire *utérine* ou *extra-utérine*, l'ovule fécondé commence par recevoir le nom d'*embryon*;

— depuis le quatrième jusqu'au neuvième mois, il est appelé *fœtus;* — dès l'instant où il a jeté son premier cri dans le monde, c'est l'*enfant* (*infans*), l'être humain ne jouissant pas encore du privilége de la parole, qui consiste, comme nous l'avons dit, dans la voix *articulée* et *intelligente*.

60. Le voile épais répandu ici ne nous empêche pourtant pas d'entrevoir quelques-uns des soins pris par l'éternelle Sagesse. Et d'abord, pendant que l'ovule fécondé dans l'ovaire même s'achemine à travers la *trompe de Fallope* pour se rendre dans l'*utérus,* la muqueuse de ce viscère donne naissance à une poche remplie de liquide, afin de recevoir plus mollement le dépôt délicat qui va lui être confié. Cette poche a été nommée *membrane caduque*, parce qu'elle *tombe*, en se réfléchissant sur elle-même, quand l'ovule, qui l'a traversée, s'est suffisamment greffé aux parois utérines.

61. Outre ce premier berceau, deux autres membranes protectrices viennent envelopper l'ovule : l'une, externe et résistante (le *chorion*); l'autre, interne, lisse, transparente (l'*amnios*), remplie d'un liquide albumineux et aromatique. C'est au milieu des *eaux de l'amnios* que nage l'embryon, comme dans un fleuve en miniature (*amnis*).

62. Plus tard, garanti par ce bain général et continuel, le fœtus aura moins à souffrir des chocs extérieurs; ses petits mouvements se produiront avec plus d'aisance; enfin, sa tête, à proportion très-volumineuse, obéissant aux lois de la pesanteur, devra naturellement se présenter la première à travers des organes qui, au moment du travail, seront

rafraîchis et peu à peu dilatés par une poche présentant à la fois résistance et mollesse.

63. Rien certes n'a été négligé pour que le fœtus fût parfaitement abrité; mais quels liens assez intimes peuvent lui permettre de vivre aux dépens de sa mère pendant le long terme de neuf mois? Une masse rougeâtre, le *placenta,* sorte de gâteau vasculaire et charnu, se trouve implanté sur les parois utérines; puis, vers le centre de cet *arrière-faix* ou *délivre,* existent deux artères et une veine qui, sous le nom de *cordon ombilical,* vont établir la circulation sanguine entre ces deux existences momentanément confondues.

64. Voici donc l'homme futur qui se développe en absorbant les eaux de l'amnios dans lesquelles il est plongé, et en recevant par l'ombilic les matériaux bien autrement réparateurs que lui apporte le propre sang de sa mère.

65. Ce n'est guère avant trois semaines que le produit vivant de la conception commence à offrir quelque forme rudimentaire de l'espèce humaine; et pourtant, cette petite masse vermiforme porte déjà parfois le cachet physique et moral des aïeux, des deux aïeuls, et surtout des époux auxquels il doit l'existence.

66. Oui, le corps humain prend le développement qui lui est propre, sous l'influence de l'âme, principe insaisissable, mais coexistant avec les organes; de même l'âme, dans le développement de ses facultés, subit l'influence des organes auxquels elle est unie.

67. Cette coexistence, une fois admise, on pourra

mieux se rendre compte du phénomène de l'hérédité, laquelle, on ne saurait trop le dire, se montre susceptible d'être modifiée, souvent même détruite, selon l'éducation que l'enfant recevra plus tard.

68. Sans parler des métis, des quarterons et des mulâtres, cette double transmission n'a rien qui puisse nous étonner quand nous voyons toute la progéniture d'Adam hériter des passions, des maladies, de la mort, et notamment de l'*orgueil,* source de tout *mal.*

69. Que fait l'agriculteur désireux d'une bonne et abondante moisson? Il choisit du *bon* grain, et il le sème, en temps convenable, dans une *bonne* terre, bien préparée et qu'il a soin de débarrasser des mauvaises herbes : l'œuf humain est analogue à la graine du végétal, et il mérite, sans doute, une culture non moins prévoyante.

70. Aussi, dès que la femme se croit enceinte, doit-elle commencer l'éducation de l'être précieux qu'elle porte dans ses entrailles, de cette sensitive animée qui va participer à tous ses mouvements, à toutes ses impressions, à toutes ses émotions, à tous ses sentiments, à tous ses actes enfin, y compris les pensées bonnes ou mauvaises qui remueront son cœur en traversant son esprit.

71. Puisque c'est en se modifiant d'abord elle-même que la femme peut modifier son fruit, elle ne négligera rien de ce qui peut contribuer à la bonne trempe du corps[1] et de l'âme : car, remarquons-le

[1] Quel redoublement de soin ne mérite pas la mère, si, comme le prétend M. Serres, nos maladies organiques ne sont que des retours de l'organe affecté à quelques-uns des états où il se trouvait pendant la vie fœtale !

bien, il y a un enchaînement providentiel entre la force et les vertus, comme il en existe un entre la faiblesse et les vices.

72. La femme grosse est exposée à plusieurs indispositions tenant, les unes à l'action mécanique de l'utérus, les autres à l'action sympathique de ce viscère sur des organes plus ou moins éloignés : il en résulte souvent qu'elle devient impressionnable depuis la simple irascibilité nerveuse jusqu'aux goûts, aux fantaisies, aux idées et aux actions les plus ridicules et les plus extravagantes.

73. C'est donc pour elle une obligation d'avoir recours aux lumières d'un médecin religieux, qui lui indiquera les moyens hygiéniques les plus propres à prévenir ou à combattre d'aussi fâcheuses prédispositions.

74. Du reste, en thèse générale, dès le début de la grossesse : point de longs voyages ni d'exercices poussés jusqu'à la fatigue ; point de veilles prolongées, point d'émotions vives, conséquemment ni bals, ni spectacles, ni lectures de romans ; enfin, point de vêtements serrés, surtout point de corsets à baleines, dont la compression deviendrait ici doublement meurtrière.

75. Les bains de pieds seront remplacés par des lotions tièdes, comme moyens de propreté ; quant aux grands bains, si utiles pour calmer la surexcitation nerveuse, particulièrement chez les brunes, la prudence veut qu'on n'en commence pas l'usage avant le quatrième mois révolu.

76. Outre ces précautions commandées par le simple bon sens, que le mari et les parents s'enten-

dent pour entourer la femme de soins, de ménagements, d'égards, en un mot, de ce qui peut contribuer à rendre sa vie douce et calme. Nul doute alors qu'au physique aussi bien qu'au moral, l'enfant n'apporte en naissant les conditions les plus favorables pour son bonheur, pour celui de sa famille, pour celui du pays.

77. C'est à l'allaitement maternel, *sagement dirigé*, de venir compléter ces heureux commencements d'*éducation intra-utérine*.

78. Les anciens, si remplis de bon sens, avaient dit, dans un style énergique : *Instillata est puero virtus patris*. Des observateurs modernes, non moins sagaces, admettent que le père n'imprime pas seul son cachet au produit de la conception ; ils reconnaissent que la mère, spécialement chargée de le conserver et de le nourrir, peut aussi, par une bonne hygiène, lui transmettre d'avantageuses modifications.

79. J'ai dit ailleurs qu'il fallait commencer l'éducation de l'enfant dès les premiers jours de la naissance ; n'avais-je pas grandement raison ?

80. Aussi, quand on daignera apporter à l'éducation de l'être humain les soins que l'on prodigue aux *élèves végétaux* et aux *élèves animaux* (bêtes d'engraissement, bêtes de somme, chevaux de trait[1] ou de concours), on fera bien de commencer l'édu-

[1] Les qualités qui distinguent nos chevaux de traits de la race percheronne attestent l'heureuse transformation qu'obtiennent les *éleveurs*, par une alimentation azotée, jointe à une éducation intelligente, tenant à la fois de l'état sauvage et de l'état domestique, avec un sage tempérament de fermeté et de douceur.

cation des enfants en achevant ou en perfectionnant d'abord celle du père et de la mère !

Embryologie sacrée ou théologique[1].

81. L'*embryologie sacrée* traite des questions religieuses relatives à l'être humain, soit à l'état d'*embryon*, soit à celui de *fœtus*, soit à celui d'*enfant à terme*.

82. L'embryon devant être animé dès l'instant de la conception, il s'ensuit que tout avortement par imprudence constitue une faute plus ou moins grave, comme toute tentative d'avortement constitue un crime aux yeux de la Religion et de la loi.

83. Il n'est donc sorte de précautions qu'une mère chrétienne ne doive prendre, en songeant qu'au début même de la grossesse, l'avortement par imprudence n'a pas moins pour résultat un homicide involontaire.

84. Aussi, dès que la femme se croit enceinte, évitera-t-elle l'immersion des membres dans l'eau très-froide, les secousses et les efforts violents, les purgatifs drastiques, les vomitifs, les pédiluves irritants, en un mot, tout ce qui peut attirer le sang vers les extrémités inférieures ; elle s'abstiendra encore

[1] L'*Embryologie sacrée* de Cangiamila, les *Conférences d'Angers*, la *Théologie morale* de M. Gousset, les *Institutiones theologicæ* de feu Mgr Bouvier, le *Compendium Theologicæ moralis* de J.-P. Gury, l'*Essai sur la Théologie morale* du docteur Debreyne, telles sont les savantes et graves autorités que je résume ici, en y joignant quelques données pratiques dues à mon expérience personnelle.

de ces compressions vaniteuses que nous avons déjà stigmatisées; enfin, de toute espèce d'excès ou d'émotions pouvant amener de funestes suites.

85. Chez les peuples dits *sauvages*, les femmes enceintes sont dispensées de tous les travaux pénibles; nos agriculteurs civilisés suivront-ils enfin la règle que leur commande le sentiment de la nature et même leur intérêt bien entendu?

86. C'est surtout dans les premiers huit jours qui suivent les conceptions, vers la fin du troisième mois et aux approches du terme de la gestation, que les fausses couches et les accouchements prématurés ont lieu le plus fréquemment : raison de plus pour que les époux s'abstiennent de toute imprudence à ces époques, que l'expérience a signalées comme particulièrement critiques.

87. Une fausse couche a-t-elle lieu malgré toutes les précautions, le premier soin du médecin ou de la sage-femme doit être d'examiner si la masse expulsée ne renferme pas un embryon ou un fœtus vivant, qu'il faudrait se hâter de baptiser [1].

88. Aurait-on des doutes sur la vie de l'avorton, qu'on doit encore le baptiser *sous condition*. Loin de tenir cette prudente conduite, combien de petits corps humains auxquels l'ignorance s'empresse de donner une immonde sépulture, en risquant de priver leurs âmes de l'éternelle vue de Dieu!

89. Ainsi, règle générale, quelque récente que soit la gestation, on doit baptiser conditionnellement

[1] Des embryons d'à peine six semaines ont été trouvés vivants quelques heures après l'expulsion de l'œuf, et ont pu recevoir le baptême.

tout ce qui paraît être un fœtus, à moins qu'il n'y ait déjà putréfaction, décomposition ou désorganisation manifeste.

90. Dans le doute sur la vie de l'avorton, on dira : *Si tu es vivant, je te baptise*, etc. Dans le doute sur la nature : *Si tu es homme, je te baptise*, etc. Enfin, le doute porte-t-il à la fois sur la vie et sur la nature du corps examiné, il faudrait dire : *Si tu es homme, et si tu vis*, etc.

91. Le fœtus se présente-t-il enveloppé de ses membranes, de crainte que l'impression de l'air ne le fasse périr, on commence par le baptiser enveloppé en disant : *Si tu es susceptible de recevoir le baptême;* puis, les membranes ouvertes, on le baptise de nouveau *sous condition : Si tu n'es pas baptisé, je te baptise*, etc. [1].

92. Pourquoi, dans ce cas, baptiser deux fois? C'est qu'il n'est pas certain que le baptême donné sur les membranes soit valide, l'eau devant être en contact avec la tête de l'enfant.

93. Si la femme meurt dans le cours de sa grossesse, il faut promptement recourir aux hommes de l'art pour tirer l'enfant de son sein par l'opération césarienne abdominale (gastro-hystérotomie). Est-il vivant, on le baptisera *absolument*, c'est-à-dire *sans condition*, ou, en cas de doute, conditionnellement comme nous l'avons déjà indiqué.

94. Si, pendant un accouchement laborieux, on craint que l'enfant ne meure dans le sein maternel,

[1] On baptise ces avortons en les trempant dans de l'eau dégourdie, mise sur une assiette ou dans un verre.

on peut le baptiser, en faisant parvenir de l'eau naturelle sur sa tête, par le meilleur moyen qu'on imaginera; dans l'impossibilité d'atteindre la tête, et, dans un péril imminent, on pourrait baptiser sur le membre sorti, sauf à réitérer le baptême après la naissance.

95. Quelque difformité que présente le nouveau-né de la femme, quelque soi-disant ressemblance qu'il ait avec la brute, on doit lui conférer le baptême comme à l'enfant le mieux conformé, parce que c'est toujours un être humain; la nature ne permettant pas les *monstres* dans le sens que donne à ce mot l'ignorance du vulgaire.

96. Quant à l'*unité personnelle* ou à la *pluralité de personnes*, l'Église, jugeant qu'il y a deux êtres animés si le nouveau-né présente deux têtes ou deux poitrines bien distinctes, elle prescrit de les baptiser séparément en disant sur chaque personne : *Je te baptise*, etc.; et, s'il y a pressant danger de mort, le *Rituel romain* autorise à verser de l'eau sur chacun, et à dire en même temps au pluriel : *Je vous baptise*. Mais, si les têtes, si les poitrines, ne sont pas assez distinctes pour dénoter deux personnes, il faut en baptiser une *absolument;* puis baptiser l'autre sous condition : *Si tu n'es pas baptisé, je*, etc.

97. On ne doit pas conférer le baptême aux nouveau-nés des Juifs ni d'autres infidèles, contre le gré de leurs parents, à moins qu'un abandon barbare ne les expose à périr. Dans ce cas, les parents ayant répudié leurs droits naturels, la Religion chrétienne, mère de tous les humains, est bien libre d'adopter ces malheureuses créatures, en leur donnant l'inno-

cence baptismale. Telle est la règle de conduite suivie en Chine par nos vénérables missionnaires; telle devrait être celle d'une sage-femme chrétienne qui, dans ces contrées, recevrait ou connaîtrait l'ordre cruel d'exposer le nouveau-né.

98. Pour le salut de l'enfant, il n'est permis de pratiquer aucune opération qui pourrait déterminer ou hâter la mort de la femme en travail. Si elle meurt avant d'être délivrée, les chirurgiens doivent l'ouvrir et tirer l'enfant de son sein le plus promptement possible, afin de tâcher de lui conférer le baptême.

99. Dans le cas où il ne se trouverait aucune personne de l'art pour pratiquer l'opération césarienne, un prêtre serait-il obligé de la faire, en admettant qu'il eût quelques connaissances anatomiques? Non : cette opération, peu convenable pour son caractère, l'exposerait encore à être inquiété par la justice. Le cas serait tout différent pour un ancien médecin devenu prêtre.

100. Une femme étant dans l'impossibilité d'accoucher naturellement, et les hommes de l'art ayant jugé l'opération césarienne nécessaire pour *sauver la mère et l'enfant,* quelle est la conduite à tenir si la femme refuse formellement de s'y soumettre? Les hommes de l'art s'abstiendront. — Quant au prêtre, quelle que soit son opinion sur une question aussi délicate, il n'obligera pas sa pénitente à se faire opérer, sous peine de refus de l'absolution; car, dit Mgr Gousset : « En supposant qu'elle fût obligée de subir l'opération, il faudrait la laisser dans la bonne foi. »

101. D'après les théologiens, même les plus rigides, l'opération césarienne ne saurait être obligatoire pour la mère quand son enfant est mort, ou qu'il a été baptisé dans son sein. Dans ces deux cas, il est permis aux hommes de l'art de recourir à l'avulsion de l'enfant, par le procédé du docteur Baudeloque neveu, admettant toujours que ce soit l'unique moyen de sauver la mère.

102. Y a-t-il obligation pour les hommes de l'art de retirer le fœtus du sein maternel par l'opération césarienne abdominale quand la femme meurt enceinte? Dans l'ordre civil, cette extraction est indispensable après le sixième mois de la grossesse, parce qu'alors l'enfant peut être viable. Mère spirituelle, la Religion montre encore plus de sollicitude: elle veut, dans ce cas, que l'opération soit pratiquée à toutes les époques de la gestation, afin de pouvoir conférer le baptême au fœtus ou à l'embryon non évidemment mort [1].

Du Célibat, au point de vue religieux et au point de vue social [2].

103. Il existe dans la société deux sortes de célibats: l'un *matériel*, l'autre *spirituel;* on est libre de garder le premier; il n'en est pas de même pour le

[1] D'après des témoignages irrécusables, on a pu baptiser des *embryons*, des *fœtus* et des *enfants à terme*, retirés vivants du sein de leur mère plus de dix-huit et de vingt-quatre heures après la mort. On cite même deux ou trois enfants extraits du corps de leur mère inhumée, lesquels ont survécu.

[2] Consulter sur ce sujet le livre des *Devoirs*, de Silvio Pellico; le *Mémoire* du P. Lacordaire *sur le rétablissement de l'Ordre des Frères Prêcheurs;* les *Lettres* plus récentes de Mgr Pavy, évêque d'Alger, *sur le Célibat;* enfin, le

second : dans la sphère de son intelligence, tout individu est tenu d'enfanter spirituellement, et cette auguste mission est surtout dévolue au prêtre catholique, père de tous les pécheurs qu'il rend à la vie de la grâce.

104. Le prêtre catholique n'est pas un simple citoyen, c'est avant tout l'homme de l'humanité, un apôtre du Christ; or, l'état du mariage, en lui amenant une famille plus ou moins nombreuse, concentrerait trop en elle l'emploi de son temps, de sa fortune, de ses lumières et de sa tendresse.

105. Dans sa magistrature tout à part, de quelle considération ne doit pas être environné le ministre de Jésus-Christ, pour obtenir uniquement par la persuasion ce que la loi n'obtiendrait pas avec toutes les forces répressives dont elle peut disposer !

106. Eh bien ! en exemptant le prêtre de l'obligation du célibat, on lui retire aussitôt son ascendant moral : ce n'est plus, dès lors, qu'un homme comme un autre [1], tandis que celui qui, par esprit religieux, peut se vouer à une chasteté perpétuelle, est aisément jugé capable des autres sacrifices que lui a proposés son divin Modèle.

traité *ex professo* publié en 1854 par le docteur Dufieux, sous le titre de *Nature et Virginité*, et dont l'auteur fera bientôt paraître la *Défense*.

[1] On connait la réponse d'un Indien à un officier américain qui l'exhortait à recevoir dans sa tribu des ministres du culte réformé : « Le Grand-Esprit « n'a pas de femme ; ses prêtres doivent faire de même ; puisque les vôtres « sont mariés, nous n'en voulons pas ; ils nous ressemblent, et ne nous serviraient de rien. »

Un officier anglais disait au P. Parabère : « Nos ministres fuient le danger, que vous cherchez ; ils ont peur du choléra, que vous ne craignez « pas ; on ne les voit jamais où vous êtes toujours : *notre religion ne fait « ni prêtres ni sœurs de charité.* »

107. De ce que la grande majorité des humains est appelée au mariage, le célibat n'en est pas moins exceptionnellement dans la nature. Choisie pour de graves motifs et chastement gardée, cette solitude du cœur devient digne de nos respects, comme toute espèce de sacrifice fait au devoir, à la vertu.

108. Sans doute, le célibat n'est point d'institution moderne; mais le christianisme l'a élevé à un plus haut degré de vertu. Par le sacrifice de la chasteté, le religieux rend d'abord un mariage possible à la place du sien ; puis il encourage ceux à qui la maladie ou la misère interdisent une union dont les suites eussent probablement été aussi tristes pour la famille que pour la société.

109. Affranchis des soins incessants d'une famille, les célibataires peuvent consacrer bien plus de temps, soit à de profondes études qui réclament toutes les forces de leur intelligence, soit à des œuvres charitables qui reversent leurs affections sur la grande famille des pauvres, des malades, des ignorants et des autres infortunés [1].

110. Ajoutons qu'au point de vue de l'économie

[1] C'est ainsi qu'en France des milliers de *Frères* se vouent entièrement à l'éducation des enfants du peuple, et qu'un nombre plus grand encore de *Sœurs* de divers Ordres consacrent leur chaste vie au soulagement des malades, à l'instruction des filles, à la visite des pauvres et des prisonniers, enfin à toutes les œuvres charitables que la Religion seule peut si bien faire accomplir. Entrez, par exemple, dans ce bel établissement ouvert à de pauvres petites créatures délaissées par la misère ou par le vice, vous y verrez les saintes filles de Vincent de Paul les couvrir de leurs caresses et leur prodiguer les soins de la charité la plus tendre : merveilleuse institution du christianisme qui a su réunir les douceurs et les gloires maternelles avec les honneurs précieux de la virginité !

politique, la création d'ordres religieux adonnés à l'industrie agricole, serait une condition des plus favorables à l'organisation du travail, en même temps qu'elle servirait de digue au flot croissant de la population.

111. Grâce aux vœux d'obéissance, de pauvreté et de chasteté, les Ordres religieux aideraient puissamment à résoudre ce difficile problème, dès que vivre du travail de ses mains serait l'une des perfections de la vie monastique [1].

112. S'il est beaucoup d'individus gardant le célibat par vertu, il en est un bien plus grand nombre qui le choisissent comme se prêtant mieux au débordement de toutes les mauvaises passions.

113. Le célibat des gens du monde est aussi dangereux pour la société que pour l'individu, quand il ne peut pas se justifier par un surcroît d'activité morale ou intellectuelle utilement dépensé. Aussi, trouve-t-on proportionnellement plus de malades, d'aliénés, de suicides et de grands criminels parmi les célibataires que parmi les personnes mariées : c'est que la vie de famille fait l'homme plus robuste, plus rangé, plus moral, surtout moins égoïste [2].

[1] Voir la *République chrétienne, Lois du travail;* par J.-B. Buisson, Paris, 1852, in-8°.

[2] Sur 185,075 accusés jugés contradictoirement par les Cours d'Assises des 86 départements de la France, pendant 25 années, 104,197 individus (563 sur 1,000) étaient célibataires : c'est plus de la moitié de la totalité des accusés.

Sur 1,346 aliénés admis en 1853 aux deux hospices de la vieillesse (Bicêtre et la Salpêtrière), on compte 595 célibataires des deux sexes, 542 hommes et femmes mariés, et 209 veufs ou veuves.

D'après le Rapport triennal publié en 1855 sur l'administration de la justice dans les colonies françaises, on compte le chiffre énorme de 2,145 célibataires sur 2,277 accusés. 95 seulement étaient mariés ou veufs. Quant aux

114. Toutefois, si vous êtes affecté, soit de quelque anomalie constitutionnelle, soit d'une de ces maladies héréditaires ou acquises, fatalement transmissibles ; si vous ne travaillez pas à dompter votre penchant habituel à la colère, à la jalousie, au jeu, à l'ivrognerie, à la débauche ; enfin, si vous ne vous sentez capable d'aucun effort ni d'aucun dévouement, oh ! restez, restez célibataire ! Vous ne prendriez une épouse que pour la vouer au malheur, et rendre votre sort encore plus misérable.

Des différentes phases de la vie dans les deux sexes, depuis la conception jusqu'à la mort.

Embryogénie ou *mode de développement de l'être humain dans le sein maternel.* — On ne peut guère distinguer l'être humain avant le *vingtième jour* : jusque-là, le produit animé de la conception ne se montre que sous l'aspect d'un flocon gélatineux, demi-transparent, au centre duquel apparaît un linéament blanchâtre, rudiment du système nerveux ganglionnaire, le premier-né de nos organes.

A trente jours, l'embryon offre le volume d'une petite guêpe ; et, à *quarante-cinq,* celui d'un taon. On commence pourtant à entrevoir la forme du fœtus, dont la tête est alors plus volumineuse que le tronc, bien que la moelle épinière apparaisse avant le cerveau.

A deux mois, les diverses parties de la face sont

nombreux suicides que j'ai été appelé à constater pendant vingt ans, plus des trois quarts appartiennent à des célibataires.

indiquées : deux petits cercles noirs sont les rudiments des yeux ; la bouche est visible, quatre petits orifices désignent l'emplacement du nez et des oreilles ; les membres offrent l'aspect de jeunes bourgeons ; le cœur, qui d'abord contenait du sang blanc, se décèle par un point rouge qui s'agite, et d'où partent des lignes rougeâtres, formées par les troncs des principaux vaisseaux. Le foie occupe presque toute la cavité abdominale. Le tronc, qui s'est beaucoup allongé, forme déjà les deux tiers du corps. La longueur de l'embryon est, à cette époque, de dix-huit lignes, et son poids, d'une demi-once, à peine. Quant au cordon ombilical, tuyau, ou plutôt torsade vasculaire, par lequel la mère transmet à son fruit les matériaux de la nutrition, il a déjà crû de deux pouces.

A trois mois, toutes les parties extérieures de l'embryon sont bien distinctes ; il a, en moyenne, quatre pouces de longueur, et pèse environ deux onces et demie. On lui donne alors le nom de *fœtus*.

Pendant la première quinzaine du *quatrième mois*, le fœtus a grandi de deux pouces ; sa peau rosée se couvre d'un léger duvet, et ses petits muscles exécutent déjà des mouvements qui font délicieusement tressaillir sa mère.

Quinze jours plus tard, *à cinq mois*, sa croissance, devenue plus rapide, lui fait atteindre en longueur plus de dix pouces, et en poids dix à douze onces. Alors, son sexe est distinct, et ses muscles, plus prononcés, impriment à sa mère des mouvements assez forts pour être aisément visibles à l'extérieur.

A six mois, le fœtus a douze ou quinze pouces de longueur, et pèse seize à dix-huit onces (500 à 560 grammes). Ses paupières, bien qu'encore adhérentes, laissent paraître les cils dans le point de leur union. La peau laisse aussi apercevoir l'épiderme et le derme; les ongles commencent à prendre de la solidité.

A sept mois, le fœtus a une longueur de quinze ou seize pouces, et le poids de deux livres et demie. La membrane opaque qui fermait les pupilles a disparu, en même temps que les paupières cessent d'être adhérentes. Les fœtus expulsés à cette époque sont souvent viables.

Pendant le *huitième mois* de la grossesse, le fœtus acquiert dix-sept pouces de long, et il pèse quatre à cinq livres. Tous les organes achevant de se former, acquièrent, par cela même, plus de consistance et de force. Aussi, est-ce à tort que les gens du monde croient l'enfant *plus viable à sept mois qu'à huit* : toutes choses égales d'ailleurs, il a d'autant plus de chances de vivre qu'il est plus âgé.

A neuf mois ou 270 jours, durée moyenne de la vie intra-utérine, l'*enfant*, dit *à terme*, a, pour l'ordinaire, une taille de dix-huit à dix-neuf pouces, et une pesanteur de six à sept livres. La face apparaît pleine, rebondie; les sourcils et les cils sont bien formés; pour l'ordinaire, les cheveux ont déjà crû d'un pouce; la peau est rosée, l'épiderme fort, et les ongles sont assez longs pour recouvrir une partie de l'extrémité de la pulpe des doigts.

Les fœtus du sexe masculin sont généralement plus développés que ceux du sexe féminin.

Il est encore à remarquer que le fœtus, chez qui la respiration n'a pas lieu, jouit d'une chaleur propre, dont la température est plus élevée que celle de sa mère. Quant aux mouvements de son cœur, depuis longtemps appréciables à l'aide du stéthoscope, leur fréquence est au moins le double de celle des mouvements du cœur de l'adulte.

Le *nouveau-né* a-t-il respiré, l'introduction de l'air dans les cellules du poumon fait à l'instant déployer cet organe resté affaissé sur lui-même, et lui communique une pesanteur spécifique moindre que celle de l'eau. C'est là un des signes qui aident le médecin légiste à reconnaître si un enfant est *mort-né*, ou, s'il a vécu, s'il était *né viable*. En même temps, le *trou de Botal* et le *canal artériel*, qui s'étaient graduellement rétrécis, commencent à s'oblitérer ainsi que les vaisseaux ombilicaux; puis le sang, jusqu'alors à peu près identique dans ses divers canaux, se partage en deux circulations distinctes, et par le cours du liquide, et par la couleur sous laquelle il se présente.

C'est à tort que des physiologistes ont voulu admettre des états stationnaires dans l'embryologie ; il ne saurait en être ainsi, le développement organique devant toujours avancer dans l'état normal. Quant aux temps d'arrêt qu'on a pu remarquer dans certaines parties du fœtus, ils ne pouvaient tenir qu'à un état maladif de la mère ou de son fruit.

Un professeur dont le nom fait autorité en anatomie transcendante a émis une opinion, par laquelle nous terminerons ce faible aperçu sur le développement progressif du fœtus : « En passant de l'état embryonnaire jusqu'à l'état d'*être complet*, l'homme, dit M. Serres, est le seul qui atteigne ce degré, en deçà duquel tous les animaux s'arrêtent en naissant : depuis l'insecte jusqu'au singe, chacun parvient et se limite à une des phases par lesquelles le fœtus humain a passé pour *naître homme*, c'est-à-dire la plus parfaite des créatures de Dieu. »

— La vie humaine proprement dite, le temps qui s'écoule depuis la naissance jusqu'à la mort sénile, est marqué par trois grandes périodes, susceptibles elles-mêmes de plusieurs subdivisions [1]. Ces trois périodes, mieux tranchées que les quatre âges qu'elles embrassent, sont : la période d'*accroissement*, la période de force virile ou de *stationnement*, et la période de *décroissement*, qui conduit à la mort naturelle.

Première période de la vie : accroissement. — Cette période, qui renferme les vingt-cinq premières années de l'existence, comprend la *première* et la *seconde enfance*, l'*adolescence*, la *puberté*, enfin la *jeunesse*, si bien surnommée le printemps de la vie.

— Détaché des entrailles maternelles, où il avait trouvé sa première nourriture, son premier vêtement et son premier berceau, l'enfant *à terme* a la peau d'un rouge violacé et couverte d'un léger duvet qui ne saurait l'abriter contre les intempéries de l'air ; ses chairs sont flasques, ses cheveux fins et courts, ses ongles mous, quoique bien développés. Ce qu'il offre de plus remarquable, c'est le volume

[1] *Voir*, à la fin du volume, note P, la classification nouvelle adoptée par M. Flourens dans son livre *sur la Longévité humaine*.

extraordinaire de la tête et du ventre, relativement aux membres inférieurs, dont il ne doit pas de longtemps faire usage.

Dans le sein maternel, cet être délicat n'avait guère qu'une vie végétative partagée entre la nutrition et le sommeil ; du moment où il a respiré, dès qu'il vit par lui-même, l'agitation de ses petits membres, des frissons rapides et des vagissements plus ou moins plaintifs annoncent déjà les divers besoins de l'être animé, qui *bruit*, qui *crie*, comme l'animal, mais qui ne possède pas encore le don de la parole, l'une des marques distinctives de sa future royauté (*infans, non fans*).

Cinq ou six mois sont à peine écoulés qu'on voit ordinairement commencer le travail de la première dentition, travail souvent douloureux, qui doit avertir la mère d'être bientôt moins prodigue de son lait, la nature prévoyante envoyant déjà au nourrisson des organes capables de diviser une alimentation plus consistante.

Vers la septième année, a lieu la seconde dentition, bien moins orageuse que la première. Alors la parole est distincte, le corps présente des formes mieux dessinées ; grâce au développement des muscles extenseurs, les os de la jambe se redressent, la marche, d'abord impossible, puis longtemps vacillante, commence à s'affermir ; la taille s'élance ; en même temps, la figure revêt une expression à la fois affectueuse et intelligente, signe précurseur de la *raison* qui s'éveille.

Les différences physiques et morales que présentent les deux sexes ne sont guère sensibles pendant ces premières années de la vie. Sous l'influence de la constitution lymphatico-nerveuse qui leur est particulière, tous deux présentent la même mollesse de tissus, la même souplesse de membres, la même allure, le même timbre de voix ; tous deux sont naturellement enclins à la gourmandise, à la colère, à la peur, à la jalousie, à la paresse ; et, aussi volages qu'étourdis, ils montrent une égale ardeur pour tous les jeux de leur âge. Si pourtant on les observe avec attention, on trouve le petit garçon plus vif, plus turbulent, plus destructeur, plus entier dans ses volontés ; la petite fille, plus douce, plus timide, plus gracieuse, et déjà plus coquette. Le premier, sollicité en quelque sorte par l'instinct du combat, marche avec plus d'assurance, brandissant fièrement son sabre, ou faisant résonner son tambour ; la dernière, comme si elle éprouvait un avant-goût de l'amour maternel, prélude aux douces fonctions qu'elle est destinée à remplir, en habillant avec art sa poupée chérie, objet de ses plus tendres soins. On dirait que, dès cet âge, se partageant l'empire du monde, l'homme se réserve la force et la gloire, laissant à la femme la grâce, la faiblesse et l'amour.

A ce que l'on appelle la *seconde enfance* ne tarde pas à succéder l'*adolescence*. Cet âge, pendant lequel la croissance est encore plus sensible, s'étend depuis les premiers signes de la puberté jusqu'au temps où le corps a acquis la perfection physique qui constitue, à proprement parler, la *jeunesse*, saison de turgescence, avec afflux des passions excentriques. Entre onze et seize ans chez les filles, entre quatorze et dix-sept ans chez les garçons, se déclare la *puberté*, généralement d'autant plus précoce que le climat habité est plus chaud, le système nerveux plus irritable et l'éducation morale plus avancée. A cette époque, signalée par le développement des organes qui concourent à la reproduction de l'espèce, l'homme commence à prendre une structure carrée, des muscles saillants et vigoureux, une peau rude et velue, une voix grave et forte. La femme, au contraire, cet être délicat, conserve toujours quelque chose de la constitution propre aux enfants : ses membres perdent peu de leur mollesse primitive; sa peau reste lisse et transparente; un tissu cellulaire abondant vient arrondir gracieusement ses formes; un sang riche circule plus activement en elle; ses nerfs deviennent plus gros, mais moins fermes que ceux de l'homme; son système locomoteur est en outre moins développé; son appareil digestif moins volumineux, moins exigeant : différences nombreuses qui correspondent exactement à celles que l'on trouve dans les attributs moraux des deux sexes [1].

Deuxième période de la vie ou *période de stationnement*. — Vers la vingt-cinquième année, parvenu en quelque sorte au point le plus élevé, au sommet de la vie, nous y faisons une halte d'autant plus longue qu'on nous a donné ou que nous avons su nous faire une meilleure complexion par un usage intelligent de tous les moyens hygiéniques. Cette période, que l'on est convenu d'appeler *stationnaire*, et qui

[1] *Voir* les développements que nous avons donnés dans la *Médecine des Passions*, en traitant de l'influence des âges et des sexes, p. 35-44.

se termine vers la cinquantième année, embrasse tout l'été et le commencement de l'automne de la vie ; c'est le temps de la force physique et de l'activité morale, le temps où brille l'éclair du génie, et passé lequel l'esprit n'enfante presque jamais d'œuvre sublime.

A mesure que l'homme s'éloigne de ses vingt-cinq premières années, on voit arriver chez lui la prudence, comme le calme après la tempête : sa vie devient plus rangée ; il mûrit ses desseins, il évite les fausses démarches ; les folles passions font place aux douces affections de la famille. Mais aussi, aux inspirations généreuses, au noble dévouement, qui caractérisaient la jeunesse, ne tardent pas à succéder les astucieuses démarches de l'intrigue et les rêves dorés de l'ambition.

Troisième période de la vie : décroissement. — En général, à cinquante ans chez l'homme, à quarante-cinq chez la femme, commence la période de déclin, signalée d'abord aux tempes par la neige des ans sur des cheveux déjà plus rares.

La halte apparente faite sur le plateau de la vie est donc terminée ; maintenant, il faut descendre l'autre versant de la montagne, descente triste et rapide, pendant laquelle le pauvre voyageur va perdre successivement les avantages dont il faisait gloire. Sans doute, son intelligence se maintiendra pendant bien des années, pourvu qu'il la soumette, ainsi que ses membres, à un exercice modéré et de tous les jours [1], mais si elle doit briller encore, ce sera moins

[1] *Voir*, à la fin du volume, la note P, *sur la Longévité*.

par l'éclat de l'imagination et la fraîcheur de la pensée que par la maturité de la réflexion, du jugement et du goût.

Cependant, la froide vieillesse vient détériorer nos organes par l'atrophie et la solidification de nos tissus. Dans cette dure saison, dans cet hiver de la vie, les fonctions languissantes conservent à peine les forces nécessaires pour s'exercer; les rouages de la machine se détraquent les uns après les autres : la circulation se ralentit, la respiration devient difficile, la marche lente et pénible, les sensations obtuses : la vue surtout et l'ouïe éprouvent, ainsi que la mémoire, une perversion capable seule de rendre le vieillard morose et soupçonneux [1]. En même temps, les cheveux et les dents achèvent de tomber; des plaques terreuses apparaissent sur le visage, l'épine dorsale se courbe, et le front s'incline vers la terre où il sera bientôt déposé. Par un effet dû à l'instinct de conservation, l'infortuné, à mesure qu'il se sent dépérir, s'attache de plus en plus à la faible existence qui lui reste; mais alors, comme les enfants et les malades, il n'est que trop enclin à se montrer égoïste, à concentrer en lui presque toutes ses affections. Enfin, souffrant, triste, indécis, regrettant le passé, dégoûté du présent, inquiet de l'avenir, il

[1] Malgré l'admirable traité de Cicéron *sur la Vieillesse*, « livre qui donne appétit de vieillir, » disait Montaigne; malgré l'opinion de Buffon, qui traitait la vieillesse de *préjugé*; et celle de Fontenelle, qui la considère comme l'époque la plus heureuse de la vie; enfin, malgré le savant et spirituel livre de M. Flourens *sur la Longévité humaine*, dans lequel l'âge viril est prolongé jusqu'à 70 ans, beaucoup de physiologistes, Sanctorius et le docteur Turc entre autres, l'assimilent à une maladie (*senectus est ægritudo*). Ce dernier a même publié un ouvrage sous ce titre : *De la Vieillesse étudiée comme maladie*.

épargne, il amasse, souvent même aux dépens de ses premiers besoins, pour un temps éloigné qu'il ne verra probablement pas.

Parvenu à l'extrême vieillesse, à la *décrépitude*, l'être humain, cette *intelligence unie à des organes*, n'offre donc plus, pour l'ordinaire, qu'une ombre de lui-même, qu'une triste ruine, incapable de résister davantage à l'envahissement de la matière inanimée. Un jour, brisé par la maladie, étendu sur sa couche funèbre, il fait un violent et suprême effort; les sens et l'intelligence se réveillent un instant, la figure s'anime; puis le moribond, tout à l'heure sans voix, sans mouvement, adresse à ceux qui l'entourent des paroles solennelles parfois empreintes d'une haute sagesse, d'une ardente piété. Abusés par les apparences, les enfants, l'ami, croient voir un mieux prononcé, une crise salutaire : vaine illusion! l'épuisement succède bientôt à cette vive, mais fugitive lueur jetée par la vie qui s'éteint : une sueur froide baigne le corps, les traits du visage se crispent, les yeux se voilent, le pouls devient insensible, la respiration, de plus en plus rare, semble arrêtée, quand un dernier souffle, un peu plus accentué, annonce que le voyageur a terminé son pèlerinage en rendant son âme à Dieu. Il était entré dans le monde, poussant des cris d'impatience ou de douleur, il en sort exhalant, selon ses dernières impressions, un soupir de regret, de crainte ou d'espérance [1].

[1] On a souvent cité cette exclamation du pieux et savant P. Suarez pendant son agonie : « *Je ne pensais pas qu'il fût si doux de mourir !* » Toutefois, l'homme, que la Bible appelle *henosch*, d'un mot qui signifie *douleur*, commence d'ordinaire et termine sa vie par une plaintive interjection.

De la Mort et des Signes qui peuvent la constater.

Qu'est-ce que la mort? Pour le physiologiste, c'est la cessation complète de la chaleur propre [1] et de toutes les fonctions dont l'ensemble constitue la vie de l'être organisé. Pour le philosophe chrétien, la vie consistant dans l'*union* de l'âme et du corps, la mort est tout naturellement leur *séparation* momentanée, comme le mot éternité sert à exprimer leur *réunion* au delà du temps.

On a calculé qu'il meurt dans l'univers plus de 33 millions de personnes par an. Ainsi, à chaque seconde, presque à chaque battement de notre cœur, une existence humaine finit quelque part.

La mort est dite *sénile* ou *naturelle* lorsqu'elle est le résultat de l'extrême vieillesse; *accidentelle,* quand elle dépend de la cessation prématurée de la vie, cessation produite soit par la maladie, soit par une cause extérieure ou violente. Les médecins légistes désignent particulièrement sous le nom de *mort accidentelle* celle qui n'est le résultat ni d'un meurtre ni d'un suicide.

S'il naît annuellement en France 950,000 individus, il en meurt aussi chaque année 850,000.

[1] Condition indispensable de la vie, « la chaleur animale, dit M. Brachet, n'est ni un *produit* ni une fonction : commune à tous les êtres organisés, elle commence avec la fécondation et s'éteint avec la vie. » C'est par erreur qu'à la page 53 (t. I) le typographe a mis que la vie n'est *ni une propriété ni une fonction,* au lieu de *produit,* puisque trois pages plus loin l'auteur reconnaît qu'elle est une *propriété vitale.*

Sur ce nombre, combien d'infortunés eussent prolongé leur carrière, sans les ravages de leurs passions ou sans leur funeste imprudence ! Pour ne parler ici que des morts accidentelles, de 1836 à 1850, on a compté en France, chaque année, terme moyen :

Individus noyés accidentellement.	3,324
Écrasés par des chevaux, des charrettes. . .	648
Tombés d'un lieu élevé.	630
Asphyxiés par le feu ou brûlés.	337
Foudroyés par l'ivresse.	263
Tués roides par la foudre.	69

D'après un savant rapport fait dernièrement à l'Académie des sciences par M. Bourdin, de 1835 à 1852, la foudre a *tué roide* 1,308 individus. Sur ce nombre, plus du quart auraient pu échapper à la mort s'ils ne se fussent imprudemment réfugiés sous des arbres pendant l'orage. Ce sont là des faits qu'on ne saurait trop répandre. Quant aux *suicides* ou morts *volontaires,* nous l'avons dit ailleurs, leur nombre a doublé en vingt-cinq ans. De 1826 à 1830, il était annuellement de 1,739 ; de 1846 à 1850, il s'est élevé au chiffre effrayant de 3,449.

La mort accidentelle est *lente* ou *subite,* selon que la cessation des phénomènes vitaux s'effectue peu à peu ou brusquement : dans le premier cas, la vie s'éteint de la périphérie au centre du corps ; dans le second, cette extinction a lieu du centre à la périphérie.

Les signes de la mort se distinguent en *probables* et en *certains*. L'absence du pouls et de la respiration, la pâleur livide, le froid glacial, la fixité des yeux, leur aspect à la fois terne et vitreux, la flaccidité des membres, ne sont que des indices souvent trompeurs, si on les prend isolément ; réunis, ils ne constituent encore que les signes *probables* d'une mort récente. La roideur dite *cadavérique,* l'impuissance des agents électriques à produire des contractions musculaires, l'impossibilité de percevoir les battements du cœur par l'auscultation, enfin la putréfaction, tels sont les quatre signes dont la réunion établit la certitude de la mort. D'ordinaire, la putréfaction vaut à elle seule tous les signes probables ensemble ; aussi, en cas d'incertitude, est-il prudent d'en attendre le commencement avant de procéder à l'inhumation du corps.

La longue survivance de certains actes organiques est chose étonnante sans doute, mais dont on ne doit pas ignorer la réalité : c'est ainsi que l'émission de l'urine, des matières fécales ou des gaz ; l'accroissement des cheveux, de la barbe et des ongles ; la persistance et même le retour de la chaleur à la peau, se manifestent journellement après l'extinction complète des phénomènes de la *vie animale.* On se rendra compte de ces faits en se rappelant que le corps de l'homme, aussi bien que le tronc de l'arbre coupé, reste encore quelque temps sous l'influence du système nerveux ganglionnaire, présidant à la *vie végétative,* qui s'éteint la dernière. Quant au retour de la chaleur, observé particulièrement après les morts subites ou du moins rapides, on peut, jusqu'à un certain point, l'expliquer mécaniquement : aux derniers moments de la vie, toutes les forces se trouvent concentrées vers le cœur ; la mort venant faire cesser cette concentration, le sang, encore chaud, ne peut-il pas revenir à la périphérie du corps, ou plutôt lui transmettre une partie du calorique qui lui reste. C'est ainsi, que dans les fatales épidémies de 1832 et de 1849, des cadavres de cholériques, d'abord glacés, se sont réchauffés quelque temps après la mort, surtout quand elle avait été foudroyante.

De la mort dite *apparente* ou *intermédiaire*. Ce qui prouve d'une manière irrécusable que la mort n'est pas aussi facile à constater qu'on le croit vulgairement, c'est que, dans un certain nombre de cas, des vivants ont été enterrés comme morts, et que, bien plus souvent, des individus en léthargie ont recouvré le sentiment et le mouvement pendant qu'on se disposait à les ensevelir ou à les inhumer. Dans un Traité spécial sur l'*Incertitude des signes de mort*, Bruhier a pu citer jusqu'à 181 de ces déplorables méprises, qu'il a recueillies et classées ainsi qu'il suit :

Individus réputés morts, mais qui ne l'étaient pas.	72
— revenus spontanément à la vie après avoir été enfermés dans le cercueil. . . .	53
— enterrés vivants.	52
— ouverts avant la mort.	4
TOTAL.	181

Effrayante statistique, bien capable de redoubler la circonspection des médecins vérificateurs des décès, surtout quand ils se rappellent la fatale erreur commise par un des plus savants anatomistes du XVIe siècle. Jugeant la mort certaine chez un gentilhomme espagnol qu'il venait de soigner, le célèbre Vésale crut pouvoir procéder à l'ouverture du corps;

le scalpel avait à peine pénétré dans la poitrine, quand des contractions musculaires annoncèrent que la vie n'était pas encore éteinte.

Poursuivi par ses envieux comme homicide, comme impie, le premier médecin de Charles-Quint et de Philippe II allait être condamné à mort par l'Inquisition, quand ce dernier prince prévint le double jugement par une transaction : il fut convenu que Vésale expierait sa faute par un voyage en Terre-Sainte. A son retour de Jérusalem, l'infortuné fit naufrage, et il mourut dans l'île de Zante, accablé de misère et de chagrin. (15 octobre 1564.)

Faut-il encore rappeler l'histoire du cardinal Espinosa, saisissant convulsivement le scalpel qui vient de lui ouvrir le ventre ; celle de l'abbé Prévost, expirant dans les tortures de sa propre autopsie ; enfin, celle du célèbre anatomiste Winslow, qui avait écrit une *Dissertation sur l'incertitude des signes de la mort*, et qui fut enseveli deux fois ? Joignons aux chiffres précédents les 7 cas de mort apparente comptés par M. Leguern, dans l'espace de huit mois, puis un des derniers faits de ce genre, signalé par l'*Union médicale*, fait qui déjoua pendant six heures tous les essais d'auscultation dirigés sur le cœur du prétendu mort, et nous serons contraints d'admettre avec le docteur Josat, récemment couronné par l'Académie de médecine, la nécessité de réviser l'article 77 de notre *Code Civil.* Cet article ne met, en effet, que 24 heures entre la mort apparente et l'inhumation, ce qui est un espace de temps trop court pour permettre à la décomposition cadavérique de se manifester.

Les législateurs auront surtout à s'occuper de la constatation des décès dans les campagnes ; ils devront aussi prévenir les déclarations anticipées qui y sont si fréquentes.

— Une fois déposé dans le sein de la terre, notre corps ne tarde pas à y devenir méconnaissable : décomposé par la chaleur et l'humidité, en partie rongé par les vers, transformé en une sorte d'humus, de poussière grasse confondue avec le sol ou balayée par les vents, il finit par devenir *un je ne sais quoi, qui n'a plus de nom dans aucune langue* : tant il est vrai d'ajouter avec Bossuet que *tout meurt en lui, jusqu'aux termes funèbres par lesquels on exprimait ses malheureux restes*.

Chose singulière, et dont ni l'anatomie comparée, ni la chimie animale, ni la géologie, ne sauraient donner une explication satisfaisante ! tandis que les végétaux et les animaux peuvent être *minéralisés*, le corps humain n'a jamais été rencontré à l'état de fossile, c'est-à-dire de pétrification. Que le matérialiste, si cela lui sourit, ne voie dans ce phénomène qu'un retour vers le néant; au flambeau de la foi, le chrétien, lui, y découvre une transition plus naturelle à l'immortalité : l'âme humaine devant un jour se réunir au corps devenu incorruptible, est-il besoin que son premier vêtement conserve ses formes terrestres aussi longtemps que les autres créatures ? Par là, d'ailleurs, se trouvent réalisées ces tristes mais belles paroles que Dieu prononça le premier, et que l'Église répète annuellement à ses enfants, paroles qu'elle imprime pour ainsi dire sur leur front, en y ajoutant le signe divin de leur rédemption :

Homme, souviens-toi que tu es poussière, et que tu retourneras en poussière !

Terminons par une réflexion sur l'étymologie du mot *cadavre.* Serait-ce tout à fait fortuitement que le latin, l'une des trois langues sacrées, aurait désigné le corps de l'homme mort par le substantif *cadaver,* abréviation de *caro data vermibus* (chair abandonnée aux vers[1])? Il est certes permis d'en douter; car il serait bien à désirer que toutes les étymologies fussent aussi frappantes. Quoi qu'il en soit, il n'est pas nécessaire que la mort ait lieu depuis quelque temps pour nous convaincre que le corps humain sert de pâture aux vers. Outre qu'en santé nous logeons dans nos organes digestifs des helminthes, vers qui nous sont propres, nous portons dans nos tissus et jusque dans nos humeurs, des générations de filaires, animaux microscopiques, vivant aux dépens de notre propre substance. Ce n'est donc pas sans quelque raison que Job s'écriait dans l'amertume de sa douleur : « J'ai dit à la *corruption* et aux *vers*, vous êtes ma sœur et mes frères ! »

[1] Chez les Romains, les corps des esclaves n'étaient pas brûlés, mais abandonnés à la terre. Néanmoins, la plupart des étymologistes font dériver le mot *cadavre* du verbe latin *cadère,* tomber.

Le christianisme n'a jamais permis qu'on brûlât les restes mortels de l'homme; il a toujours voulu qu'on les rendît à la terre. Quant à l'usage d'inhumer dans les églises, il a commencé l'an 1200, et s'est conservé pendant près de six cents ans.

CONCLUSION.

DE LA VIE, CONSIDÉRÉE DANS L'ÉCHELLE DES ÊTRES.

Après avoir terminé l'étude des fonctions qui composent la vie de l'homme, en concourant d'une manière si merveilleuse à la conservation de l'individu et à la reproduction de l'espèce, jetons un coup d'œil philosophique sur les trois Règnes de la nature, ou plutôt sur le mode d'existence propre à chacun d'eux. En admirant l'ensemble des êtres que Dieu a semés dans le temps et dans l'espace, tâchons de soulever le voile mystérieux qui couvre la vie, considérée en général, et d'entrevoir les destinées promises à l'être privilégié appelé à si juste titre le roi de la création.

— Cette roche, ces cailloux que nous foulons

aux pieds ont-ils toujours existé tels qu'ils s'offrent à nos regards? Non ; ils se sont lentement formés dans les entrailles de la terre qui les emprisonnait. Dépourvus d'organes, de chaleur propre, de sensibilité, de mouvement, si ce n'est du mouvement moléculaire insensible, ils grossissent, par couches superposées, pour tomber en fragments, en poussière, ou pour entrer dans des composés nouveaux dès que la force attractive qui préside à leur formation vient à être annulée. Corps inertes et homogènes, les *minéraux* ne se propagent pas et ne meurent pas : en changeant de forme, ils continuent d'exister, ils *subsistent.*

—L'herbe des prairies, les fleurs de nos parterres, les arbres des vergers ou des forêts augmentent de volume ainsi que les minéraux; mais, sortis d'une graine, et n'ayant pas été formés de toutes pièces, ils croissent par un admirable travail intérieur, c'est-à-dire que, sous l'influence d'une chaleur qui leur est propre, et d'un appareil médullaire analogue au système nerveux ganglionnaire des animaux, ils possèdent une vie organique, une sorte de sensibilité ou *excitabilité contractile,* en rapport avec la simplicité de leurs fonctions nutritives et génératrices. Alimentés par les sucs de la terre et par l'air qu'ils absorbent extérieurement, rafraîchis par les eaux pluviales ou par de douces rosées, les *végétaux* naissent, respirent, sommeillent, se développent, se propagent, dépérissent, meurent, et présentent déjà quelques mouvements assez apparents, sans toutefois pouvoir quitter d'eux-mêmes le sol auquel ils sont fixés par leurs racines; aussi, la vie consistant surtout dans la sensibilité, l'intelligence et les mouvements libres ou volontaires, les végétaux ne vivent, pour ainsi dire, qu'à demi, ils *végètent*.

— A un plus haut degré dans l'échelle de la vie, se présentent les *animaux* ou *êtres animés non responsables de leurs actes;* sortis, comme nous et le même jour que nous, des mains du Créateur; compris dans sa bénédiction et dans son alliance; ici-bas compagnons de nos misères; ayant, dans certaines classes, un double système nerveux, même une sorte d'âme asservie à des organes symétriques, solidaires et détachés du sol; montrant parfois une sensibilité, une chaleur de sentiment plus vive que la nôtre; avec des mouvements spontanés, des sens exquis, de la mémoire, des besoins instinctifs, des penchants héréditaires ou acquis; enfin, des passions, dont, nous le répétons, ils ne sauraient être comptables, privés qu'ils sont de cette capacité d'intelligence qui perçoit, qui réfléchit, qui raisonne, qui juge, qui choisit librement, qui *veut*.

— Maître du monde, dont son génie a su asservir jusqu'aux éléments, l'*homme* participe aux divers modes d'existence des créatures, et en offre en quelque sorte l'abrégé : ses os ont la dureté de la pierre; ses cheveux et ses ongles croissent comme l'herbe; il sent, se nourrit, se développe, se propage et meurt, comme l'animal qui le sert; mais son intelligence et le don de la parole, qui l'unissent à Dieu dans la prière, le placent infiniment au-dessus de tout ce qui ne se meut guère que pour aller en quête d'un aliment matériel ou d'un gîte. Quant à ses nombreuses passions, la *raison* lui a été donnée pour les combattre : la brute est esclave par son corps; l'homme est libre par son âme; courbée vers la terre, la brute ne songe qu'à la satisfaction des besoins présents; les regards élevés vers le ciel, et préoccupé de l'avenir, l'homme se réjouit ou s'attriste au souvenir du bien ou du mal qu'il a fait; et, seul, possédant une âme à la fois *végétative*, *instinctive* et *intellectuelle*, c'est-à-dire une âme vraiment *vivante*, un *esprit parlant*, il pourra satisfaire un jour auprès de son Créateur la soif de bonheur et d'immortalité qui le dévore.

— Mais, qui donc est chargé d'illuminer le magnifique tableau de ces trois Règnes de la nature, et de distribuer à la terre la chaleur dont elle a besoin pour ne pas rester dans un stérile engourdissement? C'est vous, astres resplendissants, immenses et lointains flambeaux suspendus dans l'espace, qui est la demeure de la nature, et dans le temps, qui en est la durée.

Concluons ici que s'il faut des millions de soleils plus ou moins mobiles pour éclairer le monde de la matière, il ne saurait y en avoir qu'un immuable pour éclairer le monde des intelligences : ce soleil, qui n'a point eu d'aurore et dont l'éclat est éternel, c'est le Très-Haut, le Tout-Puissant, qui seul possède la plénitude de l'ÊTRE, et qui seul a pu dire : *Je suis la* VIE.

Ainsi, considérée dans la série de tous les êtres qui composent l'univers, l'existence nous représente une échelle infinie, dont les degrés s'élèvent insensiblement de l'*inertie* au *mouvement organique involontaire*; de celui-ci au *mouvement spontané, mais privé du contrôle de la raison*; de ce dernier, enfin, au *mouvement vraiment libre et volontaire*, partant, aux actes méritoires pouvant nous unir à jamais à l'*Être immuable* qui a tout créé et imprimé à tout le mouvement, sans sortir de l'éternel repos.

Maintenant, dans la composition toute merveilleuse de l'univers, quel plus étonnant mystère que l'union de la matière et de l'esprit? Dieu, qui se suffit à lui-même, pouvait s'envelopper de sa glorieuse et douce solitude; il ne l'a pas voulu; loin de là, dans son ineffable bonté, il a daigné unir le *fini* à l'*infini*, former des êtres privilégiés, tenant par le corps aux éléments matériels, par l'âme à la source même de la vie; puis, il leur a envoyé un *Médiateur*, homme et Dieu tout ensemble, pour les rendre dignes de partager une éternelle félicité, dans un océan sans limites de lumière et d'amour.

Or, l'âme étant la vie du corps, Dieu, qui est la vie de l'âme, se trouve être la vie de notre vie; aussi, au point de vue religieux, aimer Dieu, c'est vivre; l'oublier, c'est mourir.

Sans doute, la foi nous l'enseigne, le monde un jour sera détruit; et pourtant, l'œuvre divine apparaît bien magnifique pour devoir subir un total anéantissement. Quant à la résurrection de la chair, également annoncée par la Religion, elle nous est encore garantie par cette science innée, cette voix secrète qui parle au dedans de nous. Oui, le sentiment et la raison, cette double révélation faite à la créature militante, lui disent assez : Que les deux principes qui la constituent sont essentiellement solidaires; que le corps est l'instrument de l'âme, comme l'âme est l'instrument de Dieu ; que notre vie terrestre est tout à la fois un pèlerinage, qu'il faut accomplir, et une arène où il faut combattre ; que ce n'est point ici-bas que le juste reçoit la couronne ; enfin, qu'en formant le premier homme à son image, qu'en l'animant de son souffle immortel, le souverain Architecte bâtissait pour l'éternité.

De quelle admiration respectueuse ne devons-nous donc pas être pénétrés pour notre double nature, intelligence incarnée qui peut nous élever au niveau, au-dessus, peut-être, des purs esprits, simples serviteurs du Dieu dont les hommes sont conviés à devenir les enfants de prédilection ! Oh ! oui, le corps humain est bien l'ouvrage le plus merveilleux de toute la création qu'il résume, et dont il reflète les beautés ; aussi, le Verbe réparateur, qui a voulu s'en revêtir, le réunira-t-il pour toujours à l'âme, sa compagne, après leur séparation temporaire qu'on appelle la mort, mais que le vrai chrétien envisage comme le berceau de l'immortalité.

NOTES COMPLÉMENTAIRES.

Note A. Page 59.

Coup d'œil poétique sur le Corps humain.

Eh ! qui peut sans effroi compter tous les ressorts
Dont l'Ouvrier suprême organise nos corps !
Ces muscles, ces tendons, ces membranes ductiles,
De l'esprit qui les meut instruments si dociles ;
Ce vélin délicat qui recouvre les os,
L'art de leur action, celui de leur repos ;
De leurs emboîtements les fortes ligatures ;
Cette huile dont le suc assouplit leurs jointures ;
Ces tubes si nombreux, l'un sur l'autre posés,
L'un à l'autre soumis, l'un à l'autre opposés ;
Le dédale des nerfs et le réseau des fibres ;
La route des humeurs, leurs savants équilibres ;
Ces mobiles poumons, dont le jeu toujours sûr,
Chassant l'air altéré, rapporte un air plus pur ;
Ces pores si nombreux chargés par la nature
D'aspirer, d'exhaler, d'attirer et d'exclure ;
Le foie épurateur, dont le crible en passant
Se saisit de la bile et tamise le sang ;
Et ce foyer brûlant, avide de sa proie,
Qui reçoit l'aliment, le saisit et le broie ;
Les filets chatouilleux des houppes du palais ;
L'oreille, écho des sons ; l'œil, miroir des objets ;
Les nerfs si délicats dont le tissu compose
Ce sens voluptueux pour qui fleurit la rose :

Le cœur surtout, le cœur, ce viscère puissant,
Le réservoir, la source et le ressort du sang,
Qui, pour y retourner par des routes certaines,
De l'artère sans cesse emporté dans les veines,
De détour en détour, de vaisseaux en vaisseaux,
De sa pourpre en courant épure les ruisseaux ;
Rencontre dans son cours ces valvules légères
Qui rouvrent tour à tour et ferment leurs barrières ;
Une fois introduit tâche en vain de sortir,
Au cœur qui l'envoya revient pour repartir ;
Et, reprenant sa marche incessamment suivie,
Roule en cercle éternel le fleuve de la vie.

Admirons et tremblons, de ces fils délicats
Un seul en se brisant peut donner le trépas.
Eh! pourrai-je oublier l'inexplicable organe,
Où l'âme qui l'habite échappe à l'œil profane !
Les yeux sur chaque fibre, et le scalpel en main,
Nos regards obstinés l'y poursuivent en vain ;
Les nerfs, du sentiment secrets dépositaires,
Dans leurs derniers rameaux vont cacher ses mystères :
Ainsi le Nil, dit-on, dérobe son berceau.
Mais comment de ces nerfs le mobile faisceau
De notre âme à nos sens, de nos sens à notre âme,
Va-t-il du sentiment communiquer la flamme ?
Un fluide, dit-on, dans les nerfs enfermé,
Poursuit rapidement son cours accoutumé :
Extrait divin du sang, esprit de la matière,
Aussi pur que l'éther, plus prompt que la lumière.
Les sens parlent, soudain ses globules subtils
Du sensible faisceau vont ébranler les fils,
Et les nerfs, parcourant leur obscur labyrinthe,
Des objets au cerveau vont apporter l'empreinte.
La mémoire attentive écoute leurs rapports,
Et, fidèle archiviste, en garde les trésors :
Ainsi *du corps humain* Dieu créa le système.

(DELILLE, *Les Trois Règnes*, ch. VII.)

Il est bien étonnant qu'on ait si rarement cité cette magnifique description : le pinceau de Délille semble avoir pris à tâche d'y fondre les plus belles lignes écrites sur le corps humain par Abbadie, dans la *Connaissance de soi-même ;* par Fénelon, dans le *Traité de l'Existence de Dieu ;* par Bossuet, dans le quatrième chapitre de la *Connaissance de Dieu et de soi-même ;* enfin, par Buffon, dans plusieurs endroits de son *Histoire naturelle.*

Note B. Page 63.

Harmonies providentielles du Corps et de l'Ame.

Pendant la SANTÉ, *ou équilibre physiologique,*

On voit d'ordinaire marcher ensemble :

Santé et *force ;*

Santé, force et *courage ;*

Santé, force, courage et *activité ;*

Santé, force, courage, activité et *gaieté ;*

Santé, force, courage, activité gaieté et *amabilité ;*

Santé, force, courage, activité, gaieté, amabilité et *bonté ;*

Santé, force, courage, activité, gaieté, amabilité, bonté et *générosité ;*

Santé, force, courage, activité, gaieté, amabilité, bonté, générosité et *dévouement ;*

Enfin, la *santé,* comme la jeunesse, s'harmonise parfaitement avec une forte chaleur, la *lumière,* le *mouvement* et le *bruit.*

Pendant la MALADIE, *ou dérangement de l'équilibre primitif,*

On voit d'ordinaire cheminer ensemble :

Maladie et *faiblesse ;*

Maladie, faiblesse et *peur ;*

Malad., faibl., peur et *nonchalance ;*

Maladie, faiblesse, peur, nonchalance et *tristesse ;*

Maladie, faiblesse, peur, nonchalance, tristesse et *irascibilité ;*

Maladie, faiblesse, peur, nonchal., tristesse, irascibilité et *méchanceté ;*

Maladie, faiblesse, peur, nonchalance, tristesse, irascibilité, méchanceté et *parcimonie ;*

Maladie, faiblesse, peur, nonchalance, tristesse, irascibilité, méchanceté, parcimonie et ÉGOÏSME.

La *maladie,* au contraire, et la vieillesse, trop souvent sa compagne, réclament d'ordinaire une douce chaleur, l'*ombre,* le *silence* et le *repos.*

De cet aperçu philosophique, qui met en évidence l'entraînement facile, mais non fatal, de nos bonnes comme de nos mauvaises qualités, tirons quelques conclusions qui puissent nous guider dans l'accomplissement de nos devoirs.

1° Puisqu'en général nous valons beaucoup mieux en santé qu'en maladie, faisons tous nos efforts pour conserver l'une et pour éviter l'autre : la Religion, la société et notre propre intérêt l'exigent.

2° Ajoutons que l'homme qui altère sciemment sa santé, et celui qui ne veut rien faire pour la rétablir, sont d'assez mauvais citoyens, dont les noms trouveraient naturellement place à la suite du tableau des suicides.

3° Ce n'est pas toujours grâce à notre tempérament ni à toutes nos précautions que nous nous portons bien, comme ce n'est pas toujours notre faute si nous sommes malades : ne nous enorgueillissons donc pas de nos bonnes qualités, qui ne tiennent souvent qu'à une santé florissante; ne nous décourageons donc pas non plus de nos misères morales, plus ou moins dépendantes de notre état maladif.

4° L'homme bien portant doit avoir en réserve une forte dose d'indulgence pour les défauts de son pauvre prochain malade.

5° Les malades, à leur tour, doivent pardonner bien des choses aux individus robustes qui les entourent, ou à ceux qui, n'ayant pas subi l'apprentissage de la souffrance, négligeraient envers eux les ménagements et les soins auxquels ils ont droit.

6° Quoiqu'*il y ait peu de personnes que la maladie rende meilleures* (l'IMITATION), Dieu, qui sait tirer le bien du mal même, envoie parfois la souffrance nous visiter pour nous rappeler à nos devoirs, et nous rendre dignes du Ciel par la patience et le repentir.

7° L'on rencontre plus de piété parmi les individus en proie aux infirmités ou à la douleur, que parmi ceux qu'on peut appeler les *heureux du monde* : c'est que d'ordinaire l'homme robuste et heureux ne songe qu'à jouir du présent, tandis que les malades et les infortunés cherchent un meilleur avenir dans le sein de Dieu.

8° Qu'il est ingrat et insensé l'homme qui n'use des priviléges d'une forte constitution que pour mieux satisfaire ses penchants coupables!

9° Qu'il est digne de respect et d'admiration l'homme qui, supérieur à toutes les mauvaises sollicitations d'une constitution maladive, est parvenu à acquérir les vertus vers lesquelles il semblait le moins appelé!

10° Terminons en répétant que la vertu contribue en même temps à la santé du corps et à celle de l'âme, laquelle n'eût jamais été séparée de son enveloppe terrestre, si le mal ne l'eût d'abord séparée de Dieu, source de la vie véritable, du souverain bien, de l'immuable félicité.

— Nous croyons devoir citer ici un ouvrage publié par M. l'abbé Warnet, directeur au Séminaire du Saint-Esprit; il a pour titre : *La Santé de l'Ame et du Corps;* Paris, Lecoffre, 1848, in-12. Mgr Parisis, évêque de Langres, recommande particulièrement ce manuel de piété aux personnes affligées et malades. « Elles pourront, dit le savant prélat, y trouver des motifs de consolation et même des moyens de soulagement corporel. » Ajoutons que plusieurs chapitres de cet excellent livre font clairement ressortir les harmonies providentielles établies entre l'âme et le corps. L'auteur s'est en outre attaché à démontrer *le devoir d'appeler le médecin et de lui obéir en cas de maladie.* (Ire partie, chap. VII, § 2.)

Note C. Page 151.

Consommation alimentaire de la ville de Paris en 1852 *et en* 1853.

BOISSONS ET AUTRES LIQUIDES.

	EN 1852. hectol.	EN 1853. hectol.
Vins en cercles.	1,272,099	1,241,062
Vins en bouteilles.	10,313	11,602
Alcool pur en cercles, eaux-de-vie, liqueurs, fruits à l'eau-de-vie.	63,045	64,920
Cidres, poirés, hydromels, fruits frais ou secs. . .	22,531	17,928
Vinaigres de toute espèce.	21,230	20,549
Bière à l'entrée.	30,432	41,871
Bière fabriquée dans Paris.	102,074	108,599
Huile d'olive.	5,958	4,617
Huile d'œillette et de faîne, de toute autre espèce.	101,933	114,308

COMESTIBLES.

Sorties des abattoirs.

	kilogr.	kilogr.
Viandes de bœuf, vache, veau, mouton, bouc, chèvre.	49,993,398	51,366,193
Abats et issues de veau.	892,956	824,424
Viandes et graisses de porc.	4,153,799	4,001,134
Abats et issues de porc.	591,968	587,161

PROVENANCES DE L'EXTÉRIEUR.

Viandes de bœuf, vache, veau, mouton, bouc et chèvre.	12,139,995	13,876,501
Abats et issues de veau.	977,469	1,022,151
Viandes fraîches de porc et graisses, sangliers, cochons de lait, etc.	5,340,387	5,521,265
Abats et issues de porc.	794,829	759,396
Charcuterie de toute espèce.	1,036,689	925,817
Pâtés, terrines, écrevisses, truffes, etc.	83,353	104,210
Fromages secs.	1,587,935	1,621,042
Sels gris et blanc.	6,014,163	6,156,025
Raisins.	2,334,686	2,297,575
Volailles, dindes, oies et lapins domestiques, gibier, etc.	1,013,205	1,064,248

	EN 1852. kilogr.	EN 1853. kilogr.
Saumons, turbots, homards, etc.	18,733	21,482
Thons, autres poissons de mer ou d'eau douce.	19,091	22,251
Huîtres de toutes qualités.	68,102	72,683
Beurre.	2,740,938	3,065,337
Œufs.	1,499,355	1,545,923

MONTANT DES VENTES EN GROS ET SUR LES MARCHÉS.

	francs.	francs.
Poisson d'eau douce.	808,586	840,053
Marée.	6,935,167	7,874,030
Huîtres.	1,759,981	1,641,359
Volaille et gibier.	14,028,627	14,933,564
Beurre.	13,238,531	15,026,021
Œufs.	6,150,089	7,157,444

Quant à la consommation du pain, ou plutôt de la farine, dont on ne trouve le chiffre ni dans l'*Annuaire du Bureau des Longitudes*, ni dans l'*Annuaire de l'Économie politique et de la Statistique*, voici des renseignements qui nous ont été communiqués par M. Berger fils, l'un des syndics de la Boulangerie de Paris.

En 1843, la consommation en sacs de farine était, *par jour*, de 2,200 sacs de 157 kilogrammes ; en 1853, elle s'est élevée à 2,400 sacs du même poids.

Note D. Page 176.

Sur le Rire et le Sourire.

« Qu'est-ce que le rire ? On a bien observé qu'aucun animal ne rit, que le rire appartient exclusivement à l'homme, qu'il est par conséquent un attribut de l'intelligence. Mais quel en est le caractère primitif, radical ? A quel principe constitutif de la nature humaine correspond-il originairement ?

« Par son essence, il nous paraît être l'instinctive manifestation du sentiment de l'individualité : d'où l'innombrable multitude des modifications qu'il présente, suivant les modifications également innombrables que peut éprouver l'individualité elle-même soumise à des impressions si variées. Le rire apparaît chez l'enfant avec la claire conscience de lui-même, lorsqu'il commence à se sentir distinct d'autrui ; il est l'expression de ce sentiment et de la jouissance intime qui naturellement y est attachée, de la joie d'être et d'être soi; et, dans le développement ultérieur de l'individu, il continue d'être l'expression de ce même sentiment diversifié à l'infini par les sentiments secondaires qui s'y joignent. Mais toujours il implique un mouvement vers soi et qui se termine à soi, depuis le rire terrible de l'amère ironie, le rire effrayant du désespoir, le rire de Satan vaincu et résistant encore, et s'affermissant dans son inflexible orgueil, jusqu'au rire dégradé de l'idiot ou du fou, et jusqu'à celui qu'excite une naïveté inattendue, une niaise balourdise, une bizarre disparate.

« Toute violation de l'ordre, des lois naturelles et même conventionnelles qui règlent les choses, choque l'intelligence; et, selon la gravité de la violation et de ses conséquences, par rapport à nous ou à la société, nous nous indignons ou nous rions; car le ridicule n'est que le désordre réduit aux proportions de la sottise. Entre le ridicule et l'odieux, il y a la distance du mépris à la haine; et le ridicule, en effet, enfante toujours à quelque degré le mépris, lié lui-même, en ce cas, à la conscience d'une infirmité dont on est exempt.

« Une disconvenance aperçue, un contraste entre ce qui est et ce qui devrait être, une opposition ou un rapprochement singulier, étrange, font naître le rire. Mais, quelle que soit la cause qui le provoque, allez au fond, et vous le trouverez constamment accompagné, qu'on se l'avoue ou non, d'une secrète satisfaction d'amour-propre, de je ne sais quel plaisir malin. Quiconque rit d'un autre, se croit en ce moment supérieur à lui par le côté où il l'envisage et qui excite son rire; aussi le rire est surtout l'expression du contentement qu'inspire cette supériorité réelle ou imaginaire. On rit de soi-même, il est vrai, c'est qu'alors le moi qui découvre le ridicule en quelques-unes des régions inférieures de l'être, se sépare de ce dont il rit, s'en distingue, et jouit intérieurement d'une sagacité qui l'élève dans sa propre estime. Ainsi l'orgueil se nourrit de la vue même de certaines faiblesses cachées dans les replis du cœur, et qu'il a su dicerner. On n'est pas dupe de soi, comme on le dit, et on s'admire en cela même.

« Jamais le rire ne donne à la physionomie une expression de sympathie et de bienveillance : tout au contraire, il fait grimacer les visages les plus harmonieux, il efface la beauté [1], il est une des images

[1] La perfection de la beauté physique se proportionne toujours dans l'art à celle de la beauté morale. Plus les sentiments qu'exprime le visage sont généreux, élevés, sympathiques, éloignés de l'amour de soi, plus est grande l'harmonie des traits, plus l'idéale beauté y resplendit avec tout ce qui ravit en elle; et la beauté suprême n'est que le suprême sacrifice manifesté dans l'expression de l'amour qui le produit.

du mal, non qu'il l'exprime directement, mais il en indique le siége. Aussi est-il incompatible avec l'idée qu'on se fait des personnages qui ont offert les types les plus parfaits de la grandeur morale, de l'amour pur, universel. Qui pourrait se figurer le Christ riant? Le sourire même ne commence à poindre qu'à une moins haute élévation, car il se lie également, dans son origine, au sentiment de l'individualité.

« Cependant, si le sourire n'est quelquefois qu'un rire naissant, un rire contenu, quelquefois aussi il exprime une tendance opposée au mouvement vers soi qui caractérise le rire, une tendance vers autrui. C'est pourquoi il y a un sourire de bonté, un sourire de tendresse, et ceux-ci, au lieu d'enlaidir, prêtent au visage une expression attirante et douce, une grâce singulière, un charme céleste, comme dans la Vierge Mère souriant à l'Enfant divin. »

(*La Mennai* .)

Note E. Page 178.

Premiers secours à donner aux individus noyés ou asphyxiés.

REMARQUES GÉNÉRALES.

1° Les personnes asphyxiées ne sont souvent que dans un état de mort apparente.

2° Pour les personnes étrangères à la médecine, la mort apparente ne peut être distinguée de la mort réelle que par la putréfaction.

3° La couleur rouge, violette ou noire du visage, le froid du corps, la roideur des membres, ne sont pas toujours des signes certains de mort.

4° On doit donc, à moins que la putréfaction ne soit évidente, administrer des secours à tout individu noyé ou asphyxié, même après un séjour assez prolongé dans l'eau ou dans le lieu où il a été asphyxié.

5° Les secours les plus essentiels à prodiguer aux asphyxiés peuvent leur être administrés par toute personne intelligente; mais, pour obtenir du succès, il faut les donner *sans se décourager,* quelquefois, pendant plusieurs heures de suite.

On a des exemples d'asphyxiés rappelés à la vie après des tentatives qui avaient duré six heures et plus.

6° Quand il s'agit d'administrer des secours à un asphyxié, il faut éloigner toutes les personnes inutiles : cinq ou six individus suffisent pour les donner ; un plus grand nombre ne pourrait que gêner ou nuire.

7° Le local destiné aux secours ne devra pas être trop chaud : la meilleure température est de 17 degrés du thermomètre centigrade (14 degrés de celui de Réaumur).

8° Enfin, les secours doivent être administrés avec ordre, avec activité, mais sans précipitation. »

ASPHYXIÉS PAR SUBMERSION (NOYÉS).

Règles à suivre par ceux qui repêchent un noyé. — 1° Dès que le noyé est retiré de l'eau, on doit le coucher sur le côté, de préférence sur le côté droit. On incline légèrement la tête en avant, en la soutenant par le front ; on écarte doucement les mâchoires, et l'on facilite ainsi la sortie de l'eau qui pourrait s'être introduite par la bouche et par les narines. On peut même, immédiatement après le repêchage du noyé, pour mieux faire sortir l'eau, placer à différentes reprises la tête *un peu plus bas* que le corps, *mais il ne faut pas la laisser chaque fois plus de quelques secondes dans cette position*[1].

2° Pendant cette opération, qui ne doit pas être prolongée au delà d'une minute, on comprime doucement et alternativement le bas-ventre de bas en haut, ainsi que les deux côtés de la poitrine, de manière à faire exercer à ces parties les mouvements qu'on exécute lorsqu'on respire.

3° Immédiatement après ces premiers soins, qui n'occuperont que quelques instants, le noyé doit être enveloppé, suivant la rigueur de la saison, de couvertures, ou, à défaut de couvertures, de foin ou de paille, et transporté au bureau de secours, promptement et sans secousses.

Pendant ce transport, la tête et la poitrine seront placées et maintenues dans une position plus élevée que le reste du corps ; la tête restera libre et le visage découvert.

4° En même temps, on fera prévenir un médecin.

Des soins à donner lorsque le noyé est arrivé au dépôt des secours médicaux. — 1° Aussitôt après l'arrivée du noyé, on lui ôtera ses vêtements le plus promptement possible. Il sera essuyé, revêtu d'une chemise ou peignoir en laine, coiffé d'un bonnet de laine, et posé dou-

[1] Il faut bien se garder de la pratique suivie par quelques personnes, et qui consiste à suspendre le malade par les pieds, dans l'intention de lui faire rendre l'eau qu'il pourrait avoir avalée. Cette pratique est excessivement dangereuse.

cement sur une paillasse ou un matelas, entre deux couvertures de laine.

2° On couchera de nouveau une ou deux fois le corps sur le côté droit; on fera légèrement pencher la tête en la soutenant par le front, pour faire rendre l'eau. Cette opération, comme il a été dit, ne devra durer que quelques secondes chaque fois. Il est inutile de la répéter s'il ne sort pas d'eau, de mucosités ou d'écume. Dans le cas où les mucosités ou glaires ne s'écouleraient qu'avec peine, on en faciliterait la sortie à l'aide du doigt, des barbes d'une plume, ou d'un bâtonnet couvert d'un linge.

3° On cherchera à imiter les mouvements que font la poitrine et le ventre lorsqu'on respire, en exerçant avec les mains, sur ces parties, des pressions douces, lentes et alternatives. On laissera, entre ces pressions, un intervalle d'environ un quart de minute; on les réitèrera quinze à vingt fois de suite, et on les suspendra pendant environ dix minutes. Il conviendra d'y revenir à plusieurs reprises [1].

4° Aussitôt que la respiration tend à se rétablir, c'est-à-dire dès qu'on s'aperçoit que le noyé *happe* pour ainsi dire l'air, il faut cesser tout moyen spécialement dirigé vers le rétablissement de cette fonction.

5° Si les mâchoires sont serrées, il convient de les écarter légèrement et sans violence, en employant un *petit levier en buis*. On maintient l'écartement obtenu en plaçant entre les dents un morceau de liége ou de bois tendre.

6° Pendant les opérations qui viennent d'être décrites, on s'occupera de la préparation de tout ce qui est nécessaire pour réchauffer le corps. A cet effet, on remplira d'eau un caléfacteur, et l'on versera dans la galerie inférieure l'alcool nécessaire pour porter cette eau à l'ébullition: une fois ce résultat obtenu, on introduira l'eau chaude dans la bassinoire, que l'on promènera ensuite (par-dessus le peignoir de laine) sur la poitrine, le long de l'épine du dos et sur le bas-ventre, en s'arrêtant plus longtemps au creux de l'estomac et aux plis des aisselles.

7° Quels que soient les moyens qu'on emploie pour réchauffer le corps d'un noyé, il faut se régler sur la température extérieure. Tant qu'il ne gèle pas, on peut être moins circonspect. Cependant, il ne faut jamais, particulièrement dès le début des secours, exposer le corps du

[1] On peut même, à de longs intervalles, imprimer des secousses brusques à la poitrine, avec les mains largement étendues sur les côtés de cette cavité. Mais ce moyen ne peut ére mis en pratique que par une personne habituée à l'administration des secours.

Il en est de même de l'*insufflation*, qui doit être pratiquée de bouche à bouche, ou par l'intermédiaire d'une canule.

noyé à une température supérieure à trente-cinq degrés centigrades. La bassinoire a, il est vrai, un degré de chaleur plus élevé; mais comme elle agit à travers une couverture ou une chemise de laine, et ne reste pas longtemps appliquée sur la même place, son action se trouve par cette raison suffisamment affaiblie.

8° Tout en employant les moyens nécessaires pour réchauffer le noyé et pour rétablir la respiration, on le frictionnera avec des frottoirs de laine chauds, sur les cuisses, les bras, et principalement le long de l'épine du dos et sur la région du cœur; on brossera doucement, mais longtemps, la plante des pieds ainsi que le creux des mains. On pourra aussi frotter avec les frottoirs en laine le creux de l'estomac, les flancs, le ventre et les reins, dans les intervalles où l'on n'y promènera pas la bassinoire.

9° Si le noyé donne quelques signes de vie, il faut continuer les frictions et l'emploi de la chaleur. S'il fait des efforts pour respirer, il faut discontinuer pendant quelque temps toute manœuvre qui pourrait comprimer la poitrine ou le bas-ventre et contrarier leurs mouvements.

10° Si pendant les efforts plus ou moins pénibles que fait le noyé pour respirer, on s'aperçoit qu'il a des envies de vomir, il faut provoquer le vomissement en chatouillant le fond de la bouche avec les barbes d'une plume.

11° Il ne faut pas donner de boisson à un noyé, à moins qu'il n'ait repris ses sens et qu'il ne puisse facilement avaler. Cependant, on peut, en vue de le ranimer, lui introduire dans la bouche quelques gouttes d'eau-de-vie ordinaire, d'eau-de-vie camphrée, d'eau de mélisse ou d'eau de Cologne.

12° Si le ventre est tendu, on donne un demi-lavement d'eau tiède, dans laquelle on a fait fondre une forte cuillerée à bouche de sel.

13° Dans le cas où, après une demi-heure d'administration assidue, les secours indiqués plus haut auraient été inutiles, et où le noyé ne donnerait aucun signe de vie, si le médecin n'était pas encore arrivé, on pourrait recourir à l'insufflation de la fumée de tabac dans le fondement.

Voici la manière de la pratiquer :

L'appareil qui sert à cet usage se nomme *appareil fumigatoire.* Pour le mettre en jeu, on humecte du tabac à fumer, on en charge le fourneau formant le corps de la machine fumigatoire, et on l'allume avec un morceau d'amadou ou avec un charbon; ensuite, on adapte le soufflet à la machine : quand on voit la fumée sortir abondamment par le bec du chapiteau, on ajoute la canule, qu'on introduit dans le fondement du noyé.

On fait mouvoir le soufflet, afin de pousser la fumée dans les intestins. Si la canule se bouche en rencontrant des matières dans le fondement, ce qu'on reconnaît à la sortie de la fumée au travers des jointures de la machine, ou à la résistance du soufflet, on la nettoie à l'aide de l'*aiguille à dégorger,* et l'on recommence, en ayant soin de ne pas introduire la canule aussi profondément.

A défaut de l'*appareil fumigatoire,* on pourrait se servir de deux pipes : on en charge une, que l'on allume, et dont on introduit le tuyau dans le fondement du noyé, en guise de canule ; on souffle par le tuyau de l'autre, qui est appliquée sur la première, fourneau contre fourneau.

Chaque injection de fumée devra durer une ou deux minutes au plus, et, dans aucun cas, elle ne devra être portée au point qu'on s'aperçoive que le ventre se gonfle et se distende.

Après chaque opération, qu'on pourra répéter plusieurs fois de quart d'heure en quart d'heure, on exercera à plusieurs reprises une légère pression sur le bas-ventre, de haut en bas ; et, avant de procéder à une nouvelle fumigation, on introduira dans le fondement une canule fixée à une seringue ordinaire, vide, dont on tirera le piston vers soi, de manière à retirer l'air ou la fumée que les intestins pourraient contenir de trop.

14° Quand le noyé revient à la vie, il faut le coucher dans un lit bassiné et l'y laisser reposer pendant une heure ou deux. Si l'on ne peut pas disposer d'un lit, on porte le noyé à l'hôpital, en prenant les précautions convenables pour le soustraire à l'action du froid.

Si la face, de pâle qu'elle était, se colore fortement pendant le sommeil, et qu'en réveillant le malade il retombe aussitôt dans un état de somnolence, on doit préparer des sinapismes (pâte de farine de moutarde et d'eau tiède) et lui en appliquer entre les épaules, ainsi qu'à l'intérieur des cuisses et aux mollets. On lui posera en même temps 6 à 8 sangsues derrière chaque oreille. Il est entendu qu'on n'aura recours à ces moyens qu'autant qu'il n'y aurait pas de médecin présent ; car, dans le cas contraire, ce serait à lui à décider s'il faut tirer du sang, en quelle quantité, sur quel point, et par quel moyen.

ASPHYXIÉS PAR LES GAZ MÉPHITIQUES.

On comprend sous la dénomination générale d'*asphyxie par les gaz méphitiques,* les asphyxies produites par la vapeur du charbon, par les émanations des fours à chaux, des fosses d'aisances, des puits, des puisards, des citernes, des égouts, des cuves à vin, bière, cidre, vinaigre ; des caves renfermant de la drèche, en un mot, par les gaz impropres à la respiration.

Toutes peuvent être traitées par les moyens qui suivent :

1° Il faut retirer le plus promptement possible l'asphyxié du lieu méphitisé, et l'exposer au grand air.

2° Aussitôt arrivé à l'air libre, on le débarrassera de ses vêtements. Cependant, si l'asphyxie a eu lieu dans une fosse d'aisances, et si l'on a de l'eau chlorurée [1] à sa disposition, il faut, tout d'abord, et avant de déshabiller l'asphyxié, l'arroser largement avec cette eau.

3° Le malade, dépouillé de ses vêtements, placé dans un lieu d'une température modérée, doit être assis dans un fauteuil ou sur une chaise, et maintenu dans cette position en soutenant la tête verticalement. On lui jettera dès lors, avec force, de l'eau froide par potée sur le corps, et principalement au visage ; cette opération doit être continuée longtemps, surtout dans l'asphyxie par la vapeur du charbon, des cuves en fermentation, en un mot, dans l'asphyxie par le gaz acide carbonique.

4° De temps à autre, on s'arrêtera pour tâcher de provoquer la respiration, comme il a été dit précédemment, à l'occasion des noyés.

5° Si l'asphyxié commence à donner quelques signes de vie, il ne faut pas discontinuer les affusions d'eau froide ; seulement, il faut faire attention à ne pas lui jeter de l'eau, principalement sur la bouche, pendant qu'il fait des mouvements d'inspiration.

6° S'il fait quelques efforts pour vomir, il faut les favoriser en chatouillant l'arrière-bouche avec les barbes d'une plume.

7° Dès que l'asphyxié pourra avaler, on devra lui faire boire de l'eau vinaigrée.

8° Lorsque la respiration sera rétablie, il faudra, après avoir bien essuyé le malade, le coucher dans un lit bassiné, et lui administrer un lavement avec de l'eau dégourdie, dans laquelle on aura fait fondre gros comme une noix de savon, ou encore à laquelle on aura ajouté, pour chaque lavement, deux cuillerées à bouche de vinaigre.

Ensuite, c'est au médecin à juger s'il y a lieu de donner un vomitif, de faire inspirer de l'ammoniaque, et surtout de pratiquer une saignée ;

[1] Préparation de l'eau chlorurée. Prenez :

Chlorure de chaux sec.	30 grammes.
Eau.	1 litre.

On verse d'abord sur le chlorure de chaux une petite quantité d'eau pour l'amener à l'état pâteux ; puis on délaie dans la quantité d'eau indiquée. On tire la liqueur à clair, et on la conserve dans des vases en verre ou en grès bien fermés.

On peut aussi employer avec avantage l'eau chlorurée préparée avec le chlorure d'oxyde de sodium, en mettant 40 grammes de chlorure dans un demi-litre d'eau.

c'est à lui seul qu'il appartient de prescrire les moyens de traitement à employer après que l'asphyxié est revenu à la vie.

ASPHYXIÉS PAR LA FOUDRE.

Lorsqu'une personne a été asphyxiée par la foudre, il faut immédiatement la porter au grand air, la dépouiller promptement de ses vêtements, faire des affusions d'eau froide, comme il a été dit à l'art. 3 du paragraphe précédent, pratiquer des frictions aux extrémités, et chercher à rétablir la respiration par des compressions alternatives de la poitrine et du bas-ventre, comme pour les noyés.

ASPHYXIÉS PAR LE FROID.

1° On portera l'asphyxié, le plus promptement possible, de l'endroit où il a été trouvé, au lieu où il devra recevoir des secours; pendant ce transport, on enveloppera le corps d'une couverture, ou bien, à défaut de couverture, on se servira de paille ou de foin, en laissant la face libre. On évitera aussi d'imprimer des mouvements brusques au corps et surtout aux membres.

2° Dans l'asphyxie par le froid, il est de la plus haute importance de ne rétablir la chaleur que lentement et par degrés. Un asphyxié par le froid qu'on approcherait du feu, ou que, dès le commencement des secours, on ferait séjourner dans un lieu échauffé, même médiocrement, serait irrévocablement perdu. Il faut, en conséquence, le porter d'abord dans une chambre sans feu, et là lui administrer les premiers secours que réclame sa position [1].

3° Si l'asphyxie ou la submersion ont eu lieu par un froid de plusieurs degrés au-dessous de zéro, et que le malade conserve encore de la souplesse, on le déshabillera, et l'on couvrira tout le corps, y compris les membres, de linges trempés dans l'eau froide, qu'on rendra plus froide encore, en y ajoutant des glaçons concassés.

4° Si le corps était tellement frappé par le froid qu'il fût dans un état de rigidité prononcée, il y aurait avantage à le plonger dans une baignoire contenant assez d'eau pour que le tronc et les membres en fussent couverts. Cette eau devrait être aussi froide que possible, et on en élèverait la température, par degrés, de dix en dix minutes.

5° Lorsque les membres auront perdu leur roideur et offriront de la

[1] Dans quelques localités, on a l'habitude de mettre les asphyxiés par le froid dans des tas de fumier : cette pratique est extrêmement dangereuse, sous le double rapport de la chaleur produite et de l'acide carbonique dégagé sous l'influence de la fermentation de ce fumier.

souplesse, on fera exercer à la poitrine et au ventre quelques mouvements, dans le but de provoquer la respiration, comme il a été dit à l'occasion des noyés. On continuera en même temps des frictions sur le corps et les membres, soit avec de la neige, si l'on a pu s'en procurer, soit avec des linges trempés dans l'eau froide.

6° Lorsque le malade commence à se réchauffer ou qu'il se manifeste des signes de vie, il faut l'essuyer avec soin et le placer dans un lit, qui ne doit pas être plus chaud que le corps lui-même. On se gardera bien d'allumer du feu dans la pièce où est le lit, avant que le corps ait recouvré entièrement sa chaleur naturelle.

7° Aussitôt que le malade pourra avaler, on lui fera prendre un demi-verre d'eau froide, rendue stimulante avec une cuillerée à café d'eau de mélisse, d'eau de Cologne, ou de tout autre spiritueux.

8° Si, au contraire, l'asphyxié avait de la propension à l'engourdissement, on lui ferait boire un peu d'eau vinaigrée; et, si cet assoupissement était profond, on administrerait des lavements irritants, soit avec de l'eau salée[1], soit avec de l'eau de savon.

Il est utile de faire observer que, de toutes les asphyxies, l'asphyxie par le froid est celle qui laisse, selon l'expérience des pays septentrionaux, le plus de chance de succès, même après douze ou quinze heures de mort apparente.

Mais, d'un autre côté, cette asphyxie exige aussi, plus que toute autre, une grande précision dans l'emploi des moyens destinés à la combattre, et notamment dans le réchauffement du malade.

ASPHYXIÉS PAR STRANGULATION OU SUSPENSION (PENDAISON).

1° La première opération à pratiquer consiste, dans ce cas, à détacher, ou plutôt, pour aller plus vite, à couper le lien qui entoure le cou, et, s'il y a suspension (pendaison), à descendre le corps en le soutenant, de manière qu'il n'éprouve aucune secousse. *Tout cela doit être fait sans délai, et sans attendre l'arrivée de l'officier public.* Il faut ensuite enlever ou desserrer les jarretières, la cravate, les cordons de jupes, le corset, la ceinture de culotte, en un mot, toute pièce de vêtement qui pourrait gêner la circulation.

2° On placera le corps, toujours sans lui faire éprouver de secousses et selon que les circonstances le permettront, sur un lit, sur un matelas, sur de la paille, etc., de façon cependant qu'il y soit commodément,

[1] Une cuillerée de sel dans un demi-lavement.

et que la tête, ainsi que la poitrine, soit plus élevée que le reste du corps.

3° Si le corps est dans une chambre, on doit veiller à ce qu'elle ne soit ni trop chaude, ni trop froide, et à ce qu'elle soit aérée.

4° Il est nécessaire d'appeler le plus tôt possible un homme de l'art, parce que, la question de savoir s'il faut ou non pratiquer la saignée, reposant en grande partie sur des connaissances anatomiques, et sur l'examen de la direction de la corde ou du lien [1], il n'y a que le médecin qui puisse bien apprécier les circonstances de ce genre, et ordonner ce qui convient.

5° Après l'enlèvement du lien, si les veines du cou sont gonflées, la face d'un rouge tirant sur le violet; si l'empreinte produite par le lien est noirâtre, et si l'homme de l'art tarde d'arriver, on peut mettre derrière chaque oreille, ainsi qu'à chaque tempe, six ou huit sangsues.

6° Si la suspension ou la strangulation a eu lieu depuis peu de minutes, il suffit quelquefois, pour rappeler le malade à la vie, de faire des affusions d'eau froide sur la face, d'appliquer sur le front et sur la tête des linges trempés dans de l'eau froide, et de faire en même temps des frictions aux extrémités inférieures.

7° Dans tous les cas, il faut, dès le commencement, exercer sur la poitrine et le bas-ventre des compressions intermittentes, comme pour les noyés, afin de provoquer la respiration.

8° On ne négligera pas non plus de frictionner l'asphyxié avec des flanelles ou des brosses, surtout à la plante des pieds et dans le creux des mains.

9° Dès qu'il peut avaler, on lui fait prendre, par petites quantités, de l'eau tiède additionnée d'un peu d'eau de mélisse, de Cologne, de vin ou d'eau-de-vie.

10° Si, après avoir été complétement rappelé à la vie, le malade

[1] Les pendus ou strangulés meurent d'apoplexie, lorsque le lien a été placé autour du cou de manière à comprimer de préférence les gros vaisseaux de cette partie, et à empêcher ainsi le retour du sang des régions supérieures au cœur. D'autres, au contraire, meurent par suffocation, parce que le lien, placé entre le larynx et l'os hyoïde, ferme aussitôt, par l'abaissement de l'épiglotte, l'entrée du larynx, et que, d'une autre part, ce lien, en s'appuyant sur l'angle de la mâchoire et sur l'apophyse mastoïde, ne comprime pas assez les vaisseaux du cou pour empêcher le retour du sang du cerveau. Quant au genre de mort mixte, produit à la fois par l'apoplexie et par la suffocation, il a lieu, vraisemblablement, lorsque le lien est placé de manière à interrompre la sortie ainsi que l'entrée de l'air, et en même temps le retour du sang de la tête. Ce double effet peut être produit par la constriction placée au-dessous du larynx, dans une direction horizontale autour du cou. Dans ce cas, la trachée-artère et les vaisseaux du cou sont comprimés en même temps.

éprouve de la stupeur, des étourdissements, les applications d'eau froide sur la tête deviennent utiles.

11° En général, il doit être traité, après le rétablissement de la vie, avec les mêmes précautions que les autres asphyxiés.

ASPHYXIÉS PAR LA CHALEUR.

1° Si l'asphyxie a eu lieu par l'effet du séjour dans un lieu trop chaud, il faut porter l'asphyxié dans un endroit plus frais, mais pas trop froid, et le débarrasser de tout vêtement qui pourrait gêner la circulation.

2° Dans toute asphyxie par la chaleur, la première indication à remplir est de débarrasser le cerveau, en tirant du sang. S'il n'y avait pas là un médecin pour pratiquer la saignée, et que quelqu'un des assistants fût apte à la faire, il ne devrait pas hésiter un seul instant, principalement dans les contrées et les saisons chaudes.

3° Les bains de pieds médiocrement chauds, auxquels on peut ajouter des cendres et du sel, sont indiqués.

4° Tout aussitôt que le malade peut avaler, il faut lui faire boire, par petites gorgées, de l'eau fraîche, acidulée avec du vinaigre ou du jus de citron, et lui donner des lavements d'eau vinaigrée, mais un peu plus chargée en vinaigre que l'eau destinée à être bue.

Les boissons aromatiques ou vineuses sont toujours nuisibles en pareil cas.

5° Si la maladie persiste, si elle fait des progrès, et si aucun des assistants n'est apte à pratiquer la saignée, on peut, sans attendre l'arrivée du médecin, appliquer huit à dix sangsues derrière chaque oreille, ou quinze à vingt à l'anus.

6° Si l'asphyxie a été déterminée par l'action du soleil, comme cela arrive surtout aux moissonneurs et aux militaires, le traitement est le même; mais il faut, dans ce cas, insister sur les applications d'eau froide sur la tête : il est à noter que c'est surtout dans ces circonstances que la saignée est efficace.

(*Instruction approuvée,* en 1850, *par le Conseil de Salubrité du département de la Seine,* sous la présidence de M. le docteur Bégin.)

— Les notions hygiéniques que renferme cette Instruction sont de la plus haute importance; elles devraient être souvent portées à la connaissance des habitants des campagnes, par les soins de MM. les curés, les maires et les instituteurs.

Note F. Page 183.

Instruction concernant les moyens d'assurer la salubrité des habitations (11 *novembre* 1853).

La salubrité d'une habitation dépend en grande partie de la pureté de l'air qu'on y respire. Tout ce qui vicie l'air doit donc exercer une influence fâcheuse sur la santé des habitants.

L'insalubrité d'une habitation peut être locale ou générale : *locale*, quand elle existe seulement dans le logement de la famille ; *générale*, lorsqu'elle a sa source dans la maison tout entière.

Dans ces diverses conditions, locales ou générales, l'air peut être vicié au point de faire naître des maladies graves et meurtrières. S'il est moins altéré, il minera sourdement la constitution ; il causera l'étiolement et les maladies scrofuleuses.

Enfin, l'expérience a démontré que c'est dans les habitations dont l'air est insalubre que naissent et sévissent avec plus d'intensité certaines épidémies dont les ravages s'étendent ensuite sur des cités entières.

Notons ici que l'insalubrité peut exister, aussi bien dans certaines parties des habitations les plus brillantes, que dans les plus humbles demeures; comme aussi ces dernières peuvent offrir les meilleures conditions de salubrité.

MOYENS D'ASSURER LA SALUBRITÉ DES LOGEMENTS.

Aération. — L'air d'un logement doit être renouvelé tous les matins, les lits étant ouverts ; ce n'est pas seulement par l'ouverture des portes et des fenêtres que l'on peut opérer le renouvellement de l'air d'un logement ; les cheminées y contribuent efficacement aussi ; les cheminées sont même indispensables dans les maisons simples en profondeur et qui n'ont qu'un seul côté : les chambres où l'on couche devraient toutes en être pourvues. *On ne saurait donc trop proscrire la mauvaise habitude de boucher les cheminées, afin de conserver plus de chaleur dans les chambres.*

Le nombre des lits doit être, autant que possible, proportionné à l'espace du local, de sorte que, dans chaque chambre, il y ait au moins 14 mètres cubes d'air par individu, indépendamment de la ventilation.

Mode de chauffage. — Les combustibles destinés au chauffage et à la cuisson des aliments ne doivent être brûlés que dans des cheminées, poêles et fourneaux qui ont une communication *directe avec l'air extérieur,* même lorsque le combustible ne donne pas de fumée. Le coke, la braise et les diverses sortes de charbons qui se trouvent dans ce dernier cas, sont considérés à tort, par beaucoup de personnes, comme pouvant être impunément brûlés à découvert dans une chambre habitée. C'est là un des préjugés les plus fâcheux; il donne lieu tous les jours aux accidents les plus graves, quelquefois même il devient cause de mort. Aussi doit-on proscrire l'usage des *braseros*, des poêles et des calorifères portatifs de tout genre qui n'ont pas de tuyaux d'échappement au dehors. Les gaz qui sont produits pendant la combustion de ces moyens de chauffage et qui se répandent dans l'appartement sont beaucoup plus nuisibles que la fumée de bois.

On ne saurait trop s'élever aussi contre la pratique dangereuse de fermer complétement la clef d'un poële ou la trappe intérieure d'une cheminée qui contient encore de la braise allumée. C'est là une des causes d'asphyxie les plus communes. On conserve, il est vrai, la chaleur dans la chambre, mais c'est aux dépens de la santé et quelquefois de la vie.

Soins de propreté. — Il ne faut jamais laisser séjourner longtemps les urines, les eaux de vaisselle et les eaux ménagères dans un logement. Il faut balayer fréquemment les pièces habitées, laver une fois la semaine les pièces carrelées et qui ne sont pas frottées, les ressuyer aussitôt pour en enlever l'humidité. Le lavage qui entraîne à sa suite un état permanent d'humidité est plus nuisible qu'avantageux; il ne doit donc pas être opéré trop souvent.

Lorsque les murs d'une chambre sont peints à l'huile, il faut les laver de temps en temps, pour en enlever les couches de matières organiques qui s'y déposent et qui s'y accumulent à la longue.

Dans le cas de peinture à la chaux, il convient d'en opérer tous les ans le grattage et d'appliquer une nouvelle couche de peinture.

Tout papier de tenture que l'on renouvelle doit être arraché complétement; le mur doit être gratté et les trous rebouchés avant de coller le nouveau papier.

Les cabinets particuliers d'aisances doivent être parfaitement ventilés, et, autant que possible, à fermeture au moyen de soupapes hydrauliques.

MOYENS D'ASSURER LA SALUBRITÉ DES MAISONS.

Indépendamment du mode de construction d'une maison, quel que soit l'espace qu'elle occupe, et quelle que soit la dimension des cours et des logements, cette maison peut devenir insalubre:

1° Par l'existence de lieux d'aisances communs mal tenus;

2° Par le défaut d'écoulement des eaux ménagères, le défaut d'enlèvement d'immondices et de fumiers, le mauvais état des ruisseaux ou caniveaux ;

3° Par la malpropreté ou la mauvaise tenue du bâtiment.

Cabinets d'aisances communs. — Il n'est guère de cause plus grave d'insalubrité : un seul cabinet d'aisances mal ventilé, ou tenu malproprement, suffit pour infecter une maison tout entière. On évite, autant qu'il est possible, cet inconvénient, en pratiquant à l'un des murs du cabinet une fenêtre suffisamment large pour opérer une ventilation et pour éclairer ; en tenant, en outre, les dalles et le siége dans un état constant de propreté à l'aide de lavages fréquents. On doit renouveler souvent aussi le lavage du sol et celui des murs, qui doivent être peints à l'huile et au blanc de zinc : chacun de ces cabinets doit être clos au moyen d'une porte ; enfin, il faut, autant que possible, éviter les angles dans la construction desdits cabinets.

Eaux ménagères. — Les cuvettes destinées au déversement des eaux ménagères doivent être garnies de *hausses*, ou disposées de telle sorte que les eaux projetées à l'intérieur ne puissent saillir au dehors. Il faut bien se garder de refouler à travers les ouvertures de la grille qui se trouve au fond des cuvettes, les fragments solides dont l'accumulation ne tarderait pas à produire l'engorgement des tuyaux.

On doit placer une grille à la jonction du tuyau avec la cuvette, afin d'empêcher l'obstruction par des matières solides.

Il ne faut jamais vider d'eaux ménagères dans les tuyaux de descente pendant les gelées.

Lorsque l'orifice d'un de ces tuyaux aboutit à une pierre d'évier placée dans une chambre ou dans une cuisine, on doit le tenir parfaitement fermé au moyen d'un tampon ou d'un syphon.

Il y a toujours avantage à diriger les eaux pluviales dans les tuyaux de descente de manière à les laver.

Lorsque ces tuyaux exhalent une mauvaise odeur, il faut les laver avec de l'eau contenant au moins *un* pour *cent* d'eau de Javel.

Une des pratiques les plus fâcheuses dans les usages domestiques et contre laquelle on ne saurait trop s'élever, c'est celle de déverser les urines dans les plombs d'écoulement des eaux ménagères.

Les ruisseaux des cours et les caniveaux destinés au passage des eaux ménagères doivent être exécutés en pavés, en pierre ou en fonte; les joints doivent être faits avec soin, et les pentes régulières, de manière à empêcher toute stagnation d'eau et à rendre facile le lavage de ces ruisseaux et caniveaux[1].

[1] Un des moyens les plus puissants d'assainir les maisons et leurs dépendances, c'est d'avoir de l'eau en abondance. Beaucoup de propriétaires ignorent qu'avec une somme

Les immondices des cours doivent être enlevées tous les jours ; les fumiers ne doivent pas être conservés plus de huit jours en hiver et de quatre jours en été.

PROPRETÉ DU BATIMENT. — BALAYAGE.

Il faut balayer fréquemment les escaliers, les corridors, cours et passages ; gratter les dépôts de terre ou d'immondices qui résistent à l'action du balai.

Il est utile de peindre à l'huile les murs des maisons, façades, couloirs, escaliers ; cette peinture empêche les murs de se pénétrer de matières organiques ; mais il faut avoir soin d'en opérer le lavage une fois par an.

Lavage du sol. — Les parties carrelées, pavées ou dallées, doivent être lavées souvent quand il s'agit d'escaliers ou de sol de corridors ; il faut les ressuyer aussitôt après le lavage, pour éviter un excès d'humidité toujours nuisible.

L'eau suffit le plus ordinairement à ces lavages, mais, dans les cas d'infection et de malpropreté de date ancienne, il faut ajouter à l'eau *un* pour *cent d'eau de Javel ou de chlorure d'oxyde de sodium.*— L'emploi du chlorure de chaux (hypochlorite), aurait l'inconvénient de laisser à la longue un sel hygroscopique (chlorure de calcium) qui entretiendrait une humidité permanente contraire à la salubrité.

C'est en pratiquant ces soins si simples, d'une exécution si facile et si peu dispendieuse, que l'on tend à la conservation de la santé, en même temps que l'on s'oppose au progrès des épidémies qui peuvent frapper d'un moment à l'autre toute une population.

(*Instruction approuvée par le Conseil de Salubrité du département de la Seine, sous la présidence de M. le docteur Devergie.*)

— Il ne suffit pas que la création des *commissaires cantonaux* soit décrétée ; il faudrait que le gouvernement se hâtât de nommer dans chaque canton un commissaire *étranger à la localité.* Seule, l'impartiale et vigilante autorité de ces 3,000 fonctionnaires parviendra à faire disparaître l'insigne malpropreté qui règne en France dans la plupart des villages, malpropreté qui ne saurait manquer d'exercer une influence fâcheuse sur la santé comme sur le moral des habitants.

très-minime (75 fr. par an pour la plupart des maisons), ils peuvent avoir, dans l'intérieur de leurs maisons, des robinets auxquels leurs locataires auraient le droit de puiser à discrétion pour tous les besoins domestiques : c'est donc une économie en même temps qu'une excellente mesure d'hygiène.

Note G. Page 244.

Sur les différentes races de l'espèce humaine.

Les naturalistes sont loin de s'accorder sur le nombre des races humaines : plusieurs n'en admettent que *deux ;* mais un plus grand nombre en comptent *cinq, dix, quinze* et même davantage. La raison de cette divergence d'opinion provient de ce que les uns ont vu des *races* là où les autres n'ont vu que des subdivisions ou *variétés.* La classification qui semble réunir le plus de conditions en sa faveur est la suivante, d'après M. Brachet : 1° la *race blanche,* ou *caucasienne ;* 2° la *jaune,* ou *mongolique ;* 3° la *rouge,* ou *américaine* (les *Peaux-Rouges*) *;* 4° l'*hyperboréenne ;* 5° la *noire,* ou *éthiopienne ;* 6° l'*australienne.*

M. Serres, lui, place d'abord l'origine unique de l'espèce humaine sur le plateau central de l'Asie, lieu de départ de toutes les variétés que le climat et la civilisation ont dû produire ; puis il classe toute l'espèce en quatre grandes divisions :

1° La race *caucasique,* ou *blanche ;*

2° La race *mongole,* ou *jaune,*

3° La race *américaine,* ou *rouge ;*

4° La race *éthiopique,* ou *noire.*

Ces quatre races, composant toute l'*espèce humaine,* ont des caractères communs qui les distinguent et les placent infiniment au-dessus de tous les autres êtres créés : tels sont principalement la conformation du crâne, de la face et de la main ; la rectitude ou station droite habituelle ; le rire, et, par-dessus tout, la parole articulée et intelligente, la *science de la parole.*

Quant aux différences anatomiques que présentent ces quatre races, les plus remarquables sont les suivantes :

Dans la race *blanche,* le bassin, le foie, le cœur, sont de forme *ovale,* ayant leur grand diamètre en *largeur.*

Dans la race *jaune,* cette forme générale est presque *carrée.*

Dans la race *rouge,* elle est presque *ronde.*

Dans la race *noire,* elle est *ovale* comme dans la race blanche, mais avec le grand diamètre en *longueur.*

Pour le crâne, on sait qu'il est soumis à de grandes variations, même dans chaque race.

Note H. Page 248.

Sur l'utilité de la division de la main en doigts et de l'opposition du pouce avec les autres doigts.

Voyez Galien, *de l'Utilité des Parties du corps*, traduction du docteur Daremberg, t. I, p. 117-122.

Note I. Page 249.

Sur les corpuscules de Paccini.

En 1831, Paccini, médecin à Pistoja (Italie), découvrit sur les nerfs de la main de très-petits corps blanchâtres, de forme elliptique, qu'il crut n'être qu'un endurcissement du tissu cellulaire, et à l'examen desquels il ne s'arrêta point. Quelque temps après, d'autres médecins, français et allemands, firent la même découverte : ces corpuscules furent dès lors étudiés avec soin, tant par ces derniers que par Paccini lui-même.

Ils existent chez les animaux supérieurs, siégent dans tout l'organisme ; mais ils sont plus nombreux et plus développés au niveau des divisions digitales des nerfs de la main et du pied, aux plexus sacré et épigastrique qu'aux autres parties. Ils se composent : 1° d'un corpuscule ; 2° d'un pédoncule.

Le *corpuscule* est elliptique, d'un blanc brillant ; son plus grand diamètre est d'une ligne environ ; son plus petit, d'une demi-ligne seulement. Il est formé de capsules membraneuses superposées les unes aux autres, et laissant entre elles un petit espace rempli par un liquide transparent ayant beaucoup de ressemblance avec le blanc d'œuf et le sérum du sang.

Le *pédoncule* est constitué par le prolongement des capsules formant ainsi de petits tubes sans liquide. Un filet nerveux, accompagné de vaisseaux, entre par le pédoncule pour s'y terminer en anse allongée et constituer ainsi la capsule la plus interne du corpuscule.

Les opinions varient sur le rôle physiologique de ces petits organes. Les uns, avec le professeur Cruveilhier, les supposent produits accidentellement par la pression extérieure ; d'autres, avec le professeur Andral, les considèrent comme les ganglions du tact ; Paccini enfin, par l'étude de l'anatomie comparée, crut trouver dans l'organe électrique des poissons (de la torpille entre autres), des formations qui, dans ce qu'elles ont de principal, sont entièrement analogues à celles qu'on rencontre dans les corpuscules.

Les choses se passeraient donc comme dans une série de bouteilles de Leyde qu'on s'imaginerait emboîtées les unes dans les autres, dont un pôle serait situé à l'intérieur, et l'autre à l'extérieur, embrassant toute l'étendue de l'appareil électrique, lequel répandrait une atmosphère d'électricité latente ou active, selon l'influence de la volonté ; de sorte que cette électricité pourrait servir de conducteur aux influences si diverses du principe vital, soit pour traduire extérieurement, par les mouvements variés de notre corps, les manifestations de notre volonté, soit pour donner conscience et connaissance de l'action que les objets extérieurs exercent sur nous, et, par cette action, connaissance de ces objets.

Note J. Page 250.

Sur un sculpteur aveugle.

Le 11 juillet 1853, est mort à Nuders, près d'Inspruck, un artiste qui s'est fait un nom dans les vallées du Tyrol, parmi les paysans de ces rudes montagnes, le sculpteur aveugle Joseph Kleinhans. Il perdit la vue dès l'âge de cinq ans, à la suite de la petite vérole. Près de la cabane où demeuraient ses parents habitait un menuisier chez lequel l'enfant se rendait souvent ; peu à peu, grâce aux instructions du brave artisan, il apprit à confectionner de petits ouvrages en bois. Comme il faisait preuve dans ce travail d'une rare habileté, on le mit en apprentissage chez un statuaire nommé Hissel, qui habitait la vallée de Zilles ; il n'y séjourna que sept à huit semaines, et ce temps lui suffit pour acquérir toutes les connaissances nécessaires dans son nouveau métier ; dès lors il rentra à Inspruck, où il vécut du travail de ses mains. Ses productions n'étaient pas, il est vrai, toujours conformes aux principes de l'art ; mais on ne peut leur refuser le mérite de l'originalité : elles trouvaient surtout un grand débit chez les paysans du Tyrol. En effet, ces montagnards ont conservé la piété de leurs pères, et les sujets que traitait Kleinhans étaient principalement des sujets religieux. On a de lui un grand nombre de figures représentant des saints. Il racontait à un voyageur français, qui lui rendit visite en 1846, que, pendant le cours de sa longue carrière, il avait fait 350 *Christs* de différentes grandeurs, une statue de saint Jean Népomucène et une quantité de madones, etc. On voyait dans son atelier un grand crucifix de sa composition, auquel il avait lui-même adapté un mécanisme des plus ingénieux, qui relevait graduellement la tête du Christ, ouvrait ses yeux et ses lèvres, et les fermait peu à peu. Les visiteurs y admiraient encore le portrait d'une des parentes de Kleinhans, qu'il avait ciselé en lui passant à diverses reprises la main sur le visage. Le Musée d'Inspruck conserve un buste en bois de l'empereur Ferdinand, que l'artiste aveugle a sculpté d'après un modèle, et qui, pour la ressemblance, ne le cède en rien à l'original.

Tous ces travaux n'avaient pas enrichi l'infortuné Kleinhans; mais il vivait content au milieu des objets d'art qui ornaient sa cabane. Il avait composé une pièce de vers, avec la musique, dans laquelle il racontait les circonstances de sa vie, et il la chantait aux nombreux étrangers qui ne passaient jamais à Inspruck sans aller le voir. En voici quelques vers :

« Je veux louer le Créateur, quoiqu'il m'ait fait aveugle. Je veux lui rendre hommage, quoique je vive dans les ténèbres; car il m'a, dans sa bonté, accordé la grâce précieuse de pouvoir ciseler son image. Un jour aussi je me réjouirai quand mes yeux se rouvriront, quand je pourrai contempler la splendeur du Très-Haut..... »

Note K. Page 257.

De l'usage du tabac et de sa consommation en France.

Tabac (*nicotiana tabacum* et *nicotiana rustica*), plante de la famille des Solanées. Le mot *tabac* appartient à un des dialectes caraïbes; il était employé par les Indiens longtemps avant la découverte de l'île de *Tabago* par Christophe Colomb (1498).

Trop prôné par les uns, trop conspué par les autres, l'usage du tabac n'a fait que se propager dans tout le monde civilisé. D'après le Compte publié en 1783 par le ministre des finances Necker, la consommation du tabac à fumer n'était en France que de la moitié du tabac vendu. Depuis quelques années, ces proportions sont complétement changées; on peut s'en convaincre par le tableau suivant :

CONSOMMATION ANNUELLE DU TABAC EN FRANCE.

ANNÉES.	TABAC A PRISER.	A FUMER.	TOTAL.
	kilogr.	kilogr.	kilogr.
1824.	6,033,937	6,214,097	12,248,034
1834.	5,809,411	6,586,128	12,395,539
1844.	6,771,637	10,676,565	17,448,202
1850.	7,087,765	12,130,641	19,218,406

La distinction entre le tabac à priser et le tabac à fumer n'a été présentée dans les Comptes rendus, pour chaque exercice, qu'à partir de l'année 1824 ; elle a cessé d'avoir lieu en 1852, pour le Compte de l'exercice 1851.

Voici d'autres chiffres officiels qui nous montrent l'usage du tabac se répandant de plus en plus dans toutes les classes de la société, et devenu un besoin, une habitude des plus tyranniques.

La consommation annuelle du tabac en France, qui était, en 1814, de 8,535,320 kilogrammes, s'est élevée :

En 1824,	à	12,248,034	kilogrammes.
En 1834,	à	12,395,539	»
En 1844,	à	17,448,202	»
En 1853,	à	21,509,730	»

Qui peut dire où s'arrêtera cette manie dispendieuse, qui, du reste, constitue aujourd'hui l'un des meilleurs revenus de l'État (*cent millions par année*)?

— Maintenant, au point de vue de la santé, que faut-il penser d'un usage aussi répandu ? En général, le tabac n'est nullement indispensable à la santé : on a vécu, et on pourra vivre encore fort bien et plus proprement sans lui.

Le tabac est plus nuisible qu'utile aux constitutions irritables.

Le tabac, soit en feuille, soit en poudre, peut être employé très-avantageusement comme *exutoire*, dans certaines circonstances appréciées par le médecin ; mais, la guérison opérée, il serait prudent de suspendre l'usage de ce narcotique, quitte à le reprendre si la santé venait à l'exiger.

La pipe est sans contredit fort utile aux marins, aux soldats, aux prisonniers.

En un mot, l'usage du tabac ne semble raisonnable qu'autant qu'il est absolument nécessaire, ou, tout au moins, utile.

Note L. Pages 277 et 299.

Statistique comparée des Aveugles et des Sourds-Muets en France.

« Jusqu'ici, ce n'était que par approximation qu'on avait pu déterminer le nombre des aveugles et des sourds-muets en France. Le dernier recensement officiel vient de remplir cette lacune, en produisant à cet égard des données auxquelles les recensements subséquents ajouteront un plus haut degré d'exactitude ; car, comme on sait, en statistique, c'est par la constatation des mêmes faits à de certains intervalles réguliers qu'on découvre et qu'on établit la vérité. Quoi qu'il en soit, les résultats obtenus en 1851 présentent déjà quelques aperçus comparatifs fort curieux que nous signalons à l'attention du public.

Le nombre total des aveugles est de. 37,666
Celui des sourds-muets, de. 29,512

Rapport à la population :

1	aveugle	sur	950	habitants,
1	sourd-muet	sur	1,212	habitants,

c'est-à-dire qu'on compterait près d'un quart d'aveugles de plus que de sourds-muets ; disproportion considérable, et qui ne s'est pas encore présentée dans les contrées où l'on s'est livré à de telles recherches. En général, les nombres se sont à peu de chose près équilibrés, et parfois c'est celui des sourds-muets qui s'est trouvé le plus élevé. Ainsi en Prusse, qui est le pays dans lequel les recensements paraissent avoir été opérés pour ces deux classes d'infirmes avec le plus de soin, on a trouvé, il y a quelques années, 1 aveugle sur 1,378 individus, et 1 sourd-muet sur 1,269 ; d'où il résulte, comme on voit, que c'est ici le nombre des sourds-muets qui l'emporte d'un douzième environ.

« Si l'on rapproche ces données relatives à la Prusse de celles que présente notre pays, on reconnaît qu'il y a dans le royaume allemand un peu moins de sourds-muets et beaucoup plus d'aveugles qu'en France. Depuis longtemps, au reste, on a établi, pour ce qui concerne les aveugles, que le nombre s'en accroît au fur et à mesure qu'on avance des régions centrales de l'Europe vers le pôle ou vers l'équateur. Ce principe trouverait son application dans les calculs qui attribuent plus d'aveugles à la France qu'à la Prusse. Comme on le verra ci-après, au sein même de la France, le rapport s'élève dans la région méridionale; d'autre part, il est constant que la proportion du nombre des aveugles est bien plus forte vers les latitudes polaires que dans les zones tempérées; ainsi c'est 1 aveugle sur 5 à 600 habitants qu'on compte en Norwége. On ne connaît pas le rapport des aveugles à la population dans les contrées qui avoisinent la ligne équinoxiale, mais tout porte à croire que le nombre en est très-élevé.

« Relativement aux sourds-muets, c'est une autre loi qu'a révélée l'étude des faits : le nombre s'en accroît dans les diverses contrées, en raison de la situation plus ou moins élevée de celles-ci au-dessus du commun niveau, de telle sorte que les régions montueuses en présentent toujours plus que les plaines. On a reconnu, par exemple, qu'il est tel canton suisse qui renferme, relativement, quatre à cinq fois plus de sourds-muets que la France moyenne. Un frappant témoignage va venir à l'appui de cette observation.

« Le recensement de 1851 ne détermine ni le sexe ni l'âge des aveugles et des sourds-muets français. Dans l'étranger, des renseignements précis sur ces deux points ont amené d'intéressants résultats. Ainsi, on sait que, bien qu'il naisse un peu plus de garçons que de filles, quand on fait le recensement d'une contrée, il s'y trouve toujours un peu plus de femmes que d'hommes. Eh bien, c'est justement le fait contraire qui se présente lorsqu'il s'agit d'aveugles et de sourds-muets. Le nombre des individus du sexe masculin affectés d'une de ces infirmités l'emporte dans une assez forte proportion. En Prusse, par exemple, et dans les contrées limitrophes, on compte 100 aveugles hommes pour 87 aveugles femmes, et 100 sourds-muets pour 76 sourdes-muettes!

« Le rapport de l'âge établit également un rapprochement très-curieux : on est sourd-muet dès le berceau, tandis qu'on peut devenir aveugle dans toute la durée de l'existence. De là, naturellement, il résulte qu'il doit y avoir un bien plus grand nombre de jeunes sourds-muets que de jeunes aveugles. On a calculé, en effet, que dans le royaume qui nous a déjà fourni d'autres données intéressantes, sur 100 sourds-muets, il y en a 70 de 1 an à 30 ans, et 30 au-dessus de cet âge; le rapport se trouve à peu près renversé pour les aveugles, qui, sur 100 individus, n'en présentent que 24 âgés de 1 an à 30 ans, et, par conséquent, 76 au-dessus de cet âge.

« Les mêmes recherches ont permis d'établir une longévité comparative très-marquée en faveur des aveugles.

« Il faut émettre le vœu que le prochain recensement permette de vérifier jusqu'à quel point ces résultats sont conformes aux faits que présente notre pays à cet égard.

« Il est digne de remarque que, dans les contrées de la France qui sont considérées comme les moins avancées (Poitou, Berry, Auvergne, etc.), où le mouvement industriel est peu prononcé, où la population des campagnes est généralement placée dans des conditions assez défavorables, on compte pourtant moins d'aveugles que dans le Nord. C'est que, dans cette région, foyer principal du mouvement industriel de la France, des causes bien connues amènent, dans les villes surtout, parmi la population ouvrière, des affections consécutives de la cécité. Quant à la défaveur dont est atteinte la région méridionale, elle est conforme au principe que nous avons posé ci-dessus, et elle lui servirait au besoin de confirmation. »

P.-A. DUFAU.

Note M. Page 350.

Sur la nécessité d'un jour de repos par semaine.

Considérée dans ses rapports avec les forces des hommes et des animaux, la division hebdomadaire est sans contredit la plus parfaite de toutes.

« Le calcul décimal, dit l'auteur du *Génie du Christianisme*, peut convenir à un peuple mercantile ; mais il n'est ni beau ni commode dans les autres rapports de la vie et dans les équations célestes.

« La nature l'emploie rarement : il gêne l'année et le cours du soleil..... On sait maintenant, par expérience, que le *cinq* est un jour trop près, et le *dix* un jour trop loin pour le repos. La Terreur, qui pouvait tout en France, n'a jamais pu forcer le paysan à remplir la *décade*, parce qu'il y a impuissance dans les forces humaines, et même, comme on l'a remarqué, dans les forces des animaux. Le bœuf ne peut labourer neuf jours de suite ; au bout du sixième, ses mugissements semblent demander les heures marquées par le Créateur pour le repos général de la nature.

« La nécessité d'*un* jour de relâche sur *sept* a d'ailleurs été reconnue par les observateurs les plus attentifs comme une loi impérieuse, à laquelle on ne peut se soustraire sans s'exposer à des inconvénients d'autant plus graves que le mépris de cette loi du repos est poussé plus loin. »

C'est cette nécessité que faisait parfaitement ressortir le docteur anglais Farre, lorsque, dans un Rapport adressé au Parlement, il déclarait que le repos du septième jour est absolument nécessaire à l'homme, quelles que soient ses occupations, sous peine des plus graves dangers pour sa santé et même pour sa vie. Après avoir exposé d'une manière générale les raisons physiologiques qui lui semblaient les plus propres à justifier le choix du septième jour pour le repos commun, le docteur continuait ainsi : « Faites travailler un cheval tous les jours de la semaine autant que le permettent ses forces, ou accordez-lui un jour de repos sur sept, vous verrez bientôt, par la vigueur plus grande avec laquelle il accomplira son travail pendant les six autres jours, que le repos du septième lui est absolument nécessaire. L'homme étant doué d'une nature supérieure, il oppose à l'excès de la fatigue la vigueur de son âme ; aussi le dommage que produit une surexcitation continue sur son système animal ne se manifeste pas aussi vite que chez la brute ; mais il succombe enfin d'une manière plus soudaine : il diminue la longueur de sa vie, et prive sa vieillesse de cette vigueur qu'il devait conserver avec le plus grand soin. L'observation du dimanche doit donc être acceptée non-seulement parmi les devoirs religieux, mais parmi les devoirs naturels, si la conservation de la vie est un devoir, et si l'on est coupable de suicide en la détruisant prématurément. Je ne parle ici que comme médecin, et sans m'occuper d'aucune manière de la question théologique. Mais si l'on envisage de plus l'effet du véritable christianisme, c'est-à-dire la paix de l'âme, la confiance en Dieu, les sentiments intérieurs de bienveillance, on ne tardera pas à se convaincre que c'est là une source nouvelle de vigueur pour l'esprit, et, par l'intermédiaire de l'esprit, un moyen d'augmentation de force pour le corps.

« Le saint repos du dimanche met dans l'homme un nouveau principe de vie. L'exercice laborieux du corps et de l'esprit, de même que la dissipation des plaisirs sensuels, est l'ennemi de l'homme aussi bien qu'une profanation du Sabbat, tandis que la jouissance du repos dans le sein de sa famille, jouissance unie aux devoirs et aux études qu'impose le jour du Seigneur, tend à prolonger la vie humaine.

« C'est la seule et parfaite science qui rend le présent plus certain et assure le bonheur de l'avenir.....

« Il est vrai que l'ecclésiastique et le médecin doivent travailler le dimanche pour le bien de la communauté ; mais j'ai regardé comme essentiel à mon bien-être de restreindre mon travail du dimanche au plus strict nécessaire. J'ai souvent observé la mort précoce des médecins qui travaillent continuellement ; cela est surtout visible dans les pays chauds. Quant aux ecclésiastiques, je leur ai conseillé de se reposer un autre jour de la semaine. J'en ai connu plusieurs qui sont morts à cause de leurs travaux pendant ce jour, parce qu'ils n'avaient pas pris ensuite un repos équivalent..... J'ai connu des hommes parlementaires qui se sont détruits pour avoir négligé cette économie de la vie. En résumé, l'homme a besoin que son corps ait du repos un jour sur sept, et que son esprit se livre au changement d'idées qu'amène le jour institué par une ineffable Sagesse. »

(*Voir* les *Archives du Christianisme*, année 1833, p. 168, et l'excellent écrit de F. Pérennès, ayant pour titre : *De l'Observation du Dimanche, considérée sous les rapports de l'hygiène publique, de la morale, des relations de famille et de cité.*)

Ce mémoire, couronné en 1839 par l'Académie de Besançon, se trouve inséré dans le tome XIV des *Démonstrations Évangéliques*, publiées par l'abbé Migne.

(*Voir* encore le *Mandement* publié en 1854 par Mgr Sibour, Archevêque de Paris, *sur l'Observation du Dimanche.*)

Note N. Page 354.

De la prédominance des membres droits sur les membres gauches.

De longues et consciencieuses recherches anatomico-physiologiques, faites à l'hôpital de la Maternité de Paris, ont conduit M. Achille Comte à découvrir que le penchant qui porte tous les peuples à donner la préférence aux membres droits dans les mouvements se trouve être le résultat d'une *prédisposition congéniale*, et non pas de l'habitude, comme on le croyait généralement.

En effet, d'après une déduction rigoureuse, sur un chiffre de 20,539 accouchements, 17,226 enfants, venus en première position de l'occiput, ont dû éprouver pendant plusieurs mois sur le bassin de la mère *une compression entraînant l'infériorité et la faiblesse comparatives des membres du côté gauche*, conséquemment, une tendance à être *droitiers*, tandis que 2,153 enfants, venus en deuxième position, sont également restés dans des rapports anatomiques entraînant l'*infériorité et la faiblesse comparatives des membres droits*; conséquemment, ont eu une tendance à être *gauchers*.

Cette immense majorité de nouveau-nés prédisposés à être droitiers se trouve encore augmentée par l'habitude qu'ont les nourrices de porter presque toujours l'enfant sur leur bras droit. En le tenant tantôt à droite, tantôt à gauche, elles risqueraient moins de se tourner la taille, et concourraient à rendre leurs élèves également forts et adroits des deux mains, avantage précieux dans mainte circonstance de la vie.

Voici maintenant la Pétition que Franklin a écrite pour la main gauche, à l'adresse de tous ceux qui ont mission d'élever les enfants :

« Je m'adresse à tous les amis de la jeunesse, et je les conjure de jeter un regard de compassion sur ma malheureuse destinée, afin qu'ils daignent écarter les préjugés dont je suis victime.

« Nous sommes deux sœurs jumelles, et les deux yeux d'un homme ne se ressemblent pas plus, ni ne sont pas plus faits pour s'accorder l'un avec l'autre, que ma sœur et moi ; cependant, la partialité de nos parents met entre nous la distinction la plus injurieuse. Dès mon enfance, on m'a appris à considérer ma sœur comme un être d'un rang au-dessus du mien ; on m'a laissé grandir sans me donner la moindre instruction, tandis que rien n'a été épargné pour la bien élever. Elle avait des maîtres qui lui apprenaient à écrire, à dessiner, à jouer des instruments ; mais si, par hasard, je touchais un crayon, une plume, une aiguille, j'étais aussitôt cruellement grondée ; j'ai même été battue plus d'une fois parce que je manquais d'adresse et de grâce.

« Il est vrai que parfois ma sœur m'associe à ses entreprises ; mais elle a toujours grand soin de prendre le devant et de ne se servir de moi que par nécessité, ou pour figurer auprès d'elle.

« Ne croyez pas, Messieurs, que mes plaintes soient excitées par la vanité ; non, mon chagrin a un motif bien plus sérieux. D'après un usage établi dans ma famille, nous sommes obligées, ma sœur et moi, de pourvoir à la subsistance de nos parents. (Je vous dirai en confidence que ma sœur est sujette à la goutte, aux rhumatismes, à la crampe, sans compter beaucoup d'autres accidents.) Or, si elle éprouve quelque indisposition, quel sera le sort de notre pauvre famille !... Nos parents ne se repentiront-ils pas alors amèrement d'avoir mis une si grande différence entre deux sœurs si parfaitement égales ?... Hélas ! nous périrons de misère, il me sera impossible de griffonner une pétition pour demander des secours, car j'ai été obligée d'emprunter une main étrangère pour transcrire la requête que j'ai l'honneur de vous présenter.

« Daignez, Messieurs, faire sentir à nos parents l'injustice d'une tendresse exclusive, et la nécessité de partager également leurs soins et leur affection entre tous leurs enfants.

« Je suis avec un profond respect, Messieurs, votre obéissante servante,

« La Main gauche. »

Cette pétition en faveur de la main délaissée mérite d'autant plus d'être prise en considération que, sur un total de 20,539 naissances, 10 enfants seulement, venus dans les deux *positions directes,* apportent une aptitude congéniale à rester ambidextres, à se servir également bien des deux mains.

Note O. Page 379.

Du Sommeil.

« Le sommeil, cet état, tout à la fois si ordinaire et si étrange, durant lequel, la vie extérieure étant suspendue, commence une vie imaginaire qui présente des souvenirs sans rapport et des événements sans suite; qui fait perdre l'appréciation des temps, le sentiment des distances, le discernement des impossibilités; où la mémoire rappelle tout et ne distingue rien, et où l'esprit, ne sachant plus ni combiner, ni vouloir, se laisse entraîner par des impressions qui se succèdent dans des situations qui se contredisent, sans s'étonner de la succession invraisemblable des unes, sans être arrêté par la contradiction choquante des autres. M. Jouffroy le décrit fort ingénieusement, et le considère avec Bacon comme le retour de l'esprit vivant en lui-même. Tandis que les physiologistes font servir le sommeil au triomphe du corps, lui y voit la domination exclusive de l'âme. C'est elle qui veille pendant que son serviteur se délasse; c'est elle qui, toujours attentive à ce qui se passe extérieurement, se montre insensible à un grand bruit qu'elle connaît, mais se trouble à un bruit dont elle n'a pas l'habitude; c'est elle qui éveille le corps pour vérifier le danger et au besoin s'en garantir; c'est elle qui mesure le temps pendant la nuit, et quelquefois interrompt le sommeil au moment précis fixé dans les projets de la veille; c'est elle enfin qui, par un effort senti au dedans, avant de parvenir au dehors, rappelle les sens à leurs fonctions lorsqu'ils ont réparé leurs forces épuisées. Son action ne cesse donc jamais; elle se transforme. Sa fatigue venant de la pensée, elle prend son repos dans le rêve. Ce genre de repos, elle ne se le donne pas seulement dans la nuit, mais dans le jour; et alors le rêve s'appelle *rêverie.* L'esprit, entraîné par l'apparition irréfléchie des objets, ou par le souvenir non combiné des impressions et des sentiments, se laisse aller au courant mobile de ses libres et fantastiques imaginations, aussi bien dans la rêverie, qui est le songe du jour, que dans le songe, qui est la rêverie de la nuit. »

(M. Mignet, *Éloge de Jouffroy.*)

Note P. Pages 440 et 450.

De la Longévité, particulièrement chez les hommes de lettres et les savants.

Les exemples de longévité fournis par les hommes adonnés à l'étude sont nombreux ; ils le seraient encore plus, si ces ouvriers de la pensée prenaient soin d'entremêler leurs habitudes studieuses avec un exercice convenable de leurs forces physiques. Malgré de grands travaux intellectuels,

Boerhaave a vécu	70 ans.	Hoffmann,	82 ans.
Leibnitz,	70	Aldrovandi,	83
Œhlenschlœger, poëte danois,	72	Emery,	83
La Mennais,	72	Feletz,	83
Angelo Maï,	72	Sanchez Ribeiro,	84
Locke,	73	Voltaire,	84
Lopez de Vega,	73	Daubenton,	84
Le docteur Roux,	74	Mme Cottin,	84
Mabillon,	75	Mme de Genlis,	84
Delille,	75	Jay (l'Académicien),	84
Marmontel,	76	Newton,	85
Malebranche,	77	Hénault (le Président),	85
Bossuet,	77	Baour-Lormian,	85
Le docteur Pariset,	77	Calderon de la Barca,	86
Galilée,	78	Suard,	86
Crébillon,	78	Tissot (l'Académicien),	86
Chateaubriand,	79	Bonald (le vicomte de),	87
Rollin,	80	Blumembach,	88
Le professeur Duvernois,	80	Lacretelle le jeune,	88 6 m.
Ségur,	80	Morgagni,	89
Wieland,	80	Portal	90
Alexis Monteil,	80	Winslow,	91
Huet,	81	Ruisch,	93
Buffon,	81	Mitscherlich,	94
Pardessus,	81	Le docteur Routh [1],	99
Royer-Collard,	81	Fontenelle,	100

[1] Le docteur Routh était président du Collége de Magdalen, à Oxfort, depuis 1791 ; né le 13 septembre 1755, il mourut en 1855. — Je n'ai pas cru devoir citer Albert le Grand, mort, dit-on, plus qu'octogénaire ; ni Hippocrate, mort selon les uns à 90, selon d'autres, à 104 ans.

Dans cette liste, que j'aurais pu beaucoup allonger, ne figure pas mon ancien client, le vénérable M. Droz, qui, né en 1773, est mort en 1850, âgé de 77 ans. Et pourtant, grand, maigre, débile, n'ayant pour ainsi dire que le souffle, M. Droz avait été condamné, quarante ans avant sa fin, de par la Faculté. Mais, outre la tempérance et des promenades quotidiennes, ce vrai sage avait trouvé deux moyens aussi simples qu'agréables de prolonger les limites de sa carrière : le premier consistait à ne jamais parler, ni vouloir qu'on lui parlât de sa santé ; le second, à entreprendre tous les ans un voyage en poste, de deux ou trois cents lieues, voyage d'instruction et de délassement, qui ne manquait pas de le *remonter* pour une dizaine de mois, après lesquels il se remettait en route, quel que fût son état de faiblesse.

— Un statisticien distingué, dit M. Moreau de Jounès, Gasper a recherché les différences apportées par la diversité des professions dans la durée de la vie, il a trouvé les termes suivants :

Théologiens,	65 ans, 1 mois.
Négociants,	62 ans précis.
Fonctionnaires,	61 ans, 7 mois.
Agriculteurs,	61 ans, 5 mois.
Avocats,	58 ans, 9 mois.
Artistes,	57 ans, 3 mois.
Instituteurs,	56 ans, 9 mois.
Médecins,	56 ans, 8 mois.

Ainsi, d'après ce travail, la profession ecclésiastique serait celle qui promet la vie la plus longue, et la profession médicale, celle qui peut faire craindre la vie la plus courte.

— Le dernier *Annuaire du Bureau des Longitudes* fournit les renseignements suivants sur le mouvement de la population en France et sur la longévité :

Les naissances moyennes annuelles des garçons et des filles légitimes sont comme 17 est à 16 : il naît 17 garçons pour 16 filles ; et, pour les enfants naturels, comme 26 est à 25 : il naît 26 garçons pour 25 filles. Quand il naît 1 enfant naturel, il en naît 13 légitimes. L'augmentation moyenne annuelle de la population est de 156,333 ou de la 212e partie. La population augmente d'un 10e en 20 ans, de 2 dixièmes en 39 ans. On compte annuellement une naissance par 34 habitants, et 100 naissances pour 84 décès ; — 1 décès pour 41 habitants ; — 1 mariage pour 128 habitants.

Aujourd'hui, la durée de la vie moyenne est de 37 ans et 7 dixièmes ; avant 1789, elle n'était que de 28 ans et 3 quarts.

En Europe, la femme paraît vivre plus longtemps que l'homme.

Centenaires. — Dans la Nécrologie de 1855, on remarque M. l'abbé de Maupas, doyen des prêtres du diocèse de Montauban ; MM. Oger, à Epinal; Licquet, avocat, à Rouen ; Deroix, à Bordeaux, Leroy La Cocherie, ancien juge, et Mmes Bardy, de Limoges ; Marguerite Prince, de Bailleval (Oise) ; Marie Mutsaers, de Tilbeurg (Hollande) ; et Marguerite Sutherland, à Reay (Angleterre), décédés à l'âge de 100 ans et quelques mois ; cette dernière laisse cinquante enfants et petits-enfants. A l'âge de 101, Jeanne Leclercq, morte à Beaufais, près Liége ; le mari de cette femme compte 99 ans, et son beau-frère 101; — à 102 ans, Mlle de La Corderie, à Saint-Servan, et Madeleine, à Benfeld (Angleterre) ; — à 104 ans, une mauresque d'Alger ; — à 105 ans, Mme Danton, de Tarbes ; — à 106 ans, Mme Dupuis, de Bergerac, dont la postérité compte cinq générations ; — à 107 ans, Marie Papin, du Mans, et Ahmed-Bache-Zornadji, ancien musicien du dernier dey d'Alger ; — à 108 ans, M. Martelier, de Meximieux, mort à Buenos-Ayres ; — à 110 ans, Georges Nelson, nègre de la colonie de Saint-Domingue, ancien cuisinier à bord des navires de l'État, décédé à l'hospice civil de Rochefort, et Jeanne Rousseaume, ancienne cabaretière à Boulogne (Vendée) ; — à 111 ans, Varnavas-Pangolos, le vétéran de la lutte hellénique, à laquelle il a consacré une fortune considérable ; — à 115 ans, une négresse de Morris (États-Unis) ; — enfin, deux vétérans de l'humanité, Marie Jégourel, morte à Plouhinec (Morbihan), à l'âge de 116 ans, et M. Provençal, adjoint au maire de la commune de La Motte-Chalencers (Drôme), auquel sa santé promettait encore de longs jours, et qui mourut en sortant du conseil municipal, frappé d'apoplexie à l'âge de 119 ans.

— Les exemples d'existences humaines atteignant 120, 130 et même 150 ans ne semblent ni douteux ni extraordinaires à M. Flourens, quand il songe que la durée normale de la vie de l'homme devrait être d'environ 100 ans.

On a observé que la durée de la vie des animaux égalait à peu près cinq fois la durée de leur croissance, laquelle cesse au moment où les os sont réunis à leurs épiphyses.

D'après les travaux du savant que nous citons, cette réunion s'opère généralement chez l'homme à 20 ans ; chez le chameau, à 8 ans ; chez le cheval, à 5 ; chez le lion, à 4 ; et chez le chien, à 2 : or le chameau vit 40 ans ; le cheval, 25 ; le lion, 20 ; le chien, de 10 à 12 ; la vie de l'homme, supposée calme et à l'abri d'accidents, devrait donc être d'un siècle.

Pour fournir cette longue carrière, il suffit de suivre les conseils rappelés par M. Flourens dans son intéressant opuscule sur *la Longé-*

vité humaine : la recette est toute simple : « Soyez sobres ; vivez régulièrement ; faites un exercice modéré ; évitez les secousses physiques et morales ; sachez être vieux quand vous le devenez, et, à moins d'accident, votre vie pourra se prolonger jusqu'à la centième année. »

Dans ce même livre, M. Flourens divise la vie de l'homme en quatre périodes, qu'il dédouble :

ENFANCE, première période, de la naissance à 10 ans (période dentaire); seconde, de 10 à 20 ;

JEUNESSE, première période, de 20 à 30 ans ; seconde, de 30 à 40 ; c'est l'aurore de la maturité.

AGE VIRIL, première période, de 40 à 55 ans ; seconde, de 55 à 70 ;

VIEILLESSE, première période, de 70 à 85 ans ; seconde, de 85 à la mort.

Le savant physiologiste prolonge l'adolescence jusqu'à 20 ans, parce qu'alors seulement se termine le développement des os et, par suite, l'accroissement du corps en *longueur*. Il prolonge la jeunesse jusqu'à 40 ans, parce qu'alors seulement se termine l'accroissement du corps en *grosseur :* ce qui peut survenir de plus, passé ce temps, est simplement une accumulation de graisse. Quant à l'âge viril, s'il le prolonge jusqu'à 70, c'est qu'il aperçoit un travail d'*invigoration* qui rend toutes les parties du corps plus fermes, plus achevées et l'organe entier plus complet, travail qui se fait de 45 à 55 ans, et se maintient jusqu'à 70. Parmi les signes de la vieillesse est *la perte de la force en réserve,* force qui existe pour les autres âges, tandis que le vieillard n'a plus que la force *agissante*, celle du moment [1].

Résumons la doctrine biologique de M. Flourens : *la durée normale de la vie d'un homme est d'un siècle.* Si peu d'individus arrivent à ce long terme, c'est que très-peu font ce qu'il faudrait faire pour y arriver. « Avec nos mœurs, nos passions, nos misères, *l'homme ne meurt pas, il se tue.* »

[1] *Voir la Galerie des Centenaires,* par M. C. Joncourt, et le livre du docteur L. Turck : *De la Vieillesse étudiée comme maladie.* Ce dernier ouvrage peut servir de correctif au traité apologétique de Cicéron *sur la Vieillesse.*

FIN.

TABLE MÉTHODIQUE

DES MATIÈRES CONTENUES DANS CET OUVRAGE.

NOTIONS PRÉLIMINAIRES ET D'ENSEMBLE.

PREMIÈRE PARTIE. — DES FONCTIONS NUTRITIVES.

DEUXIÈME PARTIE. — DES FONCTIONS DE RELATION.

TROISIÈME PARTIE. — FONCTIONS GÉNÉRATRICES.

NOTES COMPLÉMENTAIRES.

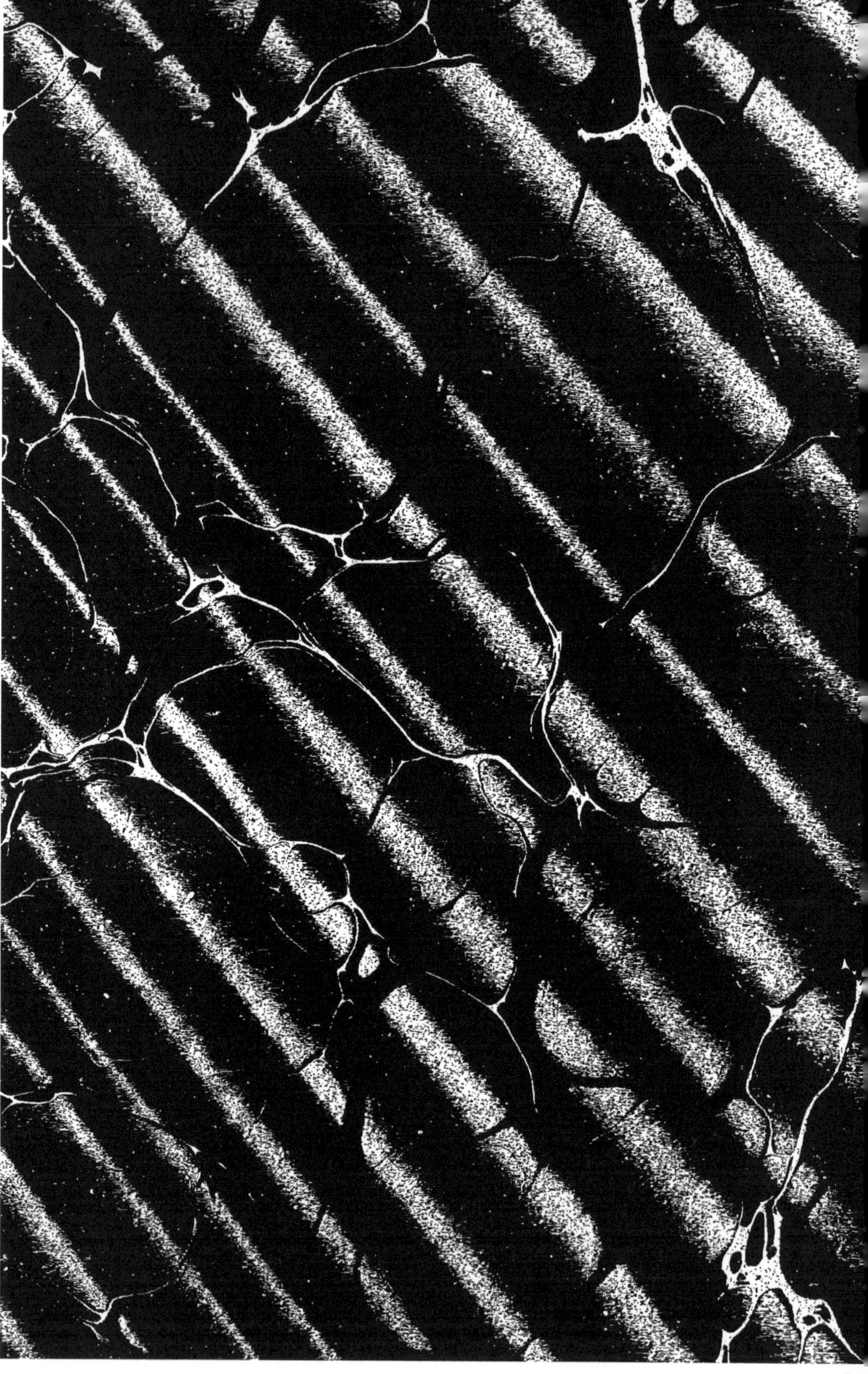

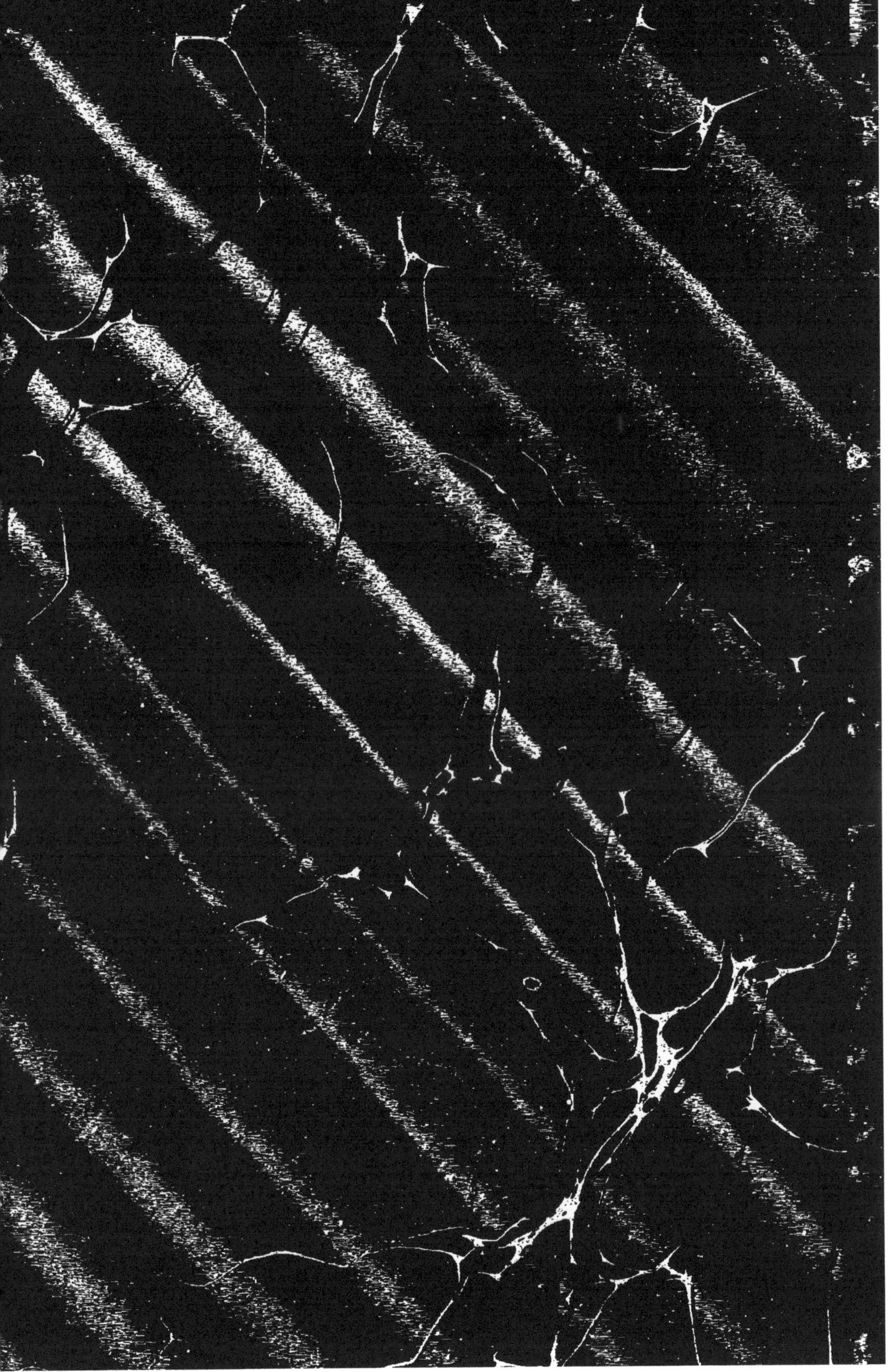

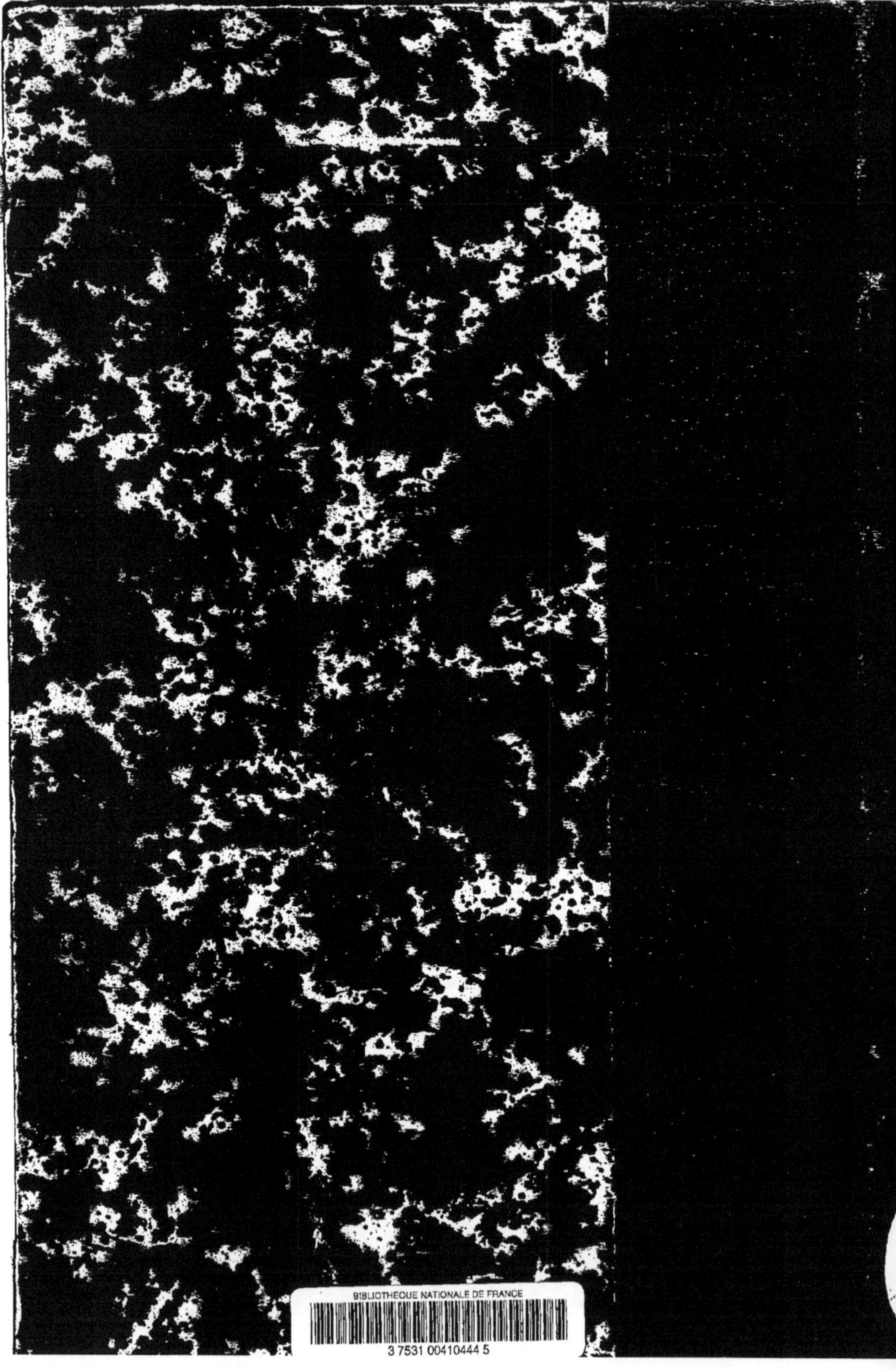

www.ingramcontent.com/pod-product-compliance
Ingram Content Group UK Ltd.
Pitfield, Milton Keynes, MK11 3LW, UK
UKHW012001240726
13965UKWH00001B/90

9 782012 874909